医院分级管理参考用书
医学继续教育参考用书

医学临床"三基"训练试题集

药师分册

第一版

U0784076

总主编：吴钟琪

主　编：潘清平　刘平安

副主编：王志琪　周　晋

编　委：（按姓氏笔画排序）

王志琪　刘文龙　刘平安　刘笑蓉　严建业

欧阳文　罗跃龙　周　晋　赵碧清　贺卫和

龚力民　童巧珍　鲁耀邦　颜　红　潘清平

C∩S 湖南科学技术出版社·长沙

︱～ 前　言 ～︱

　　医学临床"三基"训练是提高医务人员整体业务素质的重要途径和方法，是提高医院医疗、护理水平的重要保证，"三基"训练在全国各级医院已广泛开展。为了提高医院各级药学专业技术人员的基本素质与专业水平，同时也是为了帮助学习者掌握多种题型，做好应试准备，受湖南科学技术出版社的委托，我们组织相关专家编纂此分册，与《医学临床"三基"训练》相配套。本试题集可供广大药学从业者使用，也可作为各类医学院校师生的参考用书，以及医院招聘用药师考试用书。

　　本分册涉及 5 门学科，以最新全国通用教材为编写依据。题型包括选择题（A 型、B 型、X 型）、填空题、判断题、名词解释题、问答题或计算题。并附有参考答案。

　　为使读者更好地掌握选择题的各种题型特点，兹简要介绍如下：

　　A 型题每道试题由 1 个题干和 A、B、C、D、E 5 个备选答案组成。备选答案中只有 1 个是最佳选择，称为正确答案。其余 4 个均为干扰答案。干扰答案或是完全不正确或是部分正确，相互排斥的答案可同时提供。这类试题常常具有比较意义。在答题时，应当找出最佳的或最恰当的备选答案，排除似乎有道理而实际上是不恰当的选择。例如：

下列溶剂溶解范围最大的是　　　　　　　　　　　　　（　　）

A. 丙酮　　　B. 甲醇　　　C. 乙醚　　　D. 苯　　　E. 氯仿

答案：B

　　B 型题的基本结构是先列出 5 个用英文字母标明的备选答案，接着是 2 道以上用数字标明的试题，要求学生从备选答案中为每道试题配 1 个最合适的答案。B 型题和 A 型题的区别是：A 型题 1 道题配 1 组答案，B 型题则是若干道题共用 1 组备选答案。例如：

A. MeOH   B. CCl_4 C. EtOAc   D. Et_2O

E. H_2O

1. 沸点最高的溶剂是   （   ）

2. 相对密度最大的溶剂是   （   ）

答案：1. E   2. B

X 型题是任意选择题，有别于 A 型题，在备选答案中应选出 2～5 个正确答案。例如：

下列化合物属于多糖的是   （   ）

A. 淀粉   B. 树脂   C. 树胶   D. 果胶   E. 蔗糖

答案：ACD

本分册是编者长期从事一线教学、多年从事自学考试辅导的经验的结晶。由于作者水平有限，加之时间仓促，不当之处，敬请专家、读者批评指正。

一分耕耘，一分收获，祝有志于进步的药学专业技术人员能更上一层楼。

编 者

2011 年 11 月

目　　录

§1　天然药物化学基本知识习题集

一、选择题

【A 型题】

1. 下列溶剂溶解范围最大的是　　　　　　　　　　　　　　　　　（　　）
   A. 丙酮　　　B. 甲醇　　　C. 乙醚　　　D. 苯　　　E. 氯仿

2. 树脂是一类化学成分较复杂的　　　　　　　　　　　　　　　　（　　）
   A. 多糖　　　B. 混合物　　　C. 蛋白质　　　D. 鞣质　　　E. 单体

3. 从中药中提取对热不稳定的成分宜用　　　　　　　　　　　　　（　　）
   A. 回流法　　　B. 渗漉法　　　C. 蒸馏法　　　D. 煎煮法　　　E. 连续回流法

4. 下列溶剂相对密度比水重的是　　　　　　　　　　　　　　　　（　　）
   A. 乙酸乙酯　　　B. 乙醇　　　C. 正己烷　　　D. 石油醚　　　E. 氯仿

5. 利用分子大小进行分离的方法是　　　　　　　　　　　　　　　（　　）
   A. 硅胶吸附色谱　　　B. 纸色谱　　　C. 离子交换色谱　　　D. 葡聚糖凝胶色谱
   E. 大孔吸附树脂色谱

6. 由醋酸-丙二酸途径合成的化合物是　　　　　　　　　　　　　（　　）
   A. 生物碱　　　B. 黄酮　　　C. 木脂素　　　D. 蒽醌　　　E. 香豆素

7. 用水蒸气蒸馏法提取的成分一般是　　　　　　　　　　　　　　（　　）
   A. 肽类　　　B. 挥发油　　　C. 黄酮类　　　D. 香豆素类　　　E. 蒽醌类

8. 由桂皮酸途径合成的化合物不包括　　　　　　　　　　　　　　（　　）
   A. 香豆素　　　B. 木脂素　　　C. 萜类　　　D. 苯丙酸　　　E. 木质素

9. 用水做溶剂进行提取，一般不可提取出　　　　　　　　　　　　（　　）
   A. 糖类　　　B. 苷类　　　C. 无机盐　　　D. 油脂类　　　E. 肽类

10. 能用离子交换树脂分离的化合物是　　　　　　　　　　　　　（　　）
    A. 萜类　　　B. 醌类　　　C. 生物碱盐　　　D. 黄酮类　　　E. 木脂素

11. 聚酰胺分离黄酮类化合物时，洗脱能力最弱的洗脱剂是　　　　（　　）
    A. 水　　　B. 乙醇　　　C. 丙酮　　　D. 甲酰胺　　　E. 二甲基甲酰胺

12. 下列成分中不能用水煎煮提取的是　　　　　　　　　　　　　（　　）
    A. 挥发油　　　B. 多糖　　　C. 苷类　　　D. 季铵碱　　　E. 皂苷

13. 属于氰苷的化合物是　　　　　　　　　　　　　　　　　　　（　　）
    A. 苦杏仁苷　　　B. 红景天苷　　　C. 山慈菇苷　　　D. 天麻苷　　　E. 土大黄苷

14. 氧化铝适合分离　　　　　　　　　　　　　　　　　　　　　（　　）
    A. 酸类　　　B. 酚类　　　C. 生物碱类　　　D. 苷类　　　E. 蛋白质类

15. 用 Smith 氧化降解法裂解 C 苷可以得到　　　　　　　　　　　（　　）
    A. 脱水苷元　　　B. 次生苷　　　C. 原形苷元　　　D. 带醛基的苷元　　　E. O 苷

16. 氰苷属于 （ ）

    A. O 苷　　B. N 苷　　C. S 苷　　D. C 苷　　E. 酚苷

17. 过碘酸裂解法又称 Smith 氧化裂解法，其试剂组成为 （ ）

    A. HOAc　　B. HCl　　C. t-BuOH　　D. $FeCl_3$　　E. IO_4^-、BH_4、H^+

18. 属于 C 苷的是 （ ）

    A. 山慈菇苷　　B. 黑芥子苷　　C. 巴豆苷　　D. 芦荟苷　　E. 毛茛苷

19. Molish 反应的试剂组成是 （ ）

    A. α-萘酚-浓硫酸　　B. β萘酚-浓硫酸　　C. α萘酚-浓盐酸　　D. β-萘酚-浓盐酸　　E. 苯胺-邻苯二甲酸

20. PC 检识糖类化合物，常用的显色剂是 （ ）

    A. α-萘酚-浓硫酸试剂　　B. β-萘酚-浓硫酸试剂　　C. 苯胺-邻苯二甲酸试剂　　D. 茴香醛-浓硫酸试剂　　E. 没食子酸-浓硫酸试剂

21. Molish 反应阳性的特征是 （ ）

    A. 上层显红色，下层有绿色荧光　　B. 上层绿色荧光，下层红色　　C. 两液层交界处呈蓝色环　　D. 两液层交界处呈紫色环　　E. 有红紫色沉淀产生

22. 下列化合物属于多糖的是 （ ）

    A. 树脂　　B. 葡萄糖　　C. 芸香糖　　D. 蔗糖　　E. 纤维素

23. 下列化合物属于低聚糖的是 （ ）

    A. 淀粉　　B. 菊糖　　C. β-环糊精　　D. 甘露糖　　E. 半纤维素

24. 可以区别还原糖和苷的鉴别反应是 （ ）

    A. Molish 反应　　B. 菲林试剂反应　　C. 碘化汞钾沉淀反应　　D. 三氯化铝反应　　E. 茚三酮反应

25. 在提取原生苷时，首先要设法或破坏酶的活性，为保持原生苷的完整性，常用的提取溶剂是 （ ）

    A. 水　　B. 乙醇　　C. 酸水　　D. 碱水　　E. 酸性醇溶液

26. 是 （ ）

    A. β-D-甲基五碳醛糖　　B. β-D-甲基六碳醛糖　　C. α-D-甲基五碳醛糖　　D. α-L-甲基五碳醛糖　　E. α-L-甲基六碳醛糖

27. 碳苷具有何特点 （ ）

    A. 易溶于水，易被酸水解　　B. 易溶于水，难被酸水解　　C. 易溶于水，易被碱水解　　D. 难溶于水，易被酸水解　　E. 难溶于水，难被酸水解

28. 属于硫苷的化合物是 （ ）

    A. β-胡萝卜苷　　B. 靛苷　　C. 萝卜苷　　D. 芦荟苷　　E. 天麻苷

29. 香豆素类在 Gibbs 反应中主要是判断 （ ）

    A. 6 位有无取代基　　B. 7 位有无取代基　　C. 4 位有无取代基　　D. 是否开环　　E. 是否氧化

30. 木脂素通常的结构特点是　　　　　　　　　　　　　　　　　（　　）

    A. 多分子苯丙素聚合　　B. 二分子苯丙素通过 γ-C 聚合　　C. 二分子苯丙素通过 β-C 聚合　　D. 二分子苯丙素通过 α-C 聚合　　E. 二分子苯丙素通过芳碳聚合

31. Labat 反应主要检识　　　　　　　　　　　　　　　　　　　（　　）

    A. 酚羟基　　B. 内酯环　　C. 羰基　　D. 亚甲二氧基　　E. 甲氧基

32. 紫外灯下常呈蓝色荧光的化合物是　　　　　　　　　　　　　（　　）

    A. 黄酮苷　　B. 酚性生物碱　　C. 萜类　　D. 7-羟基香豆素　　E. 蒽醌类

33. 具有挥发性，能随水蒸气蒸馏的是　　　　　　　　　　　　　（　　）

    A. 强心苷　　B. 油脂　　C. 甾体皂苷　　D. 游离小分子香豆素　　E. 三萜皂苷

34. 香豆素是什么的内酯　　　　　　　　　　　　　　　　　　　（　　）

    A. 水杨酸　　B. 桂皮酸　　C. 顺邻羟基桂皮酸　　D. 反邻羟基桂皮酸　　E. 苯甲酸

35. 香豆素碱水解时若在碱液中长时间加热后，酸化可生成的是　　（　　）

    A. 香豆素　　B. 顺邻羟基桂皮酸盐　　C. 反邻羟基桂皮酸盐　　D. 顺邻羟基桂皮酸　　E. 反邻羟基桂皮酸

36. 可用于区别 6,7-二羟基香豆素和 7-羟基香豆素的反应是　　　（　　）

    A. 三氯化铁反应　　B. Gibbs 反应　　C. Molish 反应　　D. Labat 反应　　E. 异羟肟酸铁反应

37. 五味子中的成分主要是　　　　　　　　　　　　　　　　　　（　　）

    A. 简单香豆素　　B. 呋喃香豆素　　C. 新木脂素　　D. 简单木脂素　　E. 联苯环辛烯型木脂素

38. 可与异羟肟酸铁反应生成紫红色的是　　　　　　　　　　　　（　　）

    A. 香豆素　　B. 木质素　　C. 羟基蒽醌类　　D. 二氢黄酮类苷元　　E. 黄酮类苷元

39. 以下化合物不属于苯丙素类化合物的是　　　　　　　　　　　（　　）

    A. 香豆素　　B. 苯丙酸　　C. 木脂素　　D. 木质素　　E. 蒽酮

40. 秦皮中的有效成分秦皮乙素属于　　　　　　　　　　　　　　（　　）

    A. 简单香豆素　　B. 呋喃香豆素　　C. 吡喃香豆素　　D. 双香豆素　　E. 异香豆素

41. 具有邻二酚羟基的是　　　　　　　　　　　　　　　　　　　（　　）

    A. 咖啡酸　　B. 阿魏酸　　C. 异阿魏酸　　D. 桂皮酸　　E. 柠檬酸

42. 组成木质素的单体基本结构是　　　　　　　　　　　　　　　（　　）

    A. C_5—C_3　　B. C_5—C_4　　C. C_6—C_3　　D. C_6—C_4　　E. C_6—C_5

43. 醌类化合物中只有对醌形式的是　　　　　　　　　　　　　　（　　）

    A. 苯醌　　B. 菲醌　　C. 萘醌　　D. 蒽醌　　E. 蒽酮

44. 下列化合物能与乙酸镁反应呈蓝紫色的是　　　　　　　　　　（　　）

A. （蒽醌结构，含两个OH、CH₃取代基）

B. （蒽醌结构，含两个OH、另一OH及CH₃取代基）

C. （蒽醌结构，含两个OH及COOH取代基）

D. （蒽醌结构，含两个OH及CH₂OH取代基）

E. （蒽酮结构，含两个OH、CH₃及OH取代基）

45. 无色亚甲蓝显色反应可用于检识 （　　）

    A. 蒽醌　　B. 蒽酮　　C. 香豆素　　D. 黄酮　　E. 萘醌

46. 对亚硝基二甲苯胺反应可用于检识 （　　）

    A. 蒽醌　　B. 蒽酮　　C. 香豆素　　D. 黄酮　　E. 萘醌

47. 属于二蒽酮苷的是 （　　）

    A. 芦荟苷　　B. 番泻苷　　C. 紫草素　　D. 二氢丹参醌　　E. 大黄素

48. 大黄素型蒽醌母核上的羟基分布情况是 （　　）

    A. 在一个苯环上的 β 位　　B. 在二个苯环上的 β 位　　C. 在一个苯环上的 α 或 β 位　　D. 在二个苯环上的 α 或 β 位　　E. 在醌环上

49. 下列蒽醌类化合物中，酸性强弱顺序是 （　　）

    A. 大黄素＞大黄酸＞芦荟大黄素＞大黄酚　　B. 大黄酸＞大黄素＞芦荟大黄素＞大黄酚　　C. 大黄酸＞芦荟大黄素＞大黄素＞大黄酚　　D. 大黄酚＞芦荟大黄素＞大黄素＞大黄酸　　E. 大黄酸＞大黄素＞大黄酚＞芦荟大黄素

50. 紫草素属于 （　　）

    A. 苯醌　　B. α-萘醌　　C. β-萘醌　　D. amphi-萘醌　　E. 菲醌

51. 醌类化合物一般均具有的性质是 （　　）

    A. 酸性　　B. 水溶性　　C. 升华性　　D. 有色性　　E. 挥发性

52. 用色谱法分离游离羟基蒽醌衍生物时，常用的吸附剂是 （　　）

    A. 硅胶　　B. 中性氧化铝　　C. 碱性氧化铝　　D. 硅藻土　　E. 磷酸氢钙

53. 下列乙酰化试剂，酰化能力最强的是 （　　）

    A. 冰乙酸　　B. 醋酐　　C. 浓硫酸　　D. 乙酸酯　　E. 乙酰氯

54. 蒽醌类化合物中，下列基团进行甲基化反应，最容易反应的是 （　　）

    A. 醇羟基　　B. 酰基　　C. β-酚羟基　　D. α-酚羟基　　E. 羧基

55. 番泻苷 A 中两个蒽酮母核的连接位置是 （　　）

    A. $C_1—C_1$　　B. $C_2—C_2$　　C. $C_9—C_9$　　D. $C_{10}—C_{10}$　　E. $C_9—C_{10}$

56. 用葡聚糖凝胶色谱分离下列化合物，最先被洗脱流下来的是 （　　）

    A. 大黄素   B. 番泻苷 B   C. 大黄酚   D. 紫草素   E. 茜草素

57. 醌类化合物均可显色的反应是   ( )
    A. Feigl 反应   B. 无色亚甲蓝显色试验   C. 氢氧化钠溶液反应   D. 乙酸镁反应   E. 对亚硝基二甲苯胺反应

58. 下列化合物中不溶于水和乙醇的是   ( )
    A. 紫草素   B. 番泻苷 B   C. 大黄素   D. 芦荟苷   E. 番泻苷 A

59. 著名中药丹参含有的有效成分属于什么类型   ( )
    A. 蒽醌类   B. 菲醌类   C. 萘醌类   D. 蒽酮类   E. 二蒽酮类

60. 蒽醌类化合物的生物合成途径是   ( )
    A. 氨基酸途径   B. 甲戊二羟酸途径   C. 桂皮酸途径   D. 醋酸-丙二酸途径   E. 莽草酸途径

61. 下列蒽醌类化合物中，熔点由高到低次序为   ( )
    A. 大黄素＞大黄酸＞大黄酚   B. 大黄酸＞大黄素＞大黄酚   C. 大黄酸＞大黄酚＞大黄素   D. 大黄酚＞大黄素＞大黄酸   E. 大黄素＞大黄酚＞大黄酸

62. 某黄酮类化合物的醇溶液中，加入二氯氧锆甲醇溶液显鲜黄色，再加入枸橼酸甲醇溶液，黄色消褪，表明该化合物具有   ( )
    A. C_3—OH   B. C_5—OH   C. C_6—OH   D. C_7—OH   E. C_8—OH

63. 二氢黄酮、二氢黄酮醇的专属反应是   ( )
    A. 三氯化铝反应   B. 三氯化铁反应   C. 四氢硼钠反应   D. 盐酸-镁粉反应   E. 二氯氧锆-枸橼酸反应

64. 大豆素属   ( )
    A. 黄酮醇   B. 异黄酮   C. 二氢黄酮   D. 查尔酮   E. 黄烷醇

65. 聚酰胺分离黄酮类化合物时，洗脱能力最强的洗脱剂是   ( )
    A. 水   B. 乙醇   C. 丙酮   D. 甲酰胺   E. 二甲基甲酰胺

66. 下列化合物在水中溶解度最小的是   ( )

67. 下列化合物既有旋光又有颜色的是　　　　　　　　　　　　　　（　　）

A.

B.

C.

D.

E.

68. 黄酮类化合物的生源途径是　　　　　　　　　　　　　　　　　（　　）

A. 醋酸-丙二酸途径　　　B. 氨基酸途径　　　C. 甲戊二羟酸途径　　　D. 莽草酸途径　　　E. 醋酸-丙二酸途径和桂皮酸途径复合生成

69. 用葡聚糖凝胶 Sephadex LH-20 分离下列黄酮，甲醇为洗脱剂，最先被洗脱的是　　　　　　　　　　　　　　　　　　　　　　　　　　　　（　　）

A.

B.

C.

D.

E.

70. 用葡聚糖凝胶 Sephadex LH-20 分离下列黄酮，甲醇为洗脱剂，最后被洗脱的是　　　　　　　　　　　　　　　　　　　　　　　　　　　　（　　）

A.

B.

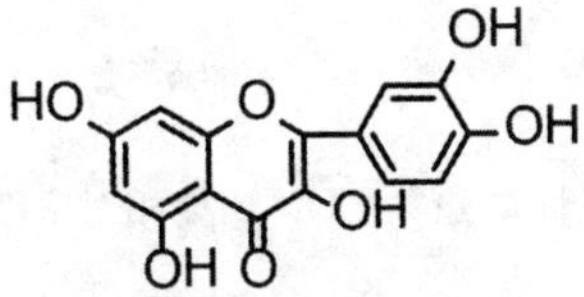

71. （＋）儿茶素的结构属于 （ ）

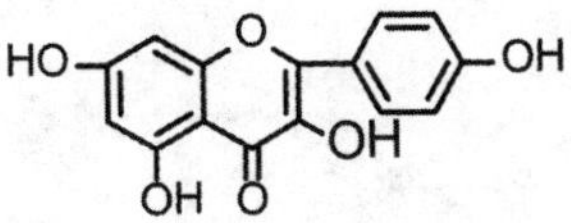

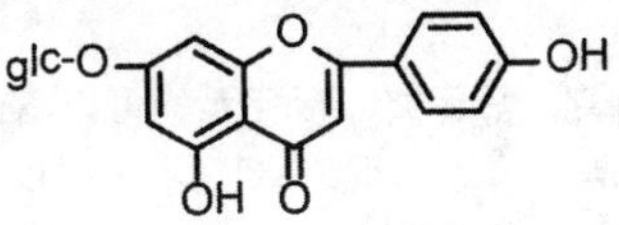

    A. 黄酮类　　B. 异黄酮类　　C. 黄烷类　　D. 二氢黄酮类　　E. 查耳酮类

72. 化合物 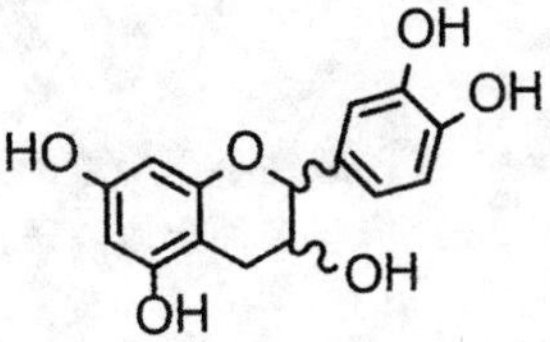 理论上有几个光学异构体 （ ）

    A. 2　　B. 3　　C. 4　　D. 6　　E. 8

73. 一般不发生盐酸-镁粉反应的是 （ ）

    A. 黄酮苷　　B. 二氢黄酮　　C. 黄酮醇　　D. 查耳酮　　E. 二氢黄酮醇苷

74. 某样品溶液单纯加盐酸显红色，则该样品中可能含有 （ ）

    A. 查耳酮类　　B. 二氢黄酮类　　C. 黄酮醇类　　D. 花色素类　　E. 黄烷类

75. 与硼酸反应生成亮黄色的黄酮是 （ ）

    A. 4′-羟基黄酮　　B. 3′-羟基黄酮　　C. 4-羟基黄酮　　D. 5-羟基黄酮　　E. 7-羟基黄酮

76. 不属于平面型分子的是 （ ）

    A. 黄酮　　B. 黄酮醇　　C. 花色素　　D. 查耳酮　　E. 异黄酮

77. 水溶性最大的黄酮是 （ ）

    A. 二氢黄酮　　B. 二氢黄酮醇　　C. 花色素　　D. 查耳酮　　E. 异黄酮

78. 与2′-羟基查耳酮互为同分异构体的是 （ ）

    A. 二氢黄酮　　B. 二氢黄酮醇　　C. 黄酮醇　　D. 异黄酮　　E. 花色素

79. 不同类型黄酮进行 PC，以 2%～6% 的乙酸水溶液展开，几乎停留在原点的是 （ ）

    A. 黄酮　　B. 二氢黄酮醇　　C. 二氢黄酮　　D. 异黄酮　　E. 花色素

80. 为保护黄酮结构中的邻二酚羟基，在提取时可加入 （ ）

    A. 三氯化铝　　B. 氢氧化钙　　C. 硼酸　　D. 四氢硼钠　　E. 氨水

81. 萜类生物合成的前体物质是 （ ）

    A. 桂皮酸　　B. 丙二酸　　C. 氨基酸　　D. 乙酸　　E. 甲戊二羟酸

82. 色谱法分离萜类化合物，最常用的吸附剂是 （ ）

    A. 中性氧化铝　　B. 碱性氧化铝　　C. 聚酰胺　　D. 硅胶　　E. 大孔吸附

树脂

83. 萜内酯类、萜苷类、萜苷元均可以溶的溶剂是 （ ）
    A. 乙醇　　B. 苯　　C. 水　　D. 碱水　　E. 乙醚

84. 青蒿素属于哪类化合物 （ ）
    A. 单萜　　B. 倍半萜　　C. 二萜　　D. 二倍半萜　　E. 四萜

85. 区别挥发油和脂肪油的方法是 （ ）
    A. 观察色泽　　B. 测量折光率　　C. 挥发性试验　　D. 测量相对密度
    E. 测比旋光度

86. 下列萜类化合物中沸点最高的是 （ ）
    A. 半萜　　B. 单萜烃类　　C. 单萜含氧衍生物　　D. 倍半萜类　　E. 倍半
    萜含氧衍生物

87. 关于草酚酮类化合物描述错误的是 （ ）
    A. 单环单萜的一种变形结构　　B. 显酸性　　C. 酸性小于一般酚羟基和羧基
    D. 分子中的羰基不能和一般羰基试剂反应　　E. 能与多种金属离子形成络合物
    结晶体，并显示不同颜色

88. 单萜的通式为 （ ）
    A. C_5H_{10}　　B. $C_{10}H_{16}$　　C. $C_{15}H_{24}$　　D. $C_{20}H_{32}$　　E. $C_{30}H_{42}$

89. 预示挥发油中是否含有奥类成分，常采用的方法是 （ ）
    A. 三氯化铁反应　　B. 三氯化铝显示　　C. 盐酸-镁粉反应　　D. Sabaty 反
    应　　E. Labat 反应

90. 下列哪一个化合物不是二萜类 （ ）
    A. 穿心莲内酯　　B. 银杏内酯　　C. 雷公藤内酯　　D. 甜菊苷　　E. 青
    蒿素

91. 挥发油分级蒸馏时，高沸点馏分中出现蓝色或绿色的馏分，预示其含有 （ ）
    A. 单萜类　　B. 单萜含氧衍生物　　C. 奥类　　D. 草酚酮类　　E. 芳香烃

92. 代表挥发油中所含游离羧酸、酚类成分和结合态酯总量的指标是 （ ）
    A. 酸值　　B. pH 值　　C. 酯值　　D. 皂化值　　E. 碱值

93. 挥发油提取中，所得产品不纯，可能含有水分、叶绿素、黏液质及细胞组织等杂质
    的方法是 （ ）
    A. 水蒸气蒸馏法　　B. 溶剂提取法　　C. 吸收法　　D. 压榨法　　E. 二氧
    化碳超临界流体萃取法

94. 挥发油提取中，具有防止氧化热解及提高品质的突出优点的方法是 （ ）
    A. 水蒸气蒸馏法　　B. 溶剂提取法　　C. 吸收法　　D. 压榨法　　E. 二氧
    化碳超临界流体萃取法

95. 奥类成分常用的提取方法是 （ ）
    A. 醇醚沉淀　　B. 强酸提取，加水稀释沉淀　　C. 酸溶碱沉　　D. 碱溶酸沉
    E. 正丁醇萃取

96. 临床上使用的抗疟效价高的水溶性药物是 （ ）
    A. 青蒿素　　B. 蒿甲醚　　C. 青蒿琥珀酸单酯钠　　D. 双氢青蒿素

E. 烷氧甲酰青蒿素

97. 薄荷醇 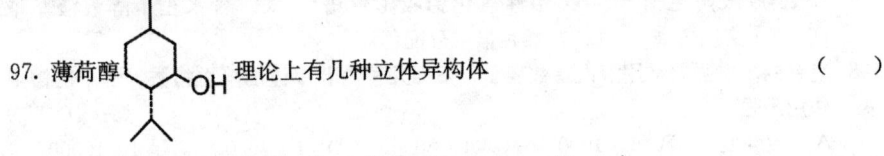 理论上有几种立体异构体 （　　）

　　A. 2个　　B. 3个　　C. 4个　　D. 6个　　E. 8个

98. 三萜类化合物，根据"异戊二烯定则"，是由多少个异戊二烯缩合而成的　（　　）
　　A. 6　　B. 10　　C. 15　　D. 20　　E. 30

99. 皂苷一般有何性质而不能做成注射剂 （　　）
　　A. 起泡性　　B. 溶血性　　C. 降低表面张力　　D. 显酸性　　E. 刺激性

100. 皂苷之所以具有溶血性，是因为能和红细胞壁上什么物质结合，生成不溶性分子
　　复合物 （　　）
　　A. 胆酸　　B. 谷甾醇　　C. 豆甾醇　　D. 胆甾醇　　E. 脂肪酸

101. 皂苷与甾醇产生沉淀，对甾醇的结构要求是 （　　）
　　A. 具有 3-α-羟基　　B. 具有 3-α-糖基　　C. 具有 3-β-羟基　　D. 具有
　　3-β-糖基　　E. 具有 3-β-乙酰基

102. 在用吸附薄层色谱分离酸性皂苷时，常在展开剂中加入少量醋酸，目的是（　　）
　　A. 增大比移值　　B. 减小比移值　　C. 克服边缘效应　　D. 克服拖尾现象
　　E. 展开时间加快

103. 甾体皂苷和三萜皂苷在醋酐-浓硫酸反应中，能产生颜色变化，其区别为 （　　）
　　A. 甾体皂苷需要加热，三萜皂苷不需要加热　　B. 甾体皂苷不需要加热，三萜
　　皂苷需要加热　　C. 甾体皂苷、三萜皂苷分别加热到 90℃、100℃　　D. 甾体
　　皂苷最后出现红色或紫色，三萜皂苷最后出现绿色，不出现红色　　E. 甾体皂
　　苷最后出现绿色，三萜皂苷最后出现红色，不出现绿色

104. 人参中含有多种人参皂苷，其绝大多数属于 （　　）
　　A. 达玛烷型　　B. 羊毛脂烷型　　C. 甘遂烷型　　D. 葫芦烷型　　E. 楝
　　烷型

105. 中药甘草中所含甘草酸及其苷元甘草次酸，其结构属于 （　　）
　　A. α-香树脂烷型或乌苏烷型　　B. β-香树脂烷型或齐墩果烷型　　C. 羽扇豆
　　烷型　　D. 达玛烷型　　E. 羊毛脂烷型

106. 该化合物 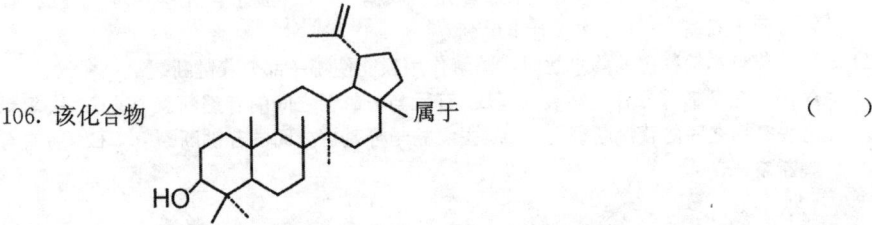 属于 （　　）

　　A. α-香树脂烷型或乌苏烷型　　B. β-香树脂烷型或齐墩果烷型　　C. 羽扇豆
　　烷型　　D. 达玛烷型　　E. 羊毛脂烷型

107. 三萜皂苷的单体分离，宜用 （ ）
　　A. 硅胶吸附色谱　　B. 中性氧化铝吸附色谱　　C. 含水正丁醇液液萃取
　　D. 离子交换色谱　　E. 反相色谱或分配色谱

108. 皂苷的溶血强弱常用溶血指数表示，下面几种皂苷单体的溶血指数，哪个的溶血
　　作用最强 （ ）
　　A. 1：400　　B. 1：1000　　C. 1：2000　　D. 1：4000　　E. 1：10000

109. 分离三萜皂苷的优良溶剂为 （ ）
　　A. 热甲醇　　B. 热乙醇　　C. 含水正丁醇　　D. 乙醚　　E. 丙酮

110. 用 TLC 分离三萜皂苷时，常采用的展开剂为 （ ）
　　A. 氯仿-甲醇-水（65：35：10）　　B. 氯仿-甲醇（65：35）　　C. 苯-丙酮
　　（1：1）　　D. 氯仿-丙酮（8：1）　　E. 石油醚-乙酸乙酯（1：1）

111. 预试中药材中是否含有皂苷类成分，采用泡沫试验，方法是取中药粉末 1g，加水
　　10mL，煮沸 10 分钟，振摇后产生持久性泡沫，则为阳性。其中产生泡沫持久性
　　为 （ ）
　　A. 5 分钟以上　　B. 10 分钟以上　　C. 15 分钟以上　　D. 20 分钟以上
　　E. 25 分钟以上

112. 甘草酸和甘草次酸均具有什么样的生物活性，临床用作抗感染药
　　A. 抗菌消炎　　B. 抑制细菌生长　　C. 解毒保肝　　D. 促肾上腺皮质激素
　　E. 促进细胞再生

113. 下列成分中不能用水煎煮提取的是 （ ）
　　A. 多糖　　B. 挥发油　　C. 苷类　　D. 季铵碱　　E. 皂苷

114. 甲型和乙型强心苷结构主要区别点在 （ ）
　　A. 不饱和酯环不同　　B. 糖链连接位置不同　　C. 环与环之间稠合方式不
　　同　　D. 内酯环的构型不同　　E. 内酯环的位置不同

115. Kedde 反应可检识下列何种功能基 （ ）
　　A. 内酯环　　B. 活性亚甲基　　C. 亚甲二氧基　　D. 甾体母核　　E. 酚
　　羟基

116. 强心苷属于 （ ）
　　A. N 苷　　B. O 苷　　C. S 苷　　D. C 苷　　E. 酚苷

117. 强心苷用强烈酸水解，其产物是 （ ）
　　A. 原形苷元＋单糖　　B. 原形苷元＋双糖　　C. 脱水苷元＋单糖　　D. 脱
　　水苷元＋双糖　　E. 次级苷＋单糖

118. 强心苷被本植物中的酶水解时，酶解作用只能使哪一部分苷键断裂 （ ）
　　A. D-葡萄糖部分苷键断裂　　B. 苷元与去氧糖之间的苷键断裂　　C. 去氧糖
　　与去氧糖之间的苷键断裂　　D. 去氧糖与羟基糖之间的苷键断裂　　E. 所有苷
　　键断裂

119. 命名 为 （　　）

　　A. 3α，14-二羟基-海葱甾-5，20（22）-二烯　　　B. 3β，14β-二羟基-海葱甾-
5，20-二烯　　　C. 3α，14β-二羟基-强心甾-5，20（22）-二烯　　　D. 3β，14-
二羟基-强心甾-5，20（22）-二烯　　　E. 3β，14β-二羟基-强心甾-5，20-二烯

120. 甾体类化合物的生源途径为 （　　）
　　A. 氨基酸途径　　　B. 醋酸-丙二酸途径　　　C. 甲戊二羟酸途径　　　D. 桂皮酸
途径　　　E. 莽草酸途径

121. 强心苷为一甾体类化合物，其四个环稠合方式为 （　　）
　　A. A/B反式，B/C反式，C/D反式　　　B. A/B反式，B/C反式，C/D顺式
　　C. A/B反式或顺式，B/C反式，C/D反式　　　D. A/B反式或顺式，B/C反式，
C/D顺式　　　E. A/B反式或顺式，B/C顺式，C/D反式

122. 以下不属于乙型强心苷结构特点的是 （　　）
　　A. 具有甾体母核　　　B. C_{10}，C_{13}，C_{17}均为β构型　　　C. 3位羟基是唯一成苷
位置　　　D. 14位羟基是β构型　　　E. 17位是五元不饱和内酯环

123. Ⅰ型强心苷的连接方式为 （　　）
　　A. 苷元—（2，6-去氧糖）$_x$—（D-葡糖糖）$_y$　　　B. 苷元—（6-去氧糖）$_x$—
（D-葡糖糖）$_y$　　　C. 苷元—（2-去氧糖）$_x$—（D-葡糖糖）$_y$　　　D. 苷元—（D-
葡糖糖）$_y$　　　E. 苷元—（2-去氧糖）$_x$—（6-去氧糖）$_y$

124. 以下选项中不含有强心苷的是 （　　）
　　A. 夹竹桃科　　　B. 玄参科　　　C. 百合科　　　D. 萝摩科　　　E. 蟾蜍

125. Kedde反应的试剂为 （　　）
　　A. 碱性亚硝酰铁氰化钠试剂　　　B. 碱性3，5-二硝基苯甲酸试剂　　　C. 碱性
苦味酸试剂　　　D. 碱性间二硝基苯试剂　　　E. 碱性对二甲氨基苯甲醛试剂

126. 用于区别甲型强心苷和乙型强心苷的是 （　　）
　　A. 醋酐-浓硫酸反应　　　B. 三氯乙酸反应　　　C. Kedde反应　　　D. 占吨氢醇
反应　　　E. 三氯化铁反应

127. 占吨氢醇反应是作用于强心苷哪一部分的显色反应 （　　）
　　A. 甾体母核　　　B. 环戊烷骈多氢菲　　　C. 五元不饱和内酯环　　　D. 六元不
饱和内酯环　　　E. α-去氧糖

128. 温和酸水解的条件是 （　　）
　　A. 1%盐酸-丙酮液　　　B. 3%～5%硫酸　　　C. 3%～5%盐酸　　　D. 0.02～
0.05mol/L的盐酸　　　E. 0.002～0.005mol/L的盐酸

129. 下列苷类化合物最易酸水解的是 （　　）

    A. 2-氨基糖苷   B. 2-羟基糖苷   C. 2-去氧糖苷   D. 2，6-二去氧糖苷   E. 6-去氧糖苷

130. 医药工业上重要原料薯蓣皂苷，其水解产物薯蓣皂苷元结构类型为   （ ）
    A. 螺甾烷醇型   B. 异螺甾烷醇型   C. 呋甾烷醇型   D. 变形螺甾烷醇型   E. 四环三萜皂苷元

131. 甲型强心苷在碱性醇溶液中，发生怎样的双键位移，而形成活性亚甲基   （ ）
    A. 由 20（21）移至 21（22）   B. 由 20（21）移至 22（23）   C. 由 20（22）移至 21（22）   D. 由 21（22）移至 20（21）   E. 由 20（22）移至 20（21）

132. C_3 位羟基结合型的甾体化合物能被碱水解的多数属于   （ ）
    A. 强心苷类   B. 甾体皂苷类   C. 蟾毒类   D. 甾醇苷类   E. 蜕皮激素类

133. 下列生物碱不易与酸成盐的是   （ ）
    A. 季铵碱   B. 叔胺碱   C. 仲胺碱   D. 酰胺型生物碱   E. 脂肪胺类

134. 氧化铝适合分离   （ ）
    A. 酸类   B. 酚类   C. 生物碱类   D. 苷类   E. 蛋白质类

135. 由氨基酸途径衍变而成的化合物类型是   （ ）
    A. 糖类   B. 脂肪有机酸类   C. 黄酮类   D. 生物碱类   E. 萜类

136. 可利用其草酸盐在水中溶解度小进行分离的是   （ ）
    A. 麻黄碱   B. 番木鳖碱   C. 奎宁   D. 奎尼丁   E. 金鸡宁丁

137. 用亲脂性溶剂提取具有碱性的游离生物碱，正确的方法是   （ ）
    A. 1% HCl 水溶液渗滤提取   B. EtOH 回流提取   C. C_6H_6 回流提取
    D. 药材加 Na_2CO_3 液湿润后，用 C_6H_6 渗滤提取   E. 药材 1% HCl 加液湿润后，用 C_6H_6 回流提取

138. 用离子交换树脂法提取总生物碱，所选用的树脂类型应该是   （ ）
    A. 大孔吸附树脂   B. 弱酸型阳离子交换树脂   C. 强酸型阳离子交换树脂
    D. 弱碱型阴离子交换树脂   E. 强碱型阴离子交换树脂

139. 使生物碱碱性增加的给电子基团是   （ ）
    A. 烷基   B. 羟基   C. 羰基   D. 醚基   E. 苯基

140. 属于两性生物碱的是   （ ）
    A. 可待因   B. 吗啡   C. 莨菪碱   D. 东莨菪碱   E. 伪麻黄碱

141. 下列生物碱碱性最强的是   （ ）
    A. 伪麻黄碱   B. 莨菪碱   C. 小檗碱   D. 番木鳖碱   E. 秋水仙碱

142. 下列生物碱的中药酸水提取液，用氯仿萃取，可萃取出的生物碱是   （ ）
    A. 苦参碱   B. 氧化苦参碱   C. 秋水仙碱   D. 伪麻黄碱   E. 莨菪碱

143. 其盐酸盐在冷水中溶解度小的是   （ ）
    A. 小檗碱   B. 麻黄碱   C. 伪麻黄碱   D. 东莨菪碱   E. 莨菪碱

144. 生物碱的沉淀反应是利用大多数生物碱在什么条件下，与某些试剂作用生成不溶性复盐或络合物沉淀   （ ）

A. 酸性水溶液　　B. 碱性水溶液　　C. 中性水溶液　　D. 亲脂性有机溶剂
E. 亲水性有机溶剂

145. 生物碱分子中氮原子杂化方式与碱性大小的关系是 （　　）
A. $sp^1 > sp^2 > sp^3$　　B. $sp^1 > sp^3 > sp^2$　　C. $sp^2 > sp^1 > sp^3$　　D. $sp^3 > sp^2 > sp^1$　　E. $sp^3 > sp^1 > sp^2$

146. 生物碱碱性大小的表示方法多用什么表示 （　　）
A. K_a　　B. K_b　　C. pK_a　　D. pK_b　　E. H

147. 碘化铋钾与生物碱形成的沉淀的颜色是 （　　）
A. 紫色　　B. 橘红色　　C. 蓝色　　D. 黑色　　E. 黄色

148. 雷氏铵盐的学名全称是 （　　）
A. 硫氰铬铵　　B. 硫化铵　　C. 四硫氰二铵铬酸氨　　D. 四硫氰二氨铬酸铵　　E. 二硫氰四氨铬酸铵

149. 不能和生物碱沉淀试剂产生沉淀的是 （　　）
A. 多肽　　B. 蛋白质　　C. 生物碱　　D. 多糖　　E. 鞣质

150. 下列化合物碱性最强的是 （　　）
A. 去甲麻黄碱　　B. 麻黄碱　　C. 伪麻黄碱　　D. 苯异丙胺　　E. 苯胺

151. 硅胶薄层层析鉴定生物碱时，展开剂中常加氨水或二乙胺，其主要目的是（　　）
A. 碱化环境，使斑点集中，抑制拖尾　　B. 加大展开剂极性，改善分离度
C. 降低展开剂极性，改善分离度　　D. 展开时间减少，提高效率　　E. 消除边缘效应

152. 生物碱在提取分离过程中，如需用到亲脂性有机溶剂，一般用 （　　）
A. 石油醚　　B. 乙醚　　C. 氯仿　　D. 环己烷　　E. 乙酸乙酯

153. 可分离出季铵型生物碱的生物碱沉淀试剂是 （　　）
A. 碘化铋钾　　B. 碘-碘化钾　　C. 碘化汞钾　　D. 硅钨酸　　E. 雷氏铵盐

154. 吸附色谱分离生物碱，常用的吸附剂是 （　　）
A. 氧化镁　　B. 氧化铝　　C. 活性炭　　D. 纤维素　　E. 聚酰胺

155. 分离碱性不同的混合生物碱，可采取 （　　）
A. 简单萃取法　　B. 梯度 pH 萃取法　　C. 醋酸铅沉淀法　　D. 碱溶酸沉法　　E. 分馏法

156. 影响无叶豆碱 两个氮原子 ΔpK_a 相差 8.1 的主要原因是

（　　）
A. 杂化方式不同　　B. 诱导效应的影响　　C. 共轭效应的差异　　D. 诱导-场效应　　E. 氢键效应

157. 麻黄碱的碱性小于伪麻黄碱的原因是 （　　）
A. 两者氮原子杂化方式不同　　B. 麻黄碱结构中比伪麻黄碱多了个吸电子的羟基　　C. 麻黄碱结构中比伪麻黄碱少了个给电子的烷基　　D. 麻黄碱质子化

后，共轭酸因分子内氢键效应影响比伪麻黄碱的较稳定　　E. 麻黄碱质子化后，共轭酸因分子内氢键效应影响比伪麻黄碱的较不稳定

158. 乌头和附子主含什么类型生物碱　　　　　　　　　　　（　　）
　　A. 二萜类　　B. 二倍半萜类　　C. 倍半萜类　　D. 异喹啉类　　E. 单萜吲哚类

159. 酸水提取法的缺点是　　　　　　　　　　　　　　　（　　）
　　A. 使生物碱大分子有机酸盐变成小分子无机酸盐　　B. 提取要求装置较高
　　C. 水溶性生物碱难以提取　　D. 提取液体积大，浓缩困难，水溶性杂质多
　　E. 无毒，成本较高

160. 可采用升华法提取的生物碱是　　　　　　　　　　　（　　）
　　A. 黄连素（小檗碱）　　B. 汉防己甲素（粉防己碱）　　C. 汉防己乙素（防己洛林碱）　　D. 咖啡因　　E. 吗啡碱

161. 可采用水蒸气蒸馏法提取的生物碱是　　　　　　　　（　　）
　　A. 可待因　　B. 麻黄碱　　C. 苦参碱　　D. 莨菪碱　　E. 喜树碱

162. 亲脂性有机溶剂提取生物碱，使用前先应对药材进行何种特殊处理（　　）
　　A. 粉碎药材　　B. 少量酸水湿润药材　　C. 少量碱水湿润药材　　D. 烘干药材　　E. 煮沸药材

163. 下列碱性基团质子化，质子不是加到 N 原子上的是　　（　　）
　　A. 肟基　　B. 脂肪胺　　C. 芳香胺　　D. 季铵碱　　E. N-烷杂环胺

164. 下列生物碱中，有颜色的是　　　　　　　　　　　　（　　）
　　A. 黄连素　　B. 乌头碱　　C. 汉防己乙素　　D. 咖啡因　　E. 吗啡碱

165. 亲水性游离生物碱一般是指　　　　　　　　　　　　（　　）
　　A. 生物碱盐类　　B. 叔胺类生物碱　　C. 仲胺类生物碱　　D. 季铵类和某些含氮-氧化合物的生物碱　　E. 酰胺类生物碱

166. 某生物碱分子式为 $C_{19}H_{21}O_4N$，其不饱和度是　　　　（　　）
　　A. 6　　B. 8　　C. 10　　D. 12　　E. 13

【B 型题】
问题 1~2
　　A. MeOH　　B. CCl_4　　C. EtOAc　　D. Et_2O　　E. H_2O
1. 沸点最高的溶剂是　　　　　　　　　　　　　　　　　（　　）
2. 相对密度最大的溶剂是　　　　　　　　　　　　　　　（　　）
问题 3~4
　　A. 硅胶　　B. 氧化铝　　C. 活性炭　　D. 大孔树脂　　E. 聚酰胺
3. 非极性吸附剂是　　　　　　　　　　　　　　　　　　（　　）
4. 利用氢键吸附差异分离混合物的是　　　　　　　　　　（　　）
问题 5~6
　　A. 渗漉法　　B. 回流法　　C. 连续回流法　　D. 水蒸气蒸馏法　　E. 煎煮法
5. 不需要加热的提取方法是　　　　　　　　　　　　　　（　　）
6. 有机溶剂消耗溶剂量最小的方法是　　　　　　　　　　（　　）

问题 7~8

    A. 黄酮   B. 甾体   C. 生物碱   D. 香豆素   E. 蒽醌

7. 由桂皮酸和醋酸-丙二酸途径复合生成的是   (   )

8. 由甲戊二羟酸途径合成的是   (   )

问题 9~10

    A. 结晶法   B. 醇提水沉   C. 盐析法   D. 铅盐沉淀法   E. 酸溶碱沉法

9. 利用温度改变而导致溶解度改变的分离方法是   (   )

10. 亲脂性的碱性成分如离生物碱可采用的分离方法是   (   )

问题 11~12

    A. 硅胶吸附色谱   B. 纸色谱   C. 聚酰胺吸附色谱   D. 离子交换色谱
    E. 凝胶过滤色谱

11. 属于利用物质在两相分配系数差异分离混合物的方法是   (   )

12. 又称分子筛滤过、分子排阻色谱的是   (   )

问题 13~14

    A. O 苷   B. N 苷   C. S 苷   D. C 苷   E. 酚苷

13. 黑芥子苷是   (   )

14. 巴豆苷是   (   )

问题 15~16

15. 属于 L 型糖的是   (   )

16. 极性最小的是   (   )

问题 17~18

    A. 温和酸水解   B. 两相酸水解   C. 碱水解   D. 酶水解   E. Smith
氧化降解法

17. 用于碳苷的水解法是   (   )

18. 具有温和、专一特点的是   (   )

问题 19~20

    A. 丙三醇   B. 乙二醇   C. 丙三醛   D. 甲基乙二醛   E. 甲基乙二醇

19. Smith 氧化降解法开裂 α-L-鼠李糖氧苷可得   (   )

20. Smith 氧化降解法开裂 β-D-葡萄糖氧苷可得   (   )

问题 21~22

    A. glucose   B. glycoside   C. aglycone   D. rhamnose   E. fructose

21. 苷元的专业词汇是 （　　）
22. 果糖的专业词汇是 （　　）

问题 23~24

　　A. Labat 反应　　B. 异羟肟酸铁反应　　C. Gibbs 反应　　D. Molish 反应
　　E. 盐酸-镁粉反应

23. 分子中具有酚羟基是其反应阳性的必要条件 （　　）
24. 作用于香豆素内酯部分的反应是 （　　）

问题 25~26

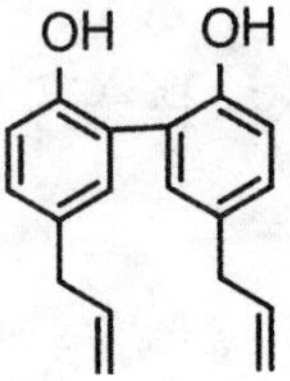

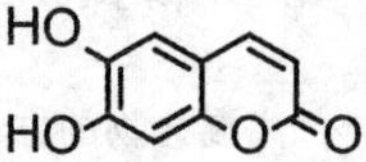

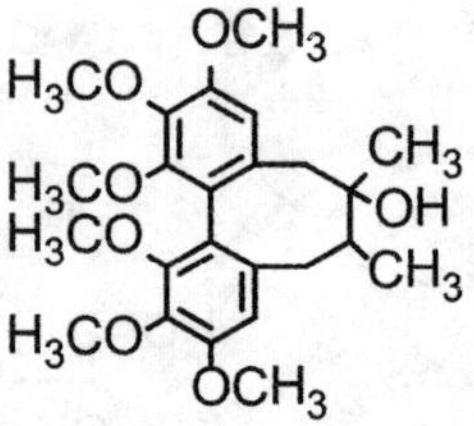

25. 五味子素的结构是 （　　）
26. 七叶苷的结构是 （　　）

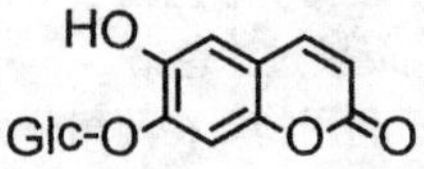

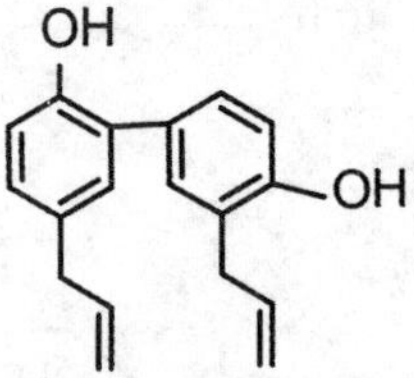

问题 27~28

　　A. coumarins　　B. lignins　　C. lignans　　D. esculetin　　E. chlorogenic acid

27. 木脂素的专业词汇是 （　　）
28. 绿原酸的专业词汇是 （　　）

问题 29~30

　　A. 简单木脂素　　B. 单环氧木脂素　　C. 联苯环辛烯型木脂素　　D. 木脂内
　　酯　　E. 新木脂素

29. 和厚朴酚属于 （　　）
30. 牛蒡子苷属于 （　　）

问题 31~32

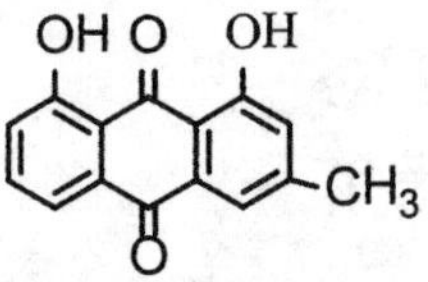

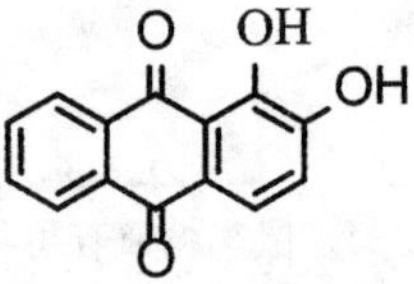

C.

D.

E.

31. 茜草素的结构是 （　）
32. 大黄素的结构是 （　）

问题 33～34

A.

B.

C.

D.

E.

33. 番泻苷 C 的结构是 （　）
34. 丹参酮 II_A 的结构是 （　）

问题 35～36

A. emodin　　B. chrysophanol　　C. rhein　　D. physcion　　E. aloe-emodin

35. 大黄酸的专业英语词汇是 （　）
36. 大黄酚的专业英语词汇是 （　）

问题 37～38

A. quinonoids　　B. benzoquinones　　C. naphthoquinones　　D. phenanthra-quinones　　E. anthraquinones

37. 蒽醌的专业英语词汇是 （　）
38. 菲醌的专业英语词汇是 （　）

问题 39～40

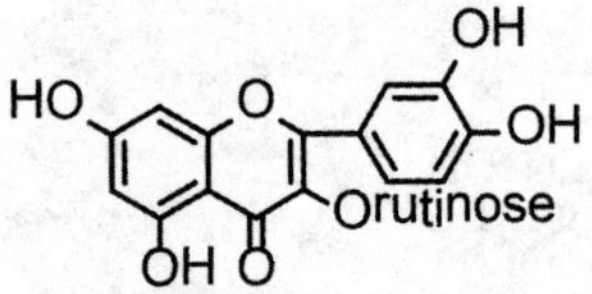

39. 二氢杨梅素的结构是 （ ）
40. 大豆素的结构是 （ ）

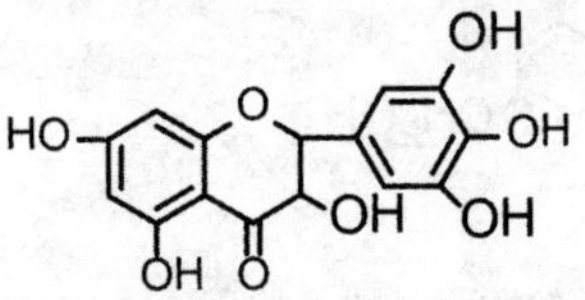

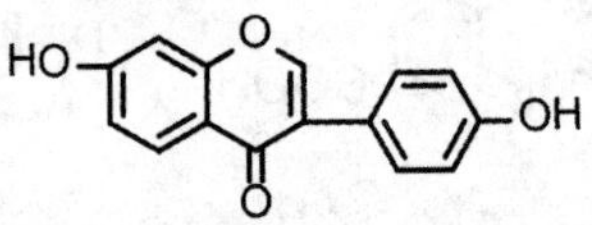

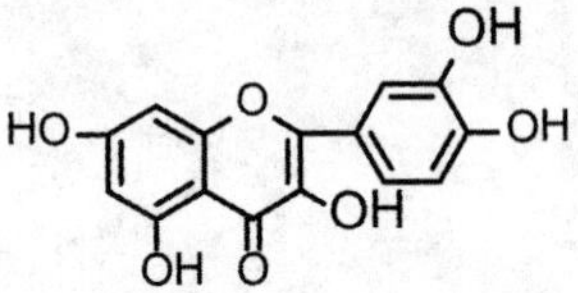

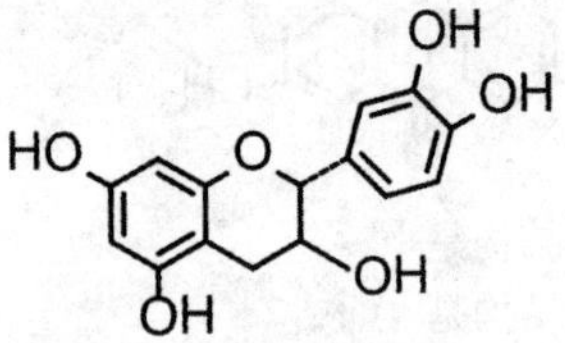

问题 41～42

　　A. 黄酮　　　B. 二氢黄酮醇　　C. 二氢黄酮　　D. 异黄酮　　E. 花色素

41. 是离子型化合物的是 （ ）
42. 母核为 3-苯基色原酮的是 （ ）

问题 43～44

　　A. 锆盐-枸橼酸反应　　　B. 盐酸-镁粉反应　　C. 四氢硼钠反应　　D. 五氯化
锑反应　　E. 氨性氯化锶反应

43. 区别查耳酮和其他类型黄酮的是 （ ）
44. 区别结构中是否含有邻二酚羟基的是 （ ）

问题 45～46

　　A. 红～紫红色　　B. 鲜黄色及荧光　　C. 蓝色　　D. 紫红色沉淀　　E. 绿
棕黑色沉淀

45. 黄酮醇和三氯化铝试剂反应显 （ ）
46. 二氢黄酮和四氢硼钠反应显 （ ）

问题 47～48

　　A. 黄酮　　　B. 二氢黄酮醇　　　C. 查黄酮　　　D. 异黄酮　　　E. 花色素

47. 一般呈黄色至橙黄色的是 （ ）
48. 颜色随 pH 值变化而变化的是 （ ）

问题 49～50

　　A. hesperidin　　B. rutin　　C. baicalin　　D. kaempferol　　E. silymarin

49. 黄芩苷的英文词汇是 （ ）
50. 橙皮苷的英文词汇是 （ ）

问题 51～52

A. flavones　　B. isoflavones　　C. flavanones　　D. chalcones　　E. flavonols

51. 黄酮醇的英文词汇是　　　　　　　　　　　　　　　　（　　）
52. 查耳酮的英文词汇是　　　　　　　　　　　　　　　　（　　）

问题 53～54

A. 香豆素类成分　　B. 木脂素类成分　　C. 三萜皂苷类成分　　D. 挥发油
E. 生物碱类成分

53. 人参主要含的是　　　　　　　　　　　　　　　　　　（　　）
54. 薄荷主要含的是　　　　　　　　　　　　　　　　　　（　　）

问题 55～56

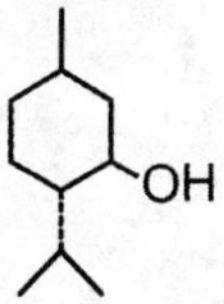

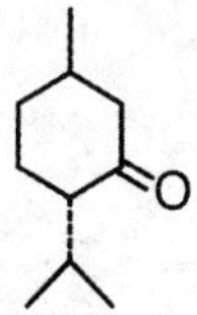

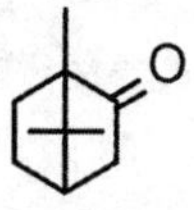

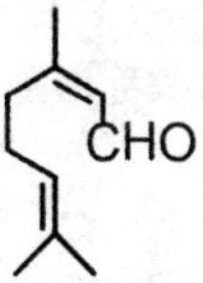

55. 具有发汗、兴奋、镇痉等作用的冰片的结构是　　　　　（　　）
56. 顺式柠檬醛的结构是　　　　　　　　　　　　　　　　（　　）

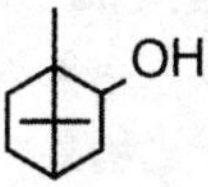

问题 57～58

A. 穿心莲内酯　　B. 银杏内酯　　C. 雷公藤内酯　　D. 甜菊苷　　E. 紫杉醇

57. 具有抗癌作用的二萜生物碱类化合物是　　　　　　　　（　　）
58. 广泛用于食品工业的是　　　　　　　　　　　　　　　（　　）

问题 59～60

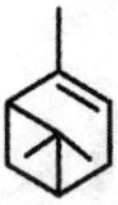

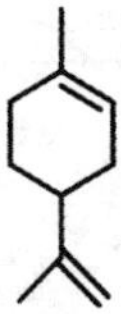

59. 硝酸银络合层析法中，和硝酸银形成 π 络合物，能力最强的是　（　　）
60. 硝酸银络合层析法中，和硝酸银形成 π 络合物，能力最弱的是　（　　）

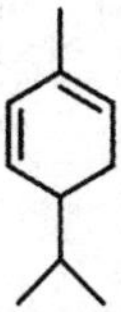

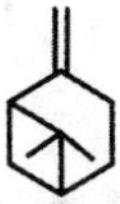

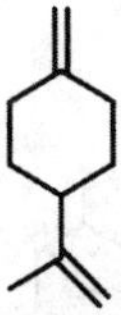

问题 61～62

A. 脑　　B. 素油　　C. 香脂　　D. 精油　　E. 净油

61. 有些挥发油在低温条件下可析出固体成分，俗称　　　　（　　）
62. 吸收法提取挥发油，待脂肪充分吸收芳香成分后，刮下脂肪称（　　）

问题 63～64

A. 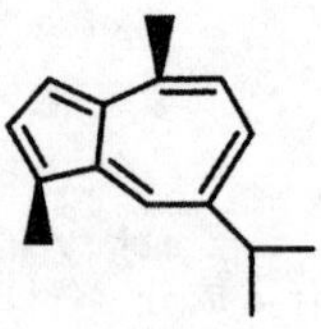
B. 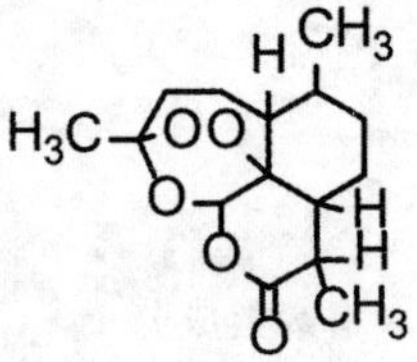
C.

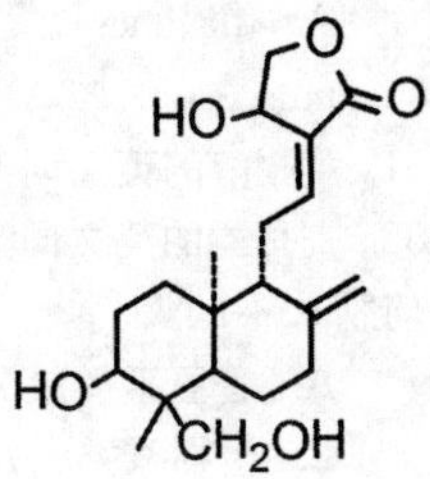

D. 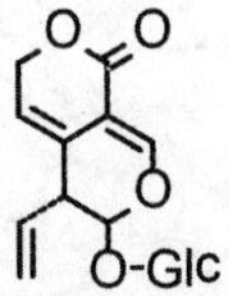
E.

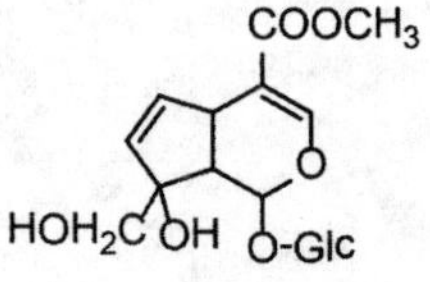

63. 青蒿素的结构是 （　　）
64. 栀子苷的结构是 （　　）

问题 65～66

A. 三萜皂苷　　B. 甾体皂苷　　C. 酸性皂苷　　D. 中性皂苷　　E. 次皂苷

65. 三萜苷类化合物多数可溶于水，水溶液振摇后产生肥皂样泡沫，故称为是 （　　）
66. 该苷类多具有羧基，故有时又称为 （　　）

问题 67～68

A. 40℃　　B. 60℃　　C. 80℃　　D. 100℃　　E. 120℃

67. 一般情况下，甾体皂苷和三氯乙酸反应，需加热到多少度显红或紫色 （　　）
68. 一般情况下，三萜皂苷和三氯乙酸反应，需加热到多少度显红或紫色 （　　）

问题 69～70

A. 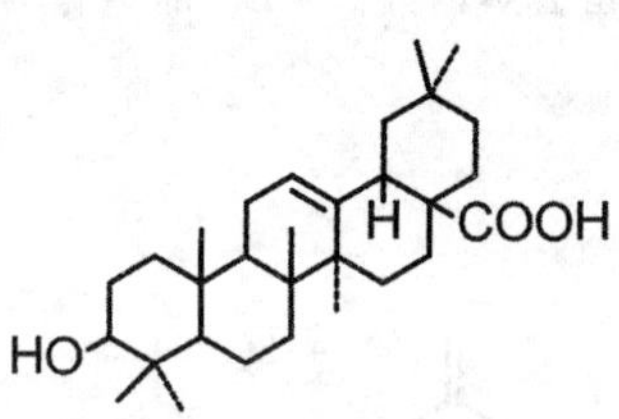
B.

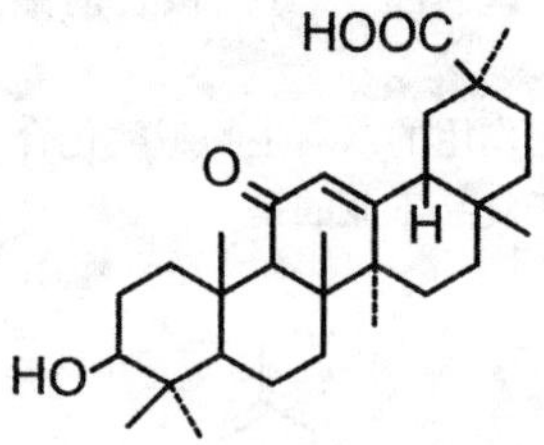

C. 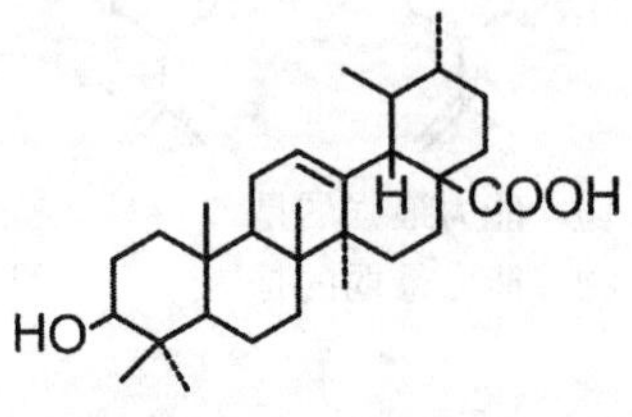
D.

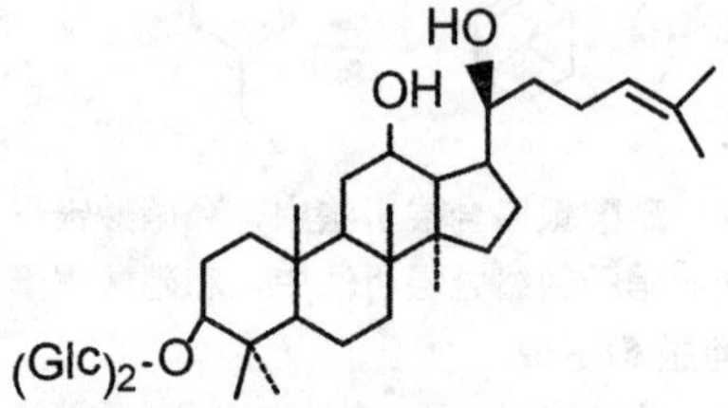

E.

69. 甘草次酸的化学结构是 　　　　　　　　　　　　　　　　　（　　）
70. 人参皂苷 Rg1 的化学结构是 　　　　　　　　　　　　　　　（　　）

问题 71~72
　　A. 碱式乙酸铅沉淀法　　B. 中性乙酸铅沉淀法　　C. 胆甾醇沉淀法　　D. 碱水提取法　　E. 吉拉德试剂法

71. 自水提取液中分离出总皂苷可用 　　　　　　　　　　　　　（　　）
72. 自总皂苷中分离出酸性皂苷可用 　　　　　　　　　　　　　（　　）

问题 73~74
　　A. 三氯化铁反应　　B. 三氯乙酸反应　　C. 异羟肟酸铁反应　　D. 泡沫试验
　　E. Labat 反应

73. 可区别甾体皂苷和三萜皂苷的是 　　　　　　　　　　　　　（　　）
74. 可区别甘草酸和甘草次酸的是 　　　　　　　　　　　　　　（　　）

问题 75~76
　　A. sapogenin　　B. saponin　　C. cholestrine　　D. glycyrrhizic acid　　E. ginsenoside

75. 甘草酸的专业词汇为 　　　　　　　　　　　　　　　　　　（　　）
76. 皂苷元的专业词汇为 　　　　　　　　　　　　　　　　　　（　　）

问题 77~78
　　A. Legal 反应　　B. Keller-Kiliani 反应　　C. Liebemann-Burchard 反应
　　D. Molish 反应　　E. Shear 反应

77. 区别 2-去氧糖和 2-羟基糖的反应是 　　　　　　　　　　（　　）
78. 区别强心甾烯和海葱甾二烯的是 　　　　　　　　　　　　（　　）

问题 79~80
　　A. 蟾毒类　　B. 紫花洋地黄苷 A　　C. 薯蓣皂苷　　D. β-胡萝卜苷
　　E. 胆酸

79. 占吨氢醇反应阳性的是 　　　　　　　　　　　　　　　　　（　　）
80. 能够被碱水解的是 　　　　　　　　　　　　　　　　　　　（　　）

问题 81~82
　　A. Cardiac glycosides　　B. Cardiac aglycones　　C. Steroidal saponins
　　D. Spirostane　　E. Dioscin

81. 强心苷的英文词汇是 　　　　　　　　　　　　　　　　　　（　　）
82. 甾体皂苷的英文词汇是 　　　　　　　　　　　　　　　　　（　　）

问题 83～84

A. D-葡萄糖　　B. L-鼠李糖　　C. D-洋地黄糖　　D. D-洋地黄毒糖

E. D-加拿大麻糖

83. 属于 6-去氧糖的是　　　　　　　　　　　　　　　　　　　（　　）

84. 属于 2，6-二去氧糖的是　　　　　　　　　　　　　　　　　（　　）

问题 85～86

A. 小檗碱　　B. 麻黄碱　　C. 伪麻黄碱　　D. 东莨菪碱　　E. 莨菪碱

85. 其分子结构中就有三元氧环的是　　　　　　　　　　　　　　（　　）

86. 共轭酸的分子内氢键较稳定的是　　　　　　　　　　　　　　（　　）

问题 87～88

A. $pK_a < 2$　　B. pK_a 为 2～7　　C. pK_a 为 7～11　　D. $pK_a > 11$

E. $pK_a > 13$

87. 中强碱的范围是　　　　　　　　　　　　　　　　　　　　　（　　）

88. 强碱的范围是　　　　　　　　　　　　　　　　　　　　　　（　　）

问题 89～90

89. 阿托品的结构式是　　　　　　　　　　　　　　　　　　　　（　　）

90. 麻黄碱的结构式是　　　　　　　　　　　　　　　　　　　　（　　）

问题 91～92

A. 生物碱　　B. 黄酮　　C. 三萜皂苷　　D. 强心苷　　E. 挥发油

91. 中药槐米中的主要化学成分类型是　　　　　　　　　　　　　（　　）

92. 乌头中的主要化学成分类型是　　　　　　　　　　　　　　　（　　）

问题 93～94

A. 氯仿中加十倍量乙醚　　B. 冷苯处理　　C. 氢氧化钠溶解　　D. 氯化钠盐

析　　E. 草酸处理

93. 分离汉防己甲素和汉防己乙素的简单方法是　　　　　　　　　（　　）

94. 分离麻黄碱和伪麻黄碱的简单方法是　　　　　　　　　　　　（　　）

问题 95~96

A.

B.

C.

D.

E.

95. 吗啡的化学结构是 （　）

96. 可待因的化学结构是 （　）

问题 97~98

A.

B.

C.

D.

E.

97. 苦参碱的结构是 （　）

98. 有颜色的是 （　）

【X 型题】

1. 下列溶剂与水任意比例混溶的是 （　）

A. MeOH　　B. EtOH　　C. EtOAc　　D. CHCl₃　　E. Me₂CO

2. 中药制剂过程中所采用的"水提醇沉法"可除去 （　）

A. 大部分蛋白质　　B. 大部分多糖　　C. 大部分油脂　　D. 鞣质　　E. 叶绿素

3. 下列化合物属于初生代谢产物的是 （　）

A. 糖类　　B. 蛋白质　　C. 叶绿素　　D. 核酸　　E. 黄酮

4. 下列化合物来自于甲戊二羟酸途径的是 （　）

A. 木脂素　　B. 植物甾醇　　C. 强心苷　　D. 单萜　　E. 三萜皂苷元

5. 与判断化合物纯度有关的有 （　）

A. 熔点测定　　B. 选择三种以上的色谱条件检测　　C. 观察晶形　　D. 测定

比旋光度　　E. 闻气味

6. 溶剂提取法中，哪些方法可以始终保持细胞内外浓度差　　　　　（　　）
　　A. 回流法　　B. 煎煮法　　C. 渗漉法　　D. 连续回流法　　E. 浸渍法

7. 鉴定化合物的纯度方法有　　　　　　　　　　　　　　　　　（　　）
　　A. 气相色谱　　B. 薄层色谱　　C. 纸色谱　　D. 高效液相色谱　　E. 质谱

8. 下列苷可被碱水解的是　　　　　　　　　　　　　　　　　　（　　）
　　A. 碳苷　　B. 酯苷　　C. 酚苷　　D. 醇苷　　E. 烯醇苷

9. 自中药中提取苷类成分，可选用的溶剂有　　　　　　　　　　（　　）
　　A. 水　　B. 乙醇　　C. 乙酸乙酯　　D. 乙醚　　E. 石油醚

10. 多糖类化合物已失去糖的一般性质，表现在　　　　　　　　　（　　）
　　A. 无甜味　　B. 可溶于热水　　C. 不溶于乙醇　　D. 无旋光性　　E. 难溶于冷水

11. 下面有关酸催化水解反应规律正确的是　　　　　　　　　　　（　　）
　　A. 按苷键原子不同，水解先后次序为 O 苷、N 苷、S 苷、C 苷　　B. 酮糖苷一般快于醛糖苷　　C. 呋喃糖苷由于环的张力较小，所以水解速度快于吡喃糖苷　　D. 五碳糖苷快于甲基五碳糖苷　　E. 2-氨基糖苷快于 2-羟基糖苷

12. 　Smith 氧化降解法开裂后的产物有　　　　　　（　　）
　　A. 带醛基的苷元　　B. 原形苷元　　C. 丙三醇　　D. 羟基乙醛　　E. 乙醛

13. 与分子中的酚羟基有关的反应有　　　　　　　　　　　　　　（　　）
　　A. Labat 反应　　B. 香草醛-浓硫酸　　C. 三氯化铁反应　　D. Gibbs 反应　　E. Emerson 反应

14. 有关香豆素荧光性质描述正确的是　　　　　　　　　　　　　（　　）
　　A. 大多数的香豆素在紫外光的照射下可呈现绿色荧光　　B. 大多数的香豆素在紫外光的照射下可呈现蓝色或紫色荧光　　C. 在碱性溶液中荧光增强　　D. 在碱性溶液中荧光减弱　　E. 荧光的强弱和有无，与分子中取代基的种类和位置有关

15. 游离木脂素可溶于　　　　　　　　　　　　　　　　　　　　（　　）
　　A. 水　　B. 酸水　　C. 乙醇　　D. 氯仿　　E. 乙酸乙酯

16. 香豆素的提取分离中，主要是根据什么样的性质来设计提取分离方案　　（　　）
　　A. 溶解性　　B. 挥发性　　C. 酸碱性　　D. 极性　　E. 内酯结构

17. 水飞蓟素结构中同时具有的结构类型是　　　　　　　　　　　（　　）
　　A. 蒽醌　　B. 香豆素　　C. 木脂素　　D. 强心苷　　E. 黄酮

18. 组成木脂素的单体侧链 γ-碳原子是氧化型的有　　　　　　　　（　　）
　　A. 桂皮酸　　B. 桂皮醛　　C. 桂皮醇　　D. 丙烯苯　　E. 烯丙苯

19. 游离蒽醌和其苷的区别可采用的方法有　　　　　　　　　　　（　　）
　　A. 氢氧化钠溶液反应　　B. 酚醛缩合反应　　C. 水解前后分别进行斐林反应

D. 乙酸镁反应　　E. 对亚硝基二甲苯胺反应

20. 大黄素具有以下什么样的性质　　　　　　　　　　　　　　（　　）
　　A. 与氢氧化钠溶液反应产生红色　　B. 与对亚硝基二甲苯胺反应产生蓝色
　　C. 与 Molish 反应产生棕色环　　D. 可溶于碳酸钠溶液　　E. IR 光谱中可见到
两个羰基吸收峰

21. 以下有关醌类化合物的性质正确的是　　　　　　　　　　　（　　）
　　A. 醌类化合物母核上引入酚羟基，则表现有一定的颜色　　B. 苯醌和萘醌多以
游离态存在，而蒽醌一般结合成苷存在于植物体中　　C. 蒽醌苷易得结晶
　　D. 游离醌类一般有升华性　　E. 小分子的苯醌类及萘醌类具有挥发性

22. 属于蒽醌类化合物的是　　　　　　　　　　　　　　　　　（　　）
　　A. 紫草素　　B. 丹参新醌甲　　C. 大黄素　　D. 芦荟大黄素　　E. 茜草素

23. 可以采用水蒸气蒸馏法提取的成分是　　　　　　　　　　　（　　）
　　A. 紫草素　　B. 丹参新醌甲　　C. 异紫草素　　D. 番泻苷　　E. 茜草素

24. 番泻苷 A 具有的结构特点是　　　　　　　　　　　　　　　（　　）
　　A. 为二蒽醌类化合物　　B. 为二蒽酮类化合物　　C. 有 2 个羧基　　D. 有 2
个葡萄糖基　　E. 二蒽酮中位连接，即 10 - 10' 连接

25. 大黄酸、大黄素、大黄酚用不同方法分离，结果正确的是　　　（　　）
　　A. 总蒽醌的乙醚液，依次用碳酸氢钠、碳酸钠、氢氧化钠水溶液萃取，分别得到
大黄酸、大黄素、大黄酚　　B. 总蒽醌的乙醚液，依次用氢氧化钠、碳酸钠、碳
酸氢钠水溶液萃取，分别得到大黄酸、大黄素、大黄酚　　C. 硅胶柱层析，苯-
乙酸乙酯梯度洗脱，依次得到大黄酸、大黄素、大黄酚　　D. 聚酰胺柱层析，以
水、稀醇至高浓度醇洗脱，依次得到大黄酸、大黄素、大黄酚　　E. Sephadex
LH - 20 柱层析，依次得到大黄酚、大黄素、大黄酸

26. 芦丁可发生下列哪些反应　　　　　　　　　　　　　　　　（　　）
　　A. 盐酸镁粉反应　　B. Molish 反应　　C. 四氢硼钠反应　　D. 氨性氯化锶反
应　　E. 三氯化铁反应

27. 可用于区别槲皮素和二氢槲皮素的有　　　　　　　　　　　（　　）
　　A. 盐酸镁粉反应　　B. 硼氢化钠反应　　C. 观察颜色　　D. Gibbs 反应
E. 氨性氯化锶反应

28. 能与盐酸-镁粉反应，产生红色的是　　　　　　　　　　　（　　）
　　A. 异黄酮　　B. 二氢黄酮　　C. 查耳酮　　D. 二氢黄酮醇　　E. 黄酮醇

29. 下列化合物具有旋光活性的是　　　　　　　　　　　　　　（　　）
　　A. 黄酮醇　　B. 黄酮苷　　C. 查耳酮　　D. 二氢黄酮　　E. 异黄酮

30. 下列化合物具有颜色的是　　　　　　　　　　　　　　　　（　　）
　　A. 黄酮醇　　B. 黄酮苷　　C. 查耳酮　　D. 二氢黄酮　　E. 异黄酮

31. 山奈酚和槲皮素混合物的分离可选用的方法是　　　　　　　（　　）
　　A. 碱溶酸沉法　　B. pH 梯度萃取法　　C. 硼酸络合法　　D. 中性醋酸铅沉
淀法　　E. 硅胶吸附色谱法

32. 母核结构中无羰基的是　　　　　　　　　　　　　　　　　（　　）

    A. 异黄酮   B. 黄烷醇类   C. 查耳酮   D. 二氢黄酮醇   E. 花色素类

33. 提取黄酮苷类的方法有   ( )

    A. 酸溶碱沉法   B. 碱溶酸沉法   C. 乙醇回流提取法   D. 热水提取法

    E. 氯仿回流提取法

34. 下列化合物可溶于 5%碳酸钠溶液的是   ( )

35. 芦丁经 3%硫酸,100℃充分酸水解可得   ( )

    A. 芸香糖   B. 葡萄糖   C. 鼠李糖   D. 槲皮素   E. 槲皮素苷

36. 组成挥发油的成分有   ( )

    A. 单萜及含氧衍生物   B. 倍半萜及含氧衍生物   C. 二萜及含氧衍生物

    D. 脂肪族化合物   E. 芳香族化合物

37. 指示挥发油质量的主要化学指标有   ( )

    A. 相对密度   B. 折光率   C. 酸值   D. 酯值   E. 皂化值

38. 具有挥发性的物质有   ( )

    A. 单萜   B. 倍半萜   C. 游离香豆素   D. 二萜   E. 黄酮

39. 适合于醛酮类挥发性成分分离的化学试剂是   ( )

    A. 亚硫酸氢钠   B. 硫酸氢钠   C. 硫代硫酸钠   D. 吉拉德试剂

    E. 邻苯二甲酸酐

40. 适合于醇类挥发性成分分离的化学试剂是   ( )

    A. 稀盐酸   B. 丙二酸单酰氯   C. 邻苯二甲酸酐   D. 丙二酸   E. 亚硝酰氯

41. 下列化合物属于单萜的是   ( )

    A. 柠檬醛   B. 薄荷醇   C. 樟脑   D. 龙脑   E. 栀子苷

42. 化合物 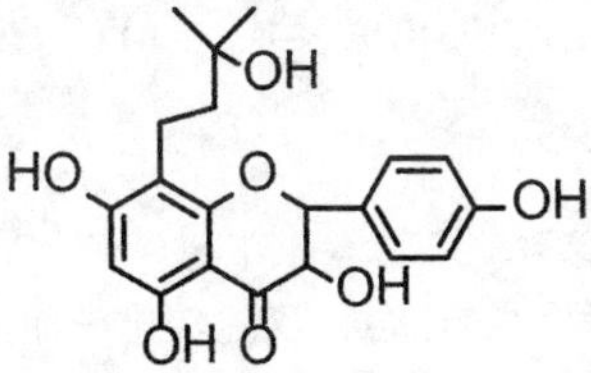 所涉及的生源合成途径是 （　　）

 A. 醋酸-丙二酸途径 B. 氨基酸途径 C. 桂皮酸途径 D. 甲戊二羟酸途径 E. 糖代谢途径

43. 下列化合物属于二萜类的是 （　　）

 A. 穿心莲内酯 B. 银杏内酯 C. 雷公藤内酯 D. 甜菊苷 E. 青蒿素

44. 分离薄荷醇 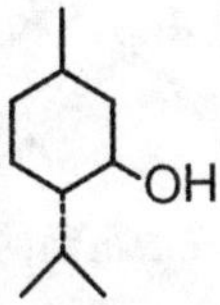 和薄荷酮 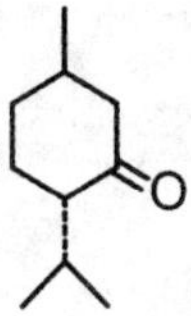 可采取的方法是 （　　）

 A. 硅胶吸附层析法 B. 分馏法 C. 氧化铝吸附层析法 D. 二者溶于乙醚液，吉拉德试剂萃取分离 E. 混合物与邻苯二甲酸酐成酯后，乙醚与碳酸钠液液萃取分离

45. 萜类的性质是 （　　）

 A. 可溶于水 B. 可溶于乙醚 C. 具有一定的芳香性 D. 有色 E. 母核具有旋光性

46. 下列关于挥发油性质描述正确的是 （　　）

 A. 易溶于石油醚、乙醚及浓乙醇 B. 相对密度均小于1，比水轻 C. 多具有旋光 D. 涂在纸片上留下永久的油斑 E. 较强的折光率

47. 用结晶法从挥发油或总萜中分离单体化合物，一般要求 （　　）

 A. 选择合适的结晶溶剂 B. 所分离的单体相对含量较高 C. 杂质含量相对较低 D. 杂质应该为中性化合物 E. 结晶时常降低温度

48. 皂苷的精制方法有 （　　）

 A. 正丁醇萃取法 B. 醇-醚或醇-酮沉淀法 C. 醋酸铅沉淀法 D. 胆甾醇沉淀法 E. 氧化镁吸附法

49. 四环三萜的结构类型有 （　　）

 A. 达玛烷型 B. 羊毛脂烷型 C. 甘遂烷型 D. 葫芦烷型 E. 楝烷型

50. 下列关于游离三萜及其三萜皂苷性质描述正确的是 （　　）

 A. 均具有较好结晶，且随着羟基的数量增多，熔点增大 B. 游离三萜不溶于水，而三萜皂苷可溶于水及含水丁醇 C. 三萜皂苷具有吸湿性 D. 均能在无水条件下，与强酸或路易斯酸作用，产生颜色或荧光 E. 均能降低溶液表面张力

51. 用于区别三萜皂苷和甲型强心苷的反应有 （　　）

A. Molish 反应　　B. Kedde 反应　　C. 三氯化铁反应　　D. 1‰明胶试剂
E. 醋酐-浓硫酸反应

52. 皂苷可溶于　　　　　　　　　　　　　　　　　　　　　　　　（　　）

A. 水　　B. 乙醇　　C. 乙醚　　D. 丙酮　　E. 含水丁醇

53. 有些三萜皂苷水解过程中，易引起皂苷元脱水、环合、双键转化等而生成人工产
物，欲获得真正皂苷元，则应采取　　　　　　　　　　　　　　　（　　）

A. 碱催化水解　　B. 强酸催化水解　　C. 两相酸水解　　D. 酶水解
E. Smith 降解

54. 能将甘草酸和甘草次酸分离的方法是　　　　　　　　　　　　　　（　　）

A. 硅胶柱层析　　B. 碱式醋酸铅沉淀　　C. 胆甾醇沉淀　　D. 氯仿-水液液
萃取　　E. 反相液相色谱

55. 有关　[人参皂苷 Rg_1 结构图]　人参皂苷 Rg_1 说法正确的是　　（　　）

A. 属于达玛烷型四环三萜　　B. 不具有溶血性　　C. 为单糖链皂苷　　D. 苷
元为原人参二醇型　　E. 可溶于水

56. 甾体类化合物种类繁多，有　　　　　　　　　　　　　　　　　　（　　）

A. 强心苷　　B. 甾体皂苷　　C. 植物甾醇　　D. 胆汁酸　　E. C_{21} 甾醇

57. 作用于甾体母核的颜色反应有　　　　　　　　　　　　　　　　　（　　）

A. 醋酐-浓硫酸反应　　B. 三氯乙酸反应　　C. 五氯化锑反应　　D. 氯仿-浓
硫酸反应　　E. 冰乙酸-乙酰氯反应

58. 甲型强心苷的结构特点是　　　　　　　　　　　　　　　　　　　（　　）

A. 具有甾体母核　　B. 17 位是五元不饱和内酯环　　C. 17 位是六元不饱和内
酯环　　D. 14 位羟基是 β 构型　　E. 3 位羟基是唯一成苷位置

59. 强心苷一般可溶于　　　　　　　　　　　　　　　　　　　　　　（　　）

A. 水　　B. 甲醇　　C. 乙醇　　D. 氯仿　　E. 氯仿-甲醇

60. 强心苷结构与活性关系正确的是　　　　　　　　　　　　　　　　（　　）

A. 甾体母核 C／D 环顺式构型破坏，将失去强心作用　　B. C_{17} 侧链不饱和内
酯环为 α 构型，强心作用减弱　　C. C_{10} 位角甲基转化为醛基或羟基时，其生理作
用增强　　D. A／B 环为顺式稠合的甲型强心苷苷元，必须具有 $C_3-β$ 羟基，否
则无活性　　E. 强心苷的糖本身不具有强心作用，但它们的种类、数量对强心苷
的毒性会产生一定的影响

61. 强心苷性状多为　　　　　　　　　　　　　　　　　　　　　　　（　　）

A. 无定形粉末或结晶　　B. 具有旋光性，无色　　C. C_{17} 侧链 β 构型，味苦。
对黏膜具有刺激性　　D. 有挥发性　　E. 中性物质

62. 当两个强心苷苷元羟基数目相同时，水中溶解度取决于　　　　　　（　　）

A. 糖的种类　　B. 糖的数量　　C. 苷元中羟基的数量　　D. 是否能形成分子内氢键　　E. 存在的其他亲水基团

63. 区别胆汁酸和强心甾烯类成分，可采用　　　　　　　　　　（　　）
　A. kedde 反应　　B. legal 反应　　C. raymand 反应　　D. k-k 反应　　E. 醋酐-浓硫酸反应

64. 甾体皂苷元按其基本骨架可分为　　　　　　　　　　　　　　（　　）
　A. 螺甾烷醇型　　B. 异螺甾烷醇型　　C. 呋甾烷醇型　　D. 变形螺甾烷醇型　　E. 强心甾烯型

65. 甾体皂苷的结构特征有　　　　　　　　　　　　　　　　　　（　　）
　A. 甾体皂苷元共 6 个环，甾体母核 4 个，E 和 F 环以螺缩酮形式相连，构成螺旋甾烷结构　　B. A / B 有顺、反稠合方式，B / C 和 C / D 环均为反式　　C. E 和 F 环有 3 个手性碳原子，其中 25R 型较 25S 型不稳定　　D. 组成甾体皂苷的糖以 D-葡萄糖、D-半乳糖、L-鼠李糖等多见　　E. 甾体皂苷分子中不含羧基，故又称中性皂苷

66. 欲使强心苷分子中所有的酰基水解，但内酯环不开裂，可采用　　（　　）
　A. 碳酸氢钠水解　　B. 碳酸氢钾水解　　C. 氢氧化钙水解　　D. 氢氧化钡水解　　E. 氢氧化钠水解

67. 下列强心苷中，对 Keller-Kiliani 反应阳性的是　　　　　　（　　）
　A. 苷元 3-O-α-L-鼠李糖-（2→1）-β-D-葡萄糖　　B. 苷元-3-O-α-L-鼠李糖-（3→1）-α-L-鼠李糖-（2→1）-β-D-葡萄糖　　C. 苷元-3-O-β-D-洋地黄糖-（4→1）-β-D-葡萄糖　　D. 苷元-3-O-β-D-洋地黄毒糖-（4→1）-β-D-洋地黄毒糖-（4→1）-β-D-葡萄糖　　E. 苷元-3-O-β-D-洋地黄糖

68. 下列关于强心苷的提取分离正确的是　　　　　　　　　　　（　　）
　A. 一般选用含水氯仿进行提取　　B. 为了提取原形强心苷元，可先用 3%～5% 的盐酸充分水解强心苷后，再提取　　C. 分离强心苷元或脂溶性苷时，一般采用硅胶吸附层析进行分离　　D. 分离弱亲脂性强心苷，一般宜用分配色谱法　　E. 分离弱亲脂性强心苷，一般宜用氧化铝吸附色谱法

69. 生物碱盐可溶于　　　　　　　　　　　　　　　　　　　　（　　）
　A. 水　　B. 乙醇　　C. 乙醚　　D. 氯仿　　E. 酸水

70. 下列物质可用生物碱沉淀试剂检查的是　　　　　　　　　　（　　）
　A. 咖啡因　　B. 小檗碱　　C. 粉防己碱　　D. 苦参碱　　E. 麻黄碱

71. 化合物 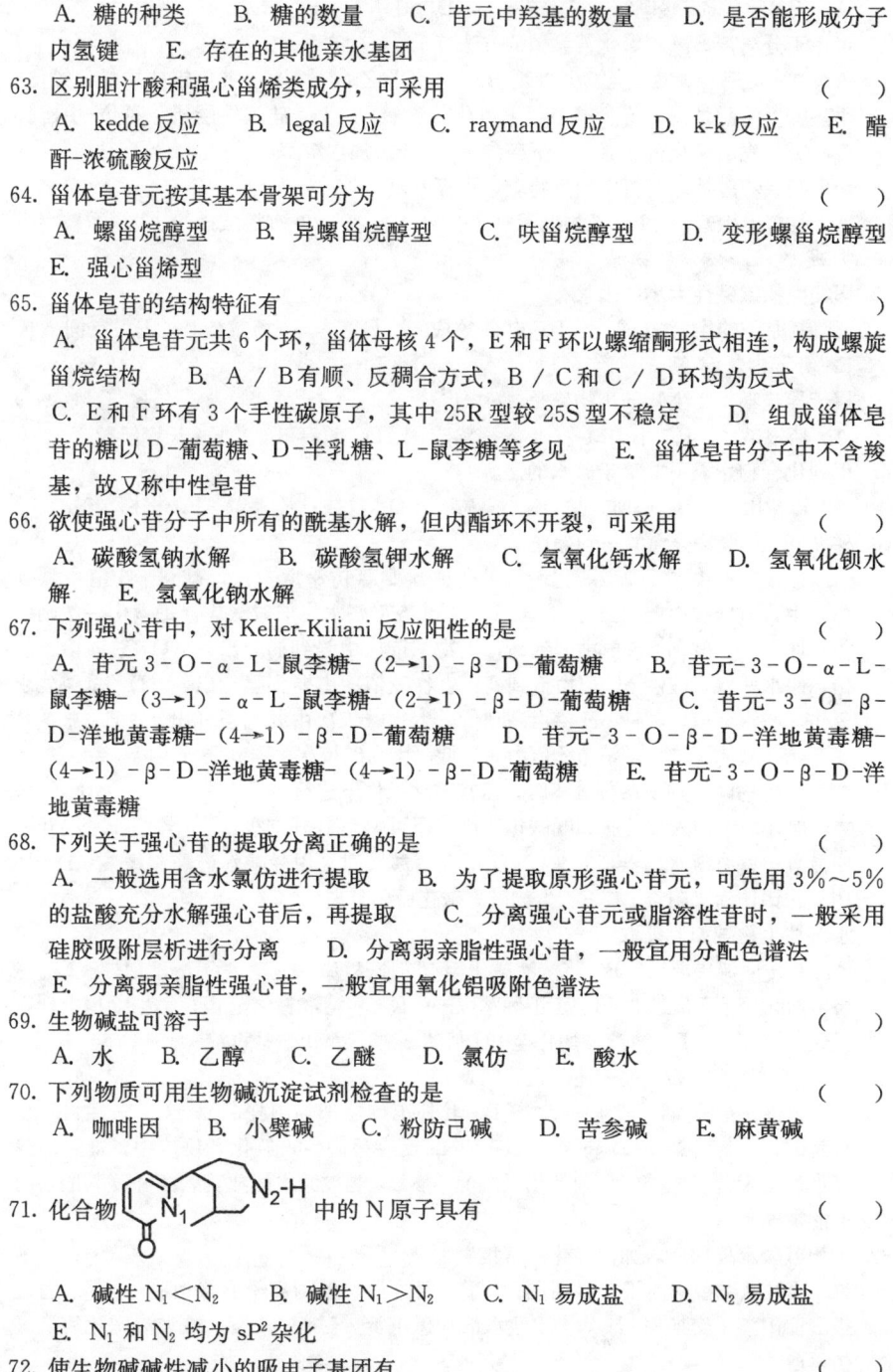 中的 N 原子具有　　　　　　　　　　（　　）

　A. 碱性 $N_1 < N_2$　　B. 碱性 $N_1 > N_2$　　C. N_1 易成盐　　D. N_2 易成盐　　E. N_1 和 N_2 均为 sP^2 杂化

72. 使生物碱碱性减小的吸电子基团有　　　　　　　　　　　　（　　）

A. 烷基　　B. 羟基　　C. 羰基　　D. 醚基　　E. 苯基

73. 可用于分离苦参碱和氧化苦参碱的方法有　　　　　　　　　　　　　（　　）
　　A. 碱水处理　　B. 溶于少量氯仿加 10 倍量乙醚　　C. 氧化铝柱层析，氯仿-甲醇梯度洗脱，先下苦参碱，后下氧化苦参碱　　D. 硅胶柱层析，氯仿-甲醇梯度洗脱，先下氧化苦参碱，后下苦参碱　　E. 加水溶解

74. 用甲醇或乙醇提取药材中的生物碱，可提取出　　　　　　　　　　　（　　）
　　A. 游离生物碱　　B. 生物碱无机酸盐　　C. 生物碱有机酸盐　　D. 季铵型生物碱　　E. 两性生物碱

75. 影响生物碱碱性大小的因素有　　　　　　　　　　　　　　　　　　（　　）
　　A. 氮原子的杂化方式　　B. 电性效应　　C. 诱导-场效应　　D. 空间效应　　E. 分子内氢键

76. 属于异喹啉类衍生物的生物碱是　　　　　　　　　　　　　　　　　（　　）
　　A. 药根碱　　B. 小檗碱　　C. 罂粟碱　　D. 长春碱　　E. 长春新碱

77. 下列化合物室温下能溶于碱水的是　　　　　　　　　　　　　　　　（　　）
　　A. 可待因　　B. 吗啡　　C. 小檗碱　　D. 汉防己乙素　　E. 槟榔次碱

78. 梯度 pH 萃取法分离的正确操作是　　　　　　　　　　　　　　　　（　　）
　　A. 总碱溶于酸水，加碱碱化，每碱化一次则氯仿萃取一次，碱化 pH 值由低到高，生物碱依次由弱到强分出　　B. 总碱溶于酸水，加碱碱化，每碱化一次则氯仿萃取一次，碱化 pH 值由低到高，生物碱依次由强到弱分出　　C. 总碱溶于氯仿，酸水萃取，酸液 pH 值由低到高，生物碱依次由弱到强分出　　D. 总碱溶于氯仿，酸水萃取，酸液 pH 值由高到低，生物碱依次由弱到强分出　　E. 总碱溶于氯仿，酸水萃取，酸液 pH 值由高到低，生物碱依次由强到弱分出

79. 在进行生物碱类物质层析分离时，需在碱性条件下进行，可以采用　　（　　）
　　A. 展开剂中加入二乙胺，既碱化环境，还可调节展开剂极性大小　　B. 展开槽中放置一盛有氨水的器皿　　C. 涂铺硅胶薄层时，用稀碱水溶液制板　　D. 使用氧化铝作为吸附剂　　E. 生物碱先碱化后再分离

80. 水溶性生物碱如何提取　　　　　　　　　　　　　　　　　　　　　（　　）
　　A. 氯仿回流提取　　B. 将溶液碱化至 pH 值达 12 以上，正丁醇萃取　　C. 将溶液酸化至 pH 值达 2～3，正丁醇萃取　　D. 将溶液碱化至 pH 值达 12 以上，雷氏铵盐沉淀　　E. 将溶液酸化至 pH 值达 2～3，雷氏铵盐沉淀

81. 以下关于莨菪碱的有关表述，正确的是　　　　　　　　　　　　　　（　　）
　　A. 无色，有旋光，且为左旋　　B. 其外消旋体即为阿托品　　C. 碱性强于东莨菪碱、山莨菪碱和樟柳碱　　D. Vitali 反应呈阳性，氯化汞反应中，最后加热可将氯化汞转变成砖红色的氧化汞沉淀　　E. 能被酸水解成莨菪醇和莨菪酸，而不能被碱水解

82. 生物碱酸水提取后，如何纯化和富集生物碱　　　　　　　　　　　　（　　）
　　A. 通过强碱型阴离子交换树脂　　B. 通过强酸型阴离子交换树脂　　C. 通过强酸型阳离子交换树脂　　D. 酸水液加碱沉淀，过滤　　E. 酸水液碱化后，氯仿萃取

83. 关于生物碱性状描述正确的是 （ ）

 A. 多数为结晶形固体，少数为非晶形粉末，个别为液体　　B. 多具有苦味，少数呈辛辣味　　C. 一般无色或白色，少数有颜色　　D. 少数液体生物碱及个别小分子固体生物碱具有挥发性，可随水蒸气蒸馏　　E. 咖啡因等个别生物碱具升华性

84. 生物碱盐类的溶解性规律正确的是 （ ）

 A. 一般易溶于水，可溶于醇，难溶于亲脂性有机溶剂　　B. 生物碱在酸水中成盐溶解，加碱后又游离析出沉淀　　C. 有机酸盐溶解度大于无机酸溶解度　　D. 含氧无机酸盐溶解度大于不含氧无机酸盐溶解度　　E. 大分子有机酸盐溶解度大于小分子有机酸盐溶解度

二、是非判断题

1. 中药中某些化学成分毒性很大。 （ ）

2. 硅胶或氧化铝的吸附活性级别与含水量有关，含水量越大，则活性级别越大，吸附力越强。 （ ）

3. 硅胶或氧化铝为极性吸附剂，具有以下特点：对极性物质具有较强的吸附能力；溶剂极性越弱，则吸附剂对溶质将表现出越强的吸附能力；溶质即使被硅胶、氧化铝吸附，但一旦加入极性较强的溶剂时，又可被后者置换洗脱下来。 （ ）

4. 凝胶过滤色谱原理主要是分子筛作用，根据凝胶的孔径和被分离化合物分子的大小而达到分离的目的，其中分子大，被迟滞，保留时间延长，后被洗脱。 （ ）

5. 活性炭吸附色谱法主要用于分离水溶性物质如氨基酸、糖类和某些苷类等。 （ ）

6. 在用色谱法进行化合物纯度鉴定时，一般样品用一种溶剂系统或色谱条件进行检测，均显示单一斑点或谱峰，即认为是较纯的单体化合物。 （ ）

7. 天然产物中含有苷类化合物，主要是氧苷，碳苷也比较多见。 （ ）

8. Fischer 投影式是表示单糖立体结构的一种表达方法，能完整解释单糖在水溶液中变旋光的原因。 （ ）

9. 单糖 Haworth 式中，β-D 糖和 α-L 糖的端基碳原子的绝对构型相同。 （ ）

10. 理论上，糖形成半缩醛或半缩酮的氧环时，可形成五元、六元等形式的环，但当糖成苷后就固定为一种结构。 （ ）

11. 树胶是一种组成复杂的混合物，而树脂是一种多糖。 （ ）

12. 氰苷是一种结构特殊的氮苷。 （ ）

13. 过碘酸氧化反应只能作用于邻二醇羟基部分。 （ ）

14. 苷和硼酸生成络合物，呋喃糖苷络合能力最强，吡喃糖苷络合能力最弱，单糖介于两者之间。 （ ）

15. 苷键酸水解时，苷键处于横键的比处于竖键的易于水解。 （ ）

16. 苷键酸水解时，芳香属苷因苷元部分有供电子结构，水解速度比脂肪属苷容易得多。 （ ）

17. N 苷的酸水解速度总是快于氧苷。 （ ）

18. 香豆素具有苯骈 γ-吡喃酮的基本母核，而黄酮母体结构中含有苯骈 α-吡喃酮的结

构部分。 （ ）

19. 7-羟基香豆素被认为是香豆素类化合物的母体。 （ ）

20. 呋喃香豆素中，若 7 位羟基和 6 位上的异戊烯基形成呋喃环时，结构中的呋喃环、苯环、α-吡喃酮环在一条折线上，称为角型呋喃香豆素。 （ ）

21. 如果酚羟基的对位无取代基或者 6 位上无取代的香豆素衍生物，可以和 Gibbs 试剂或 Emerson 试剂反应，反应阳性结果分别为红色、蓝色缩合物。 （ ）

22. 中药茵陈、前胡、秦皮中主要的有效成分为香豆素类。 （ ）

23. 木脂素大多具有光学活性，这是由于分子中具有手性碳原子的缘故，无手性碳则无旋光性。 （ ）

24. 木脂素在提取分离过程中遇到酸碱条件容易产生分子结构的立体异化，表现在物理性质上就是分子光学活性的改变。 （ ）

25. 香豆素母核本身无荧光，其羟基衍生物多有荧光，尤以 7-OH 衍生物（如伞形花内酯）荧光强，为蓝色荧光。羟基豆素遇碱荧光增强；当羟基甲基化荧光减弱；7，8，二羟基香豆素荧光增强。 （ ）

26. 采用醋酐吡啶、室温放置 2 天的方法对某天然产物进行乙酰化，得到三乙酰化物，说明该化合物含有 3 个羟基。 （ ）

27. 大黄经储存一段时间后，其中的蒽醌类成分含量增高，蒽酮成分含量降低。 （ ）

28. 醌类化合物多为有色结晶，其颜色的深浅与分子中酚羟基的数目有一定的关系。 （ ）

29. 茜草素型羟基蒽醌的颜色往往比大黄素型羟基蒽醌要深。 （ ）

30. 蒽酚、蒽酮、二蒽酮类化合物也能发生 Borntrager's 反应，直接加碱液显红色。 （ ）

31. 蒽醌类化合物乙酰化衍生物制备中，一般情况下，羟基的乙酰化，以醇羟基最易乙酰化，α-酚羟基则相对较难，乙酰化试剂中醋酐-吡啶的乙酰化能力最强，而冰醋酸最弱。 （ ）

32. 双向纸色谱法用于鉴定黄酮类化合物中，第一向展开采用某种醇性溶剂，这些主要是根据分配作用原理进行的，比移值大小依次为：双糖苷＞单糖苷＞苷元。 （ ）

33. 天然黄酮类化合物中，以黄酮和黄酮醇类最为多见，其余类型则较少。 （ ）

34. 生物合成研究表明，黄酮的基本骨架由一个丙二酰辅酶 A 和一个桂皮酰辅酶 A 生合成而产生的。 （ ）

35. 盐酸-镁粉反应是鉴定黄酮的常用显色反应，因为它能与所有类型的黄酮苷和苷元反应。 （ ）

36. 黄酮类化合物因结构中大多具有酚羟基，只显酸性而不显碱性。 （ ）

37. 花色素为平面型分子，分子间作用力较大，水分子不易渗入，故难溶于水。 （ ）

38. 草酚酮类分子中的酚羟基，其酸性比一般酚羟基弱，它是挥发油中的酸性部分。 （ ）

39. 将挥发油分级分馏时，在高沸点馏分中有时可见到蓝色、紫色或绿色馏分，这显示可能有奥类成分的存在。 （ ）

40. 龙脑俗称冰片，又称樟醇，是樟脑的氧化产物。　　　　　　　　　(　)

41. 柠檬醛有两个顺反异构体，反式称为 α-柠檬醛。　　　　　　　　(　)

42. 环烯醚萜是一类特殊的单萜。　　　　　　　　　　　　　　　　(　)

43. 中药地黄中的降血糖有效成分主要是梓醇，即梓苷。　　　　　　(　)

44. 预示挥发油中是否有奥类成分，多用 Sabaty 反应。　　　　　　　(　)

45. 自然界存在的奥类成分，多以失去芳香性。　　　　　　　　　　(　)

46. 倍半萜内酯类化合物大多具有细胞毒和抗癌活性。　　　　　　　(　)

47. 四萜类化合物多指胡萝卜烯类色素。　　　　　　　　　　　　　(　)

48. 三萜皂苷就是酸性皂苷。　　　　　　　　　　　　　　　　　　(　)

49. 某植物的水提取液经振摇，产生泡沫，即说明该植物中含有皂苷类化合物。(　)

50. 皂苷类化合物均具有良好晶型，且多为针状结晶。　　　　　　　(　)

51. 女贞子中的齐墩果酸结构属于达玛烷型四环三萜类。　　　　　　(　)

52. 动物蟾蜍含有的强心成分属于强心苷。　　　　　　　　　　　　(　)

53. 存在强心苷的植物往往有毒。　　　　　　　　　　　　　　　　(　)

54. 强心苷、甾体皂苷、三萜皂苷、植物甾醇均来自甲戊二羟酸途径。(　)

55. 甾类成分和三萜类成分在无水条件下均能和强酸发生各种颜色反应，且反应的难易程度是甾类成分难于三萜类成分。　　　　　　　　　　　　(　)

56. 一般而言，强心苷的亲水性弱于皂苷。　　　　　　　　　　　　(　)

57. 螺甾烷醇和异螺甾烷醇二者互为异构体，常常是共存于植物体，且螺甾烷醇比异螺甾烷醇要稳定，因此异螺甾烷醇型易转化为螺甾烷醇型。(　)

58. 生物碱结构中都含有氮原子，因此均显碱性。　　　　　　　　　(　)

59. 生物碱分子的碱性随 s 轨道在杂化轨道中的比例升高而升高。　　(　)

60. 生物碱因分子中的氮原子显碱性，故质子化时，质子均是加到氮原子上。(　)

61. 双键和羟基的吸电诱导效应都使生物碱的碱性降低。　　　　　　(　)

62. 阿托品为莨菪碱的内消旋体。　　　　　　　　　　　　　　　　(　)

63. 吸附色谱法分离生物碱时，吸附剂一般选择氧化铝为宜；如选择硅胶，则需在碱性环境中分离，如在展开剂中加氨水、二乙胺等。　　　　(　)

三、填空题

1. 常用的极性吸附剂有＿＿＿＿＿和＿＿＿＿＿，非极性吸附剂是＿＿＿＿＿。

2. 层析法按照操作形式可分为＿＿＿＿＿、＿＿＿＿＿和＿＿＿＿＿；它们在研究有效成分的作用是＿＿＿＿＿、＿＿＿＿＿和鉴定化合物。

3. 离子交换色谱法主要是基于混合物中各成分解离度的不同进行分离，离子交换剂有＿＿＿＿＿、＿＿＿＿＿和＿＿＿＿＿ 3 种。

4. 溶剂提取法中，适合于使用有机溶剂且需加热的方法是＿＿＿＿＿和＿＿＿＿＿。

5. 乙酸-丙二酸途径能生成酚类、＿＿＿＿＿和＿＿＿＿＿。

6. 苷类水解的方法主要有＿＿＿＿＿、＿＿＿＿＿和＿＿＿＿＿。

7. 苷类按苷键原子不同分类时，有＿＿＿＿＿、＿＿＿＿＿、＿＿＿＿＿和

_____。种类和数目最多的为_____，最容易被酸水解的为_____。

8. 提取原生苷时，应_____酶的活性；提取次生苷时，应_____酶的活性。

9. 糖可分为_____、_____和_____。

10. 由 D - 型糖衍生的苷多为_____苷，而由 L - 型糖衍生的苷多为_____苷。植物中存在水解它们的酶，分别为_____和_____。

11. 杏仁中止咳的有效成分是_____。

12. 氧苷根据形成苷键的苷元羟基类型不同，又可分为_____、_____、_____和_____等。

13. 香豆素及其苷类结构中具有内酯环，在_____溶液中可开环生成_____，但_____后又可环合成_____；但是长时间把香豆素类化合物放置在_____或者_____，顺邻羟基桂皮酸盐就会转化为稳定的_____，再酸化时就不会环合。

14. 香豆素的母核是_____，由_____脱水而成。

15. 羟基香豆素的荧光一般为_____，但是_____香豆素无荧光。

16. 木脂素是由_____分子苯丙素 C_6—C_3 构成，木质素是由_____分子苯丙素 C_6—C_3 构成。

17. 天然香豆素按照结构类型不同，可分为_____、_____、_____和_____。

18. 桂皮的主要成分之一是_____，当归的主要成分之一是_____。

19. 香豆素具有_____结构，可以发生异羟肟酸铁反应而显_____色。

20. 游离蒽醌类衍生物通常可溶于_____、_____、_____及_____，不溶或难溶于_____中；蒽醌苷类极性增大，易溶于_____及_____，也能溶于_____，几乎不溶于_____、_____、_____等亲_____有机溶剂。

21. 游离蒽醌的分离常用_____和_____两种方法。

22. 黄酮类化合物是由_____构成的一类成分，因这一类化合物大都呈_____色，又具有酮基或羰基故称为黄酮，其分类依据是_____、_____、_____。

23. 黄酮化合物分子中引入羟基增多，则水溶性_____；而羟基被甲基化后，则脂溶性_____。

24. 黄酮、黄酮醇、查耳酮的分子结构中存在_____体系，是_____化合物，分子排列紧密，所以_____于水，而二氢黄酮和二氢黄酮醇等是_____结构，分子排列疏松，所以水溶性较_____。

25. 在_____、_____黄酮类化合物苷元中，因含有_____，故均有旋光性。

26. 黄酮类化合物因分子结构中具有_____而显酸性，其酸性强弱顺序为

_____＞_____＞_____＞_____；并可被聚酰胺吸
附，而与不含_____的成分得到分离。

27. 具有_____、_____、_____结构的黄酮类成分，可与金属盐
    类发生络合反应，常用的铝盐是_____，铅盐是_____和
    _____。

28. 黄酮、黄酮醇类分子中，如果在_____位或_____位引入
    _____或_____等供电子基团，能促使电子移位和重排，而使化合物
    颜色加深。

29. 经验的异戊二烯法则认为萜类是_____首尾连接的聚合体，通式是
    $(C_5H_8)_n$ 及其含氧衍生物。其生源异戊二烯法则认为萜类真正的基本单位是
    _____。

30. 环烯醚萜可分为_____和_____两类，其苷元都属于_____类
    化合物。

31. 从生源途径来看，三萜类化合物是由_____通过不同的环化方式转变而
    来的。

32. 指示挥发油质量的主要化学指标是_____、_____和_____。

33. 川楝素具有_____活性，青蒿素具有_____活性。

34. 人参总皂苷_____溶血现象，主要是由于 A 型人参皂苷有_____
    作用。

35. 人参皂苷元有 3 种类型，分别为_____、_____和_____。前
    二者属于_____，后者属于_____。

36. 甾醇可与皂苷生成难溶性的分子复合物，其中_____皂苷和甾醇生成的分子
    复合物稳定。

37. 皂苷的分子量较_____，大多为无色或白色的_____粉末，仅少数为
    晶体，又因皂苷_____较大，常具有吸湿性。

38. 强心苷可以分为_____和_____两类，前者的苷元由_____个
    碳原子组成，其基本骨架称之为_____；后者的苷元由_____个碳原
    子组成，其基本骨架称之为_____。

39. 强心苷是一类来自_____界的具有_____作用的_____化
    合物。

40. 强心苷苷元结构和强心作用有一定的关系，强心苷苷元母核 C_{17} 位连接的
    _____及_____构型是不可缺少的，C_{14} 不论是连接羟基还是氢原子，
    只要是_____构型均有效。

41. 强心苷中糖和苷元连接的方式有 3 种类型：
    Ⅰ 型：苷元—_____$_x$—_____$_y$
    Ⅱ 型：苷元—_____$_x$—_____$_y$
    Ⅲ 型：苷元—_____$_y$

42. 蟾蜍中具有强心作用的成分母核是_____和_____两类。这些成分不
    是苷而是_____。

43. 甾体皂苷元按其骨架主要可分为_____和_____两类。前者是 C_{25} 上甲基为_____构型,后者 C_{25} 上甲基为_____构型,其中_____型化合物较稳定。

44. 生物碱沉淀反应中常用的沉淀试剂有_____、_____、_____、_____和雷氏铵盐等。

45. 生物碱的沉淀反应一般在_____中进行,干扰的物质有_____。

46. 总生物碱的溶剂提取法有_____、_____和_____。

47. 水溶性生物碱可用沉淀法和溶剂法分离精制,前者常用生物碱沉淀试剂_____,使生物碱与其产生沉淀;后者常用_____等溶剂从水溶液中抽提水溶性生物碱。

48. 影响生物碱碱性大小的主要因素有_____、_____、_____和_____。

49. 洋金花、颠茄中所含生物碱为莨菪烷衍生物,由_____和_____结合生成一元酯类化合物,习惯上称为莨菪烷类生物碱。

50. 麻黄碱具有_____性质,故可采用_____方法进行提取。

51. 具有内酯或内酰胺结构的生物碱在一般情况下,在_____中其内酯或内酰胺结构可开环形成_____而溶于水,继之加_____又可成环。

52. 用吸附色谱分离生物碱,常以_____和_____为吸附剂,此时生物碱极性大的_____流出色谱柱,极性小的_____流出色谱柱。

53. 马钱子中的主要生物碱是_____和_____,属于_____的衍生物。

四、名词解释题

1. 天然药物化学　　2. 有效部位　　3. 初生代谢,初生代谢产物　　4. 次生代谢,次生代谢产物　　5. 分配系数,分离因子　　6. 苷键、苷键原子　　7. 原生苷　　8. 次生苷　　9. 单糖苷,单糖链苷　　10. 低聚糖　　11. 均多糖,杂多糖　　12. 苯丙素　　13. 香豆素　　14. 木脂素　　15. 蒽醌　　16. 大黄素型　　17. 茜草素型　　18. 黄酮类化合物　　19. 交叉共轭体系　　20. 双向色谱　　21. 挥发油　　22. 萜类　　23. 酸值　　24. 酯值　　25. 三萜皂苷　　26. 双皂苷　　27. 甾体类化合物　　28. 强心甾烯　　29. 海葱甾二烯　　30. 甾体皂苷　　31. Kedde 反应　　32. 生物碱　　33. 隐形酚羟基　　34. 亲水性生物碱

五、简答题

1. 常用的溶剂分为几类?请按极性大小顺序平写出常用溶剂,并指出哪些溶剂能够互溶。

2. 天然药物化学研究的内容有哪些方面?

3. 溶剂结晶法的关键是什么?如何进行?

4. 硅胶柱层析,若以下列各单一溶剂为洗脱溶剂进行梯度洗脱,请按使用时的先后顺序排列。

EtOAc, 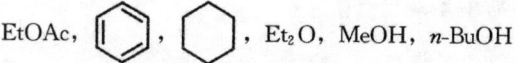, Et$_2$O, MeOH, n-BuOH

5. 天然产物生物合成途径中常见的复合途径有哪几种?

6. 中性醋酸铅和碱性醋酸铅各自沉淀的范围是什么?

7. 层析法按原理分类有哪几种? 各自分离依据是什么?

8. 下列化合物极性由大到小的顺序为 ( ) > ( ) > ( ) > ( )。

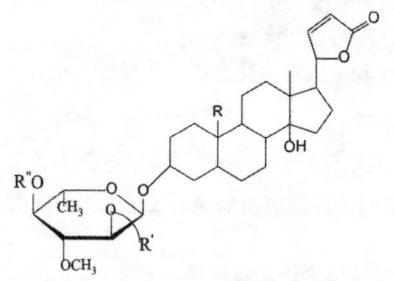

	R	R'	R"
A	CHO	(D—Glc)$_2$	H
B	CH$_3$	(D—Glc)$_2$	H
C	CH$_3$	H	H
D	CH$_2$OH	H	H

9. 比较下列化合物酸水解由难到易顺序为 ( ) > ( ) > ( ) > ( )。

A.

B.

C.

D.

10. 下列化合物酸水解由难到易顺序为 ( ) > ( ) > ( ) > ( )。

A.

B.

C.

D.

11. 说明淀粉和纤维素在化学结构上的异同处。

12. 判断酸催化水解难易程度:

(1) 呋喃糖苷和吡喃糖苷。

(2) 葡萄糖苷和葡萄糖醛酸苷。

(3) 黄酮苷和三萜苷。

(4) 2-氨基糖苷, 2-羟基糖苷, 2-去氧糖苷。

    (5) 三萜 α-D 葡萄糖苷和三萜 β-D 葡萄糖苷。

    (6) 香豆素苷和甾体皂苷。

    (7) 甲基 α-D 葡萄糖苷和甲基 β-D 葡萄糖苷。

13. 难水解的苷在强烈酸条件下，得不到原形苷元，应采取什么措施？

14. Molish 反应有什么用途？其试剂组成和反应阳性结果是怎么样的？

15. 纸色谱法，以正丁醇-乙酸-水（4∶1∶5）系统上层溶剂展开，苯胺-邻苯二甲酸试剂显色，比较葡萄糖、鼠李糖、蔗糖和葡萄糖醛酸的比移值大小。

16. 写出用不同极性溶剂进行苷类提取和初步分离的工艺流程。

17. 硅胶薄层层析，以苯-丙酮（4∶1展开），比较下面 3 个化合物的比移值大小。

18. Labat 反应的试剂组成是什么？检识什么功能图？反应机制是什么？Labat 反应和 Ecgrine 反应的区别是什么？

19. 试写出高毒性的黄曲霉素 B_1 的结构及怎样变成低毒性的黄曲霉素 B_2？

20. 提取分离木脂素类成分时，应该注意什么问题？

21. 将 coumarin、furocoumarin、pyranocoumarin、isocoumarin 翻译成中文。

22. 简述苯丙素的生源途径及所包含的化合物。

23. 比较下列化合物的荧光强弱。

24. 用葡聚糖凝胶色谱分离下列化合物：大黄素、番泻苷 B、大黄酚二葡萄糖苷和大黄酸葡萄糖苷，请排列洗脱次序。

25. 在制备蒽醌类化合物乙酰化衍生物时，下列化合物中最容易被乙酰化的是（　　　），最难被乙酰化的是（　　　）。

26. 蒽醌类化合物主要存在于哪些科属植物中？代表性生药有哪些？

27. 新鲜大黄为什么要储存 2～3 年才能制成内服剂？

28. 如何检识药材中的蒽醌类成分？

29. 蒽醌类化合物的酸性大小和结构中哪些因素有关？其酸性大小有何规律？

30. 哪类甲基化试剂能力最强？哪类羟基最容易甲基化？

31. 硅胶薄层层析，环己烷-乙酸乙酯-甲醇-甲酸-水（3∶2∶1∶0.1∶2）上层展开，问下列化合物的比移值大小次序：大黄酸、大黄素、大黄酚、大黄素甲醚、芦荟大黄素。

32. 比较下列四个化合物的酸性大小次序：

33. 比较下面 3 个化合物 PC，正丁醇-乙酸-水（4∶1∶1）展开时，R_f 值由大到小的次序

34. 请指出分别用硅胶、聚酰胺、Sephadex G25 分离芦丁、槲皮素的原理。

35. 聚酰胺吸附色谱法的分离原理、规律和应用范围。

36. 为什么二氢黄酮、异黄酮、花色素的水溶性比黄酮大？

37. 中药红花在开花初期、中期及后期颜色变化的原因是什么？

38. 黄酮类化合物旋光性和其结构有何关系？

39. 为什么碱溶酸沉法提取黄酮类化合物时，要注意调节 pH 值？

40. 具有邻二酚羟基和不具有邻二酚羟基的黄酮苷如何分离？其苷元如何分离？

41. 从某金丝桃属植物中提取的总黄酮含有以下几种化合物：

槲皮素 A

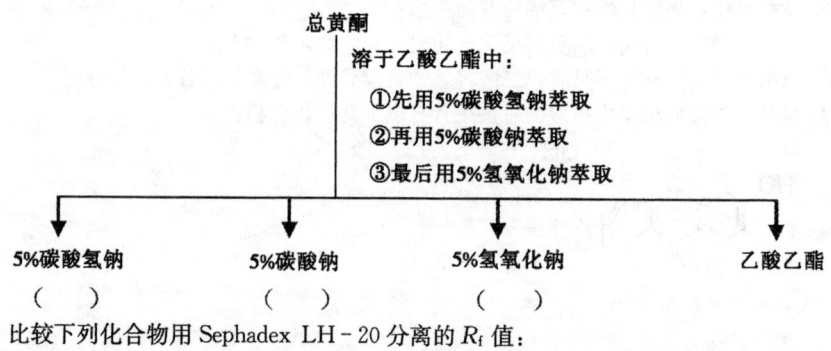

芦丁 B   槲皮苷 C

若用聚酰胺柱色谱法分离，请排列它们在醇洗脱时（浓度由低到高）的先后流出次序。

42. 某植物中含有：

A.

B.

C.

（1）PC，正丁醇-乙酸-水（4：1：5）上层展开时，R_f 值由大到小的次序。

（2）分离

总黄酮

溶于乙酸乙酯中：

①先用5%碳酸氢钠萃取

②再用5%碳酸钠萃取

③最后用5%氢氧化钠萃取

5%碳酸氢钠	5%碳酸钠	5%氢氧化钠	乙酸乙酯
（　）	（　）	（　）	

43. 比较下列化合物用 Sephadex LH-20 分离的 R_f 值：

（1）（　）＞（　）＞（　）＞（　）＞（　）＞（　）

A.

B.

C.

D.

E.

F.

(2) (　　) ＞ (　　) ＞ (　　)

A.

B.

C.

44. 下列化合物进行硅胶薄层层析，展开剂是石油醚和乙酸乙酯适当比例的混合液，比移值由大到小的次序是

A.

B.

C.

D.

E.

45. A. 萜酸，B. 萜醇，C. 萜酮，D. 萜醚，E. 萜醛。上述萜类化合物用分馏法分离，沸点由高到低的顺序是什么？

46. 挥发油的提取、分离方法各有哪些？

47. 简述硝酸银络合色谱法的吸附规律。

48. 比较下面 3 个化合物在 $AgNO_3$ TLC 上 R_f 值的大小。

A. 　B. 　C.

49. 玄参、地黄炮制后为什么变黑？

50. 栀子为什么能使皮肤变蓝？

51. A、B、C、D、E 5 种化合物极性最大的是哪种？硅胶薄层层析，氯仿-丙酮（8：1）展开，以上化合物中，比移值由大到小的次序是什么？

A. 　B.

C. 　D.

E.

52. 如何区分三萜皂苷和甾体皂苷？怎样在滤纸上区分三萜皂苷和甾体皂苷？

53. 如何分离酸性皂苷和中性皂苷？

54. 合成甾体激素的常用原料是什么？

55. 为什么人参总皂苷可以制成注射剂使用？

56. A. 　B.

C.

D.

E.

上述化合物中极性最大的是哪个？硅胶柱层析进行分析，氯仿-甲醇适当比例洗脱，洗脱次序如何排列？

57. 温和酸水解，会有什么样的产物？

58. 强烈酸水解，会有什么样的产物？

59. 提取分离强心苷要注意哪些问题？

60. 强心苷的颜色反应取决于化合物结构中的哪些部分？

61. 指出该化合物中 3 个 N 原子碱性大小次序 。

62. 氧化铝薄层层析，氯仿-甲醇合适比例展开，汉防己甲素、汉防己乙素和轮环藤酚碱比移值由大到小的次序是什么？

63. （1）莨菪碱、东莨菪碱和山莨菪碱碱性大小次序如何？

（2）用多缓冲纸色谱法鉴定莨菪碱、东莨菪碱和山莨菪碱，具体操作如下：从起始线开始间隔涂酸性缓冲液，且 pH 值由高到低，氯仿展开，改良碘化铋钾显色，问三者比移值由小到大的次序是什么?

64. 排列下列碱性基团的 pK_a 值大小次序：A. 胍基；B. 脂肪胺；C. 芳香胺；D. 季铵碱；E. 酰胺。

65. HPLC，C_{18} 色谱柱，0.5%乙酸铵-1‰三乙胺-甲醇（49∶1∶50）为流动相，检测波长 230nm，排列下列化合物保留时间由长到短的次序。

66. 硅胶薄层层析，氯仿-甲醇-二乙胺（10∶1∶0.2）展开，下列化合物的比移值由低到高的次序是什么?

67. 比较奎宁中的两个氮原子碱性大小。

68. 请指出下列化合物碱性强弱顺序。

A.

B.

C.

69. 比较下面两个化合物碱性大小:

A.

B.

70. 某植物中含有脂溶性酚生物碱（A）和非酚性碱（B），季铵碱（C），脂溶性杂质（D）和水溶性杂质（E）。设计一流程将它们提取并分离开来。

71. （1）简单分离麻黄碱（A）和伪麻黄碱（B）。

（2）简单分离吗啡（A）和可待因（B）。

六、化学鉴别题

1. A.

B.

2. A.

B.

C.

3. A.

B.

4. A.

B.

5. A.

B.

C.

6. A.

B.

7. A.

B.

C.

8. A. 　　B.

9. A. 　　B.

C.

10. A. 　　B.

11. A. 　　B.

C.

12. A.

B.

C.

参考答案

一、选择题

【A型题】

1. B	2. B	3. B	4. E	5. D	6. D	7. B	8. C	9. D	10. C
11. A	12. A	13. A	14. C	15. D	16. A	17. E	18. D	19. A	20. C
21. D	22. E	23. C	24. B	25. B	26. D	27. E	28. C	29. A	30. C
31. D	32. D	33. D	34. C	35. E	36. B	37. E	38. A	39. E	40. A
41. A	42. C	43. D	44. B	45. E	46. B	47. B	48. D	49. B	50. B
51. D	52. A	53. E	54. E	55. D	56. B	57. B	58. D	59. B	60. D
61. B	62. B	63. C	64. B	65. E	66. E	67. A	68. E	69. B	70. E
71. C	72. C	73. D	74. D	75. D	76. E	77. C	78. A	79. A	80. C
81. E	82. D	83. A	84. B	85. C	86. E	87. C	88. B	89. D	90. E
91. C	92. D	93. D	94. E	95. B	96. C	97. E	98. A	99. B	100. D
101. C	102. D	103. E	104. A	105. B	106. C	107. E	108. E	109. C	110. A
111. C	112. D	113. B	114. A	115. B	116. B	117. C	118. A	119. D	120. C
121. D	122. E	123. A	124. E	125. D	126. E	127. E	128. D	129. D	130. B
131. E	132. E	133. D	134. C	135. E	136. A	137. E	138. C	139. A	140. B
141. C	142. C	143. A	144. A	145. D	146. E	147. B	148. D	149. D	150. D
151. A	152. C	153. E	154. B	155. E	156. D	157. E	158. A	159. D	160. D
161. B	162. C	163. D	164. A	165. D	166. C				

【B型题】

1. E	2. B	3. C	4. E	5. A	6. C	7. A	8. B	9. A	10. E
11. B	12. E	13. C	14. B	15. A	16. E	17. E	18. D	19. E	20. A
21. C	22. E	23. C	24. B	25. E	26. C	27. C	28. E	29. E	30. A

31. B	32. E	33. A	34. C	35. C	36. B	37. E	38. D	39. A	40. B
41. E	42. D	43. D	44. E	45. B	46. A	47. C	48. E	49. C	50. A
51. E	52. D	53. C	54. D	55. D	56. E	57. E	58. E	59. D	60. A
61. A	62. C	63. B	64. E	65. A	66. C	67. B	68. D	69. B	70. D
71. A	72. B	73. B	74. D	75. D	76. A	77. B	78. A	79. B	80. A
81. A	82. C	83. B	84. E	85. B	86. C	87. C	88. D	89. D	90. B
91. B	92. A	93. B	94. E	95. A	96. C	97. C	98. E		

【X型题】

1. ABE	2. AB	3. ABCD	4. BCDE	5. ABCD
6. CD	7. ABCD	8. BCE	9. AB	10. ACE
11. BD	12. BCD	13. CDE	14. BCE	15. CDE
16. ABDE	17. CE	18. ABC	19. BC	20. ADE
21. ABDE	22. CDE	23. AC	24. BCDE	25. ADE
26. ABDE	27. BC	28. BDE	29. BD	30. ABC
31. CE	32. BE	33. BCD	34. ABE	35. BCD
36. ABDE	37. CDE	38. ABC	39. AD	40. BCD
41. ABCDE	42. ACD	43. ABCD	44. ABCDE	45. BCD
46. ACE	47. ABCE	48. ABCDE	49. ABCDE	50. BCD
51. BE	52. ABE	53. CDE	54. ACDE	55. ABCDE
56. ABCDE	57. ABCDE	58. ABDE	59. ABCE	60. ABCE
61. ABCE	62. ABCDE	63. ABC	64. ABCD	65. ABDE
66. CD	67. DE	68. CD	69. ABE	70. BCD
71. AD	72. BCDE	73. BC	74. ABCDE	75. ABCDE
76. ABC	77. BCE	78. AE	79. ABCD	80. BE
81. ABCD	82. CDE	83. ABCDE	84. ABD	

二、是非判断题

1. √	2. ×	3. √	4. ×	5. √	6. ×	7. ×	8. ×	9. √	10. √
11. ×	12. ×	13. ×	14. √	15. ×	16. √	17. ×	18. ×	19. √	20. ×
21. ×	22. √	23. ×	24. √	25. ×	26. ×	27. √	28. √	29. √	30. ×
31. √	32. ×	33. √	34. ×	35. ×	36. ×	37. ×	38. ×	39. √	40. ×
41. √	42. ×	43. √	44. √	45. √	46. √	47. ×	48. √	49. √	50. √
51. ×	52. ×	53. √	54. √	55. ×	56. √	57. ×	58. ×	59. ×	60. ×
61. ×	62. ×	63. √							

三、填空题

1. 硅胶 氧化铝 活性炭 2. 薄层层析 柱层析 纸层析 分离混合物 精制化合物 3. 离子交换树脂 离子交换纤维素 离子交换凝胶 4. 回流法 连续回流法 5. 脂肪酸类 醌类 6. 酸催化水解 酶催化水解 碱催化水解 7. O苷 N苷

S苷　C苷　O苷　N苷　　8. 杀灭或抑制　充分利用　　9. 单糖　低聚糖　多糖
10. β　α　苦杏仁苷酶　麦芽糖酶　　11. 苦杏仁苷　　12. 醇苷　酚苷　酯苷　氰苷
13. 碱性　顺邻羟基桂皮酸盐　酸化　香豆素　碱溶液　紫外线照射　反邻羟基桂皮
酸盐　　14. 苯骈 α-吡喃酮　顺邻羟基桂皮酸　　15. 蓝色　7,8-二羟基香豆素
16. 2　许多　　17. 简单香豆素　呋喃香豆素　吡喃香豆素　其他香豆素　　18. 桂
皮醛　阿魏酸　　19. 内酯　红色　20. 乙醚　氯仿　苯　醇　水　甲醇　乙醇　水
乙醚　氯仿　苯　脂性　　21. pH 梯度萃取法　吸附色谱法　　22. C_6—C_3—C_6
黄　三碳链是否成环　三碳链氧化水平　B 环的取代位置　　23. 增大　增大
24. 交叉共轭　平面型　难溶　非平面　较大　　25. 二氢黄酮　二氢黄酮醇　黄烷醇
手性碳原子　　26. 酚羟基　7,4′-二羟基黄酮　7 或 4′-羟基黄酮　一般羟基黄酮
5-羟基黄酮　酚羟基　　27. 3 羟基、4 羰基　5 羟基、4 羰基　邻二酚羟基　三氯化
铝　中性醋酸铅　碱式醋酸铅　　28. 7　4′　羟基　甲氧基　　29. 异戊二烯　甲戊
二羟酸　　30. 裂环环烯醚萜苷　环烯醚萜苷　单萜　　31. 鲨烯　　32. 酸值　酯值
皂化值　　33. 驱虫　抗疟　　34. 不具有　抗溶血　　35. 人参皂苷二醇型　人参皂
苷三醇型　齐墩果酸型　达玛烷型四环三萜　齐墩果烷型五环三萜　　36. 甾体
37. 大　无定形　水溶性　　38. 甲型强心苷　乙型强心苷　23　强心甾烯　24　海
葱甾二烯或蟾蜍甾二烯　　39. 植物　强心　甾体苷类　　40. 不饱和内酯环
β　β　　41. 2,6-二去氧糖　D-葡萄糖　6-去氧糖　D-葡萄糖　D-葡萄糖
42. 蟾蜍甾二烯类　强心甾烯蟾毒　酯　　43. 螺甾烷醇型　异螺甾烷醇型
L　D　D　　44. 碘化铋钾　碘-碘化钾　碘化汞钾　硅钨酸　　45. 酸性水溶液　多
肽、蛋白质和鞣质等　　46. 酸水提取法　醇类溶剂提取法　亲脂性有机溶剂提取法
47. 雷氏铵盐　正丁醇　　48. 杂化效应　电性效应　空间效应　氢键效应　49. 莨
菪醇　莨菪酸　　50. 挥发性　水蒸气蒸馏法　　51. 碱性溶液　盐酸　52. 氧化
铝　硅胶　后　先　　53. 马钱子碱　士的宁　吲哚类

四、名词解释题

1. 天然药物化学是指运用现代的理论和方法来研究天然药物中化学成分的一门学科。
2. 有效部位是指具有一定的生理功能，化学结构类型清楚，但尚未提纯的混合物。
3. 初生代谢是指在植物体的生物合成代谢过程中，对维持植物体生命活动来说是必不
   可少的过程，而且几乎存在于所有绿色植物中，习惯称之为一次代谢，其相关产物
   称初生代谢产物。
4. 次生代谢是指在特定的条件下，一些重要的一次代谢产物作为原料或前体，又进一
   步经历不同的代谢过程，生成生物碱、萜类、黄酮等化合物，此过程并非在所有植
   物中均能发生，对维持植物体的生命活动来说又不起重要作用，这些产物往往有明
   显的生理活性，称之为二次代谢，其产物称为二次代谢产物。
5. 分配系数为溶质在两相溶剂中的分配比，分离因子 β 为 A、B 两种溶质在同一溶剂
   系统中的分配系数之比。
6. 苷中的苷元与糖之间的化学键称为苷键，苷元上形成苷以连接糖的原子，称为苷
   键原子。

7. 原本存在于植物体内的苷，称为原生苷。

8. 原生苷在植物体内酶的作用下，失去部分糖而形成的苷，称为次生苷。

9. 分子中含一个单糖的苷称为单糖苷，分子中含一个糖链的苷为单糖链苷。

10. 是一类由 2～9 个单糖分子通过糖苷键聚合而成的化合物。

11. 由一种单糖组成的多糖称为均多糖，由二种以上的单糖组成的为杂多糖。

12. 苯丙素是指天然成分中的一类苯环与 3 个直链碳连在一起为单元（C_6—C_3）构成的化合物，统称为苯丙素类。

13. 香豆素化合物是顺邻羟基桂皮酸内酯类成分的总称。

14. 木脂素为具有苯丙烷骨架的两个结构中通过其 β，β'碳相连而成的一类天然产物。

15. 蒽醌类化合物的基本母核是蒽的中位羰基衍生物。

16. 大黄素型羟基蒽醌是指羟基分布在两侧的苯环上。

17. 茜草素型羟基蒽醌是指羟基仅分布在一侧的苯环上。

18. 黄酮类化合物是泛指两个苯环通过中央三碳原子相互连接而成的一系列化合物，即基本结构单元是 C_6—C_3—C_6。

19. 两个 π 体系之间并不共轭，但同时与第三者共轭，这样的体系称为交叉共轭体系。

20. 双向色谱是指用两种不同类型展开剂，当一种展开剂展至终端时，取出、挥干溶剂，再将薄层板或色谱纸调转 $90°$，于另一种展开剂中作第二方向展开至终端。

21. 挥发油也称精油，是一类具有挥发性，能随水蒸气蒸馏而不被破坏的油状液体总称。

22. 萜类为一类由甲戊二羟酸衍生而成，基本碳架多具有 2 个或 2 个以上异戊二烯单位结构特征的化合物。

23. 酸值是代表挥发油中游离羧酸和酚类成分含量的指标。以中和 1g 挥发油中游离酸性成分所消耗氢氧化钾的毫克数表示。

24. 酯值是代表挥发油中酯类成分含量的指标。以水解 1g 挥发油中酯类成分所消耗氢氧化钾的毫克数表示。

25. 苷元是三萜类的一类水溶液经振摇后能产生大量持久肥皂样泡沫的苷类化合物，称为三萜皂苷。

26. 双皂苷是指分子中有两条糖链的皂苷。

27. 甾体类化合物是广泛存在于自然界的一类天然化学成分，结构中具有环戊烷骈多氢菲的母核，包括强心苷、植物甾醇、甾体皂苷、昆虫变态激素、胆汁酸等。

28. 强心甾烯是指 C_{17} 侧链为五元不饱和内酯环的甾体类化合物。

29. 海葱甾二烯是指 C_{17} 侧链为六元不饱和内酯环的甾体类化合物。

30. 甾体皂苷是一类由螺甾烷类化合物与糖结合的甾体苷类，具有发泡性。

31. Kedde 反应又称 3，5-二硝基苯甲酸试剂反应。取样品的醇溶液，加入碱性 3，5-二硝基苯甲酸试剂，甲型强心苷显红色或紫红色。

32. 生物碱是指来自于生物界的一类含氮有机化合物，大多具有较复杂的环状结构，氮原子多结合在环内，多具碱性，并多具有显著的生理活性。

33. 生物碱结构中虽然有酚羟基，但由于空间位阻等原因而无酚羟基的通性，如难溶于氢氧化钠溶液中，因而称之为隐性酚羟基。

34. 亲水性生物碱主要指季铵碱类和某些含氮-氧化合物的生物碱。这些生物碱可溶于水、甲醇、乙醇，难溶于亲脂性有机溶剂。

五、简答题

1. 答：常用的溶剂可以分为水、亲水性有机溶剂、亲脂性有机溶剂。常见的溶剂极性由大到小的顺序为：水＞甲醇（MeOH）＞乙醇（EtOH）＞丙酮（Me₂CO）＞正丁醇（n-BuOH）＞乙酸乙酯（EtOAc）＞乙醚（Et₂O）＞氯仿（CHCl₃）＞苯（Ben）＞石油醚（PE）。能与水互溶的是亲水性有机溶剂，即甲醇、乙醇、丙酮；亲脂性有机溶剂都不能与水互溶。有机溶剂之间都能互溶。

2. 答：天然药物化学的研究内容涉及以下几个方面：天然药物的化学成分的结构、理化性质、提取分离、结构鉴定以及生物合成途径的研究和化学结构修饰等。

3. 答：选择合适的溶剂是形成结晶的关键。结晶溶剂一般应具有以下 3 个基本条件：第一，对欲结晶的成分在冷热时溶解度相差要大，而对杂质在冷热溶解度相差要小，要么冷热均易溶，要么冷热均难溶。第二，与欲结晶的成分不能发生化学反应。第三，溶剂的沸点要适中。

4. 答：由先及后的次序是：⬡，⬡，Et₂O，EtOAc，n-BuOH，MeOH。

5. 答：有醋酸-丙二酸莽草酸途径；醋酸-丙二酸-甲戊二羟酸途径；氨基酸-甲戊二羟酸途径；氨基酸-醋酸-丙二酸途径和氨基酸-莽草酸途径。

6. 答：中性醋酸铅沉淀分子结构中含有羧基或邻二酚羟基类成分。碱式醋酸铅沉淀的范围更广，除上述成分以外，还可沉淀中性皂苷、一元酚类、异黄酮、糖类及一些碱性较弱的生物碱。

7. 答：层析法按照原理可分为：

吸附层析：主要利用吸附剂对被吸附成分的吸附能力差异进行分离。

分配层析：主要利用被分离成分在两相不相混溶的溶剂中分配系数的差异进行分离。

离子交换层析：主要利用被分离成分对离子交换剂的亲和能力的不同进行分离。

电泳法：利用电流通过时，离子倾向性不同进行分离。

凝胶过滤色谱：利用凝胶对分子大小不同成分的阻滞作用不同而得到分离。

8. 答：A＞B＞D＞C

9. 答：D＞B＞A＞C

10. 答：A＞C＞B＞D

11. 答：淀粉：1α-4 连接的是 D-葡萄吡喃聚糖；纤维素：1β-4 连接的是 D-葡萄吡喃聚糖。

12. 答：

(1) 呋喃糖苷快于吡喃糖苷。

(2) 葡萄糖苷快于葡萄糖醛酸苷。

(3) 黄酮苷快于三萜苷。

(4) 2-氨基糖苷慢于 2-羟基糖苷慢于 2-去氧糖苷。

(5) 三萜 α-葡萄糖苷快于三萜 β-葡萄糖苷。

（6）香豆素苷快于甾体皂苷。

（7）甲基 α-葡萄糖苷慢于甲基 β-葡萄糖苷。

13. 答：两相酸水解。

14. 答：Molish 反应试剂为 α-萘酚-浓硫酸，用于检识糖和苷，反应阳性的结果是两液层交界处呈紫色环。

15. 答：比移值由小到大的次序是蔗糖＞葡萄糖醛酸＞葡萄糖＞鼠李糖。

16. 答：生药粉末先用乙醇或甲醇回流提取，提取液回收溶剂得乙醇或甲醇的提取物，接下来通常是对提取物依溶剂极性由低到高顺次提取：先以石油醚脱脂，以乙醚或氯仿抽出苷元，以乙酸乙酯抽出单糖或少糖苷，再以丁醇提取多糖苷。

17. 答：比移值由大到小次序是：C＞A＞B。

18. 答：Labat 反应的试剂组成是浓硫酸和没食子酸，用于识别分子中的亚甲二氧基，反应机制为亚甲二氧基在浓硫酸作用下，水解生成甲醛，然后又在浓硫酸作用下，与没食子酸缩合成蓝色的络合物，如以变色酸代替没食子酸，并保持温度在 70℃～80℃ 20 分钟，可产生蓝紫色，此反应称 Ecgrine 反应，其机制同 Labat 反应。

19. 答：黄曲霉素 B_1 的结构是 。酸性条件下双键加水可使高毒性的黄曲霉素 B_1 变成低毒性的黄曲霉素 B_2。

20. 答：应注意有立体异构体存在的木脂素在受到酸碱作用后容易发生立体异构化。

21. 答：coumarin 香豆素；furocoumarin 呋喃香豆素；pyranocoumarin 吡喃香豆素；isocoumarin 异香豆素。

22. 答：莽草酸途径，包括苯丙烯、苯丙醇、苯丙酸、香豆素、木脂素、木质素。

23. 答：B 强于 A 强于 C。

24. 答：由先及后的洗脱次序是番泻苷 B→大黄酚二葡萄糖苷→大黄酸葡萄糖苷→大黄素。

25. 答：最容易被乙酰化的是 B；最难被乙酰化的是 C。

26. 答：蒽醌类化合物主要存在于蓼科、豆科的决明属、百合科的芦荟属、茜草科和鼠李科等植物中，代表的生药如大黄、何首乌、虎杖、番泻叶、决明子等。

27. 答：因为新鲜大黄含有蒽酚、蒽酮类成分，这类成分对黏膜有刺激性，口服后引起恶心呕吐，大黄储存 2～3 年后，蒽酚、蒽酮类成分逐步氧化成蒽醌类后，就没有上述作用，可制成内服剂。

28. 答：药材饮片滴加碱液，出现红色，说明有蒽醌类成分。

29. 答：蒽醌类化合物的酸性大小与取代基的数量、种类和位置有关。酸性大小的规律是：含—COOH＞含 2 个或 2 个以上 β—OH＞含 1 个 β—OH＞含 2 个或 2 个以

上 α—OH>含 1 个 α—OH。

30. 答：$CH_3I+Ag_2O+CHCl_3$ 甲基化能力最强；羧基羟基最易甲基化。

31. 答：比移值由大到小次序是：大黄酚>大黄素甲醚>大黄素>芦荟大黄素>大黄酸。

32. 答：B>C>D>A。

33. 答：B>A>C。

34. 答：硅胶色谱是利用硅胶对芦丁、槲皮素吸附能力的差异进行分离；聚酰胺分离原理是基于吸附剂聚酰胺和二者形成的氢键能力的差异；Sephadex G2 是利用芦丁、槲皮素分子的大小不同进行分离。

35. 答：聚酰胺是由酰胺聚合而成的高分子物质，分子结构中有许多酰胺基。可与酚类、酸类、蒽醌类等成分形成氢键，因而产生吸附作用。分离原理在于各成分由于和聚酰胺形成氢键的能力不同，聚酰胺对其吸附能力也不同。

  吸附规律：①溶剂对聚酰胺的洗脱能力为水<乙醇<丙酮<稀氢氧化钠<甲酰胺；②在含水溶剂系统中，与聚酰胺形成氢键的基团越多，吸附越强；能形成分子内氢键的化合物，吸附较弱；芳香核、共轭双键越多，吸附越强。

  适应范围：对植物药中的黄酮类化合物的分离效果好，此外，在酚类、酸类、蒽醌类成分以及氨基酸的分离中也常用。除去多元酚类杂质可用聚酰胺。

36. 答：黄酮分子中存在交叉共轭体系，为平面型分子，分子排列紧密，分子间引力较大，故难溶于水；而二氢黄酮分子结构中 2、3 位双键被还原，交叉共轭体系被破坏，为非平面分子，分子间引力降低，有利于水分子的进入，溶解度比黄酮稍大；异黄酮的 B 环受到吡喃环羰基的立体阻碍，也不是平面分子，亲水性也比黄酮的大；花色素虽也是平面分子，但因以离子形式存在，具有盐的通性，故水溶性大。

37. 答：红花的开花初期主要含新红花苷，花冠呈淡黄色；中期主要含红花苷，花冠深黄色；后期主要含醌式红花苷，花冠呈红色。

38. 答：游离黄酮类化合物中，二氢黄酮、二氢黄酮醇、黄烷醇、二氢异黄酮等类型，由于分子内含有手性碳原子，因此有旋光性，其余则无旋光性；黄酮苷类因分子中引入糖分子，故均有旋光性，且多为左旋。

39. 答：用碱性溶剂提取时，所用的碱液浓度不宜过高，以免在强碱加热时破坏黄酮类化合物母核；在加酸酸化时，酸性也不宜过强，以免生成佯盐，致使析出的沉淀又重新溶解，降低产品提取率。

40. 答：具有邻二酚羟基和不具有邻二酚羟基的黄酮苷可采用中性醋酸铅沉淀法分离；黄酮苷元则可采用硼酸络合法分离。

41. 答：先 B，再 C，最后 A。

42. 答：(1) R_f 值由大到小的次序：C>B>A。

  (2) 5%碳酸氢钠含的是 A；5%碳酸钠含的是 B；5%氢氧化钠含的是 C。

43. 答：(1) R_f 值由大到小的次序：D>E>B>C>A>F。

  (2) R_f 值由大到小的次序：A>C>B。

44. 答：R_f 值由小到大的次序是 B>D>C>A>E。

45. 答：沸点由高到低的顺序是 A. 萜酸>B. 萜醇>E. 萜醛>C. 萜酮>D. 萜醚。

46. 答：挥发油的提取方法有水蒸气蒸馏法、溶剂提取法、吸收法、压榨法和二氧化碳超临界流体萃取法。挥发油的分离方法有冷冻法、分馏法、化学法和色谱法。

47. 答：硝酸银络合色谱法的吸附规律有：一般硝酸银的加入量为 $2\% \sim 25\%$；双键数越多，形成 π 络合物的能力越大，越难被洗脱；末端双键形成 π 络合物的能力强于其他位置双键；反式双键形成 π 络合物的能力弱于顺式双键。

48. 答：R_f 值由大到小的次序是 A>C>B。

49. 答：玄参、地黄主要成分是环烯醚萜苷类，这类化合物的苷键在炮制过程中易被水解，生成的苷元具有半缩醛结构，化学性质活泼，容易进一步发生缩合，难以得到结晶性苷元。且随水解条件（温度、酸的浓度）的不同产生各种不同颜色的沉淀。这就是玄参、地黄炮制变黑的原因所在。

50. 答：栀子中的化学成分京尼平苷属于环烯醚萜苷类，它能与氨基酸在加热的条件下反应生成蓝紫色的沉淀，故栀子能使皮肤变蓝。

51. 答：以上化合物极性最大的是 E，R_f 值由大到小的次序是 A>D>B>C>E。

52. 答：主要采用化学方法进行区别，采用醋酐-浓硫酸反应。滤纸上区分可采用三氯乙酸反应，将样品溶液滴在滤纸片上，喷三氯乙酸溶液，然后加热，甾体皂苷和三氯乙酸反应加热到 60℃ 显红或紫色；而三萜皂苷和三氯乙酸反应，需加热到 100℃ 度显红或紫色。

53. 答：主要采用中性醋酸铅沉淀法分离酸性皂苷和中性皂苷。

54. 答：合成甾体激素的原料主要是甾体皂苷元，如薯蓣皂苷元、剑麻皂苷元、海可皂苷元等。

55. 答：因为人参总皂苷中，B 和 C 型人参皂苷具有溶血作用，而 A 型人参皂苷具有抗溶血作用，因此人参总皂苷无溶血作用。

56. 答：上述化合物中极性最大的是 D。硅胶柱层析进行分析，氯仿-甲醇适当比例洗脱，洗脱次序是先 C、接着 B、再 A、然后 E、最后 D。

57. 答：温和酸水解产生的产物有

58. 答：强烈酸水解产生的产物有 、2

和 。

59. 答：提取过程中主要注意酶的问题。如果提取原生苷，必须抑制酶的活性，原料药新鲜，采集后要低温快速干燥。如果提取次级苷，可利用酶的活性，进行酶解（25℃～40℃）可获得次级苷。此外还要注意酸、碱对强心苷结构的影响以及共存杂质（如糖、皂苷、色素等）的影响。

60. 答：强心苷的颜色反应取决于化合物结构中的甾体母核、去氧糖和不饱和内酯环 3 个部分。

61. 答：$N_3 > N_2 > N_1$。

62. 答：R_f 汉防己甲素 $>R_f$ 汉防己乙素 $>R_f$ 轮环藤酚碱。

63. 答：(1) 碱性大小次序是莨菪碱＞山莨菪碱＞东莨菪碱。

(2) 比移值由小到大次序是莨菪碱＜山莨菪碱＜东莨菪碱。

64. 答：pK_a 值由大到小次序是 A. 胍基＞D. 季铵碱＞B. 脂肪胺＞C. 芳香胺＞E. 酰胺。

65. 答：保留时间由长到短的次序是 C＞B＞A＞E＞D。

66. 答：比移值由低到高的次序是 E＜B＜D＜A＜C。

67. 答：$N_B > N_A$。

68. 答：碱性由大到小次序是 A＞C＞B。

69. 答：B＞A。

70. 答：流程图如下：

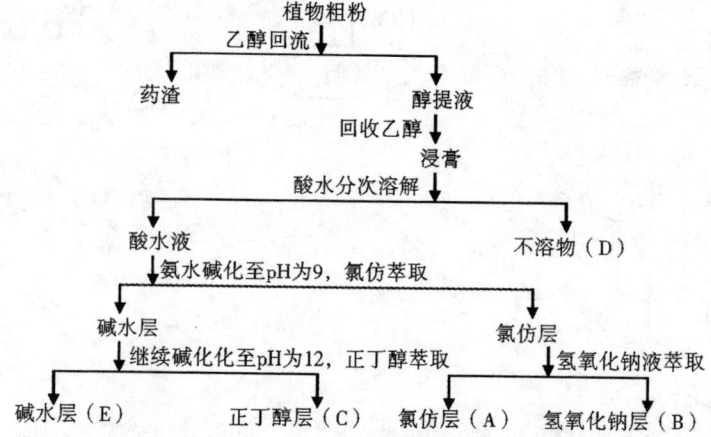

71. 答：（1）分离麻黄碱（A）和伪麻黄碱（B）可采取草酸沉淀法，两者的草酸溶液浓缩，草酸麻黄碱析出结晶，而草酸伪麻黄碱仍留在母液。

（2）分离吗啡（A）和可待因（B）采用氢氧化钠处理，吗啡成盐溶解而可待因沉淀，借此分离二者。

六、化学鉴别题

1. 采用"对亚硝基二甲苯胺反应"鉴别：A 显阳性，B 阴性。

2. 先采用 Molish 反应鉴别，其中 B、C 阴性，只有 A 阳性；再采用乙酸镁反应鉴别 C 和 B：C 阳性显红色，B 阳性显蓝紫色。

3. 采用盐酸-镁粉反应鉴别，其中 A 阴性，B 阳性。

4. 采用五氯化锑反应鉴别，其中 A 阳性，B 阴性。

5. 先采用 Molish 反应鉴别，其中只有 C 阳性，A、B 均阴性；再采用锆盐-枸橼酸反应区别 A、B：B 加锆盐显黄色，但加枸橼酸后黄色消失；而 A 加锆盐显黄色，加枸橼酸后黄色也不消失。

6. 采用三氯化铁反应鉴别，其中 A 阳性，B 阴性。

7. 先采用 Molish 反应鉴别，其中只有 C 阳性，A、B 均阴性；再采用醋酐-浓硫酸反应区分 A、B，其中 A 最后显紫红色，而 B 最后出现绿色。

8. 采用 Keller-Kiliani 反应鉴别，其中 A 阴性，B 阳性。

9. 先采用 Kedde 反应鉴别，其中只有 A 阴性，B、C 均阳性；再采用占吨氢醇反应区别 B、C，其中 B 阴性，C 阳性。

10. 采用 Labat 反应鉴别，其中 A 阴性，B 阳性。

11. 先采用 DDL 反应鉴别，其中只有 B 阳性，A、C 均阴性；再采用氯化汞反应区分 A、C，A 与氯化汞生成的复盐沉淀加热后可变成红色的氧化汞，而 C 的复盐沉淀加热后无变化。

12. 先采用 Vitali 反应鉴别，其中只有 C 阳性，A、B 均阴性；再采用二硫化碳-硫酸铜-氢氧化钠反应区别 A、B，其中 A 阳性，B 阴性。

§2　药理学基本知识习题集

一、选择题

【A 型题】

1. 药物的概念是　　　　　　　　　　　　　　　　　　　　　　（　　）
   A. 一种化学物质　　　B. 能干扰细胞代谢活动的化学物质　　　C. 能影响机体生理功能的物质　　　D. 具有滋补营养、保健康复作用的物质　　　E. 用以预防、治疗、诊断疾病及某些具有特殊用途的化学物质

2. 药理学主要研究　　　　　　　　　　　　　　　　　　　　　　（　　）
   A. 药物理论　　　B. 药物对机体的作用　　　C. 药物对病原体的作用　　　D. 机体对药物的作用　　　E. 药物和机体的相互作用

3. 药物效应动力学研究的主要内容为　　　　　　　　　　　　　　（　　）
   A. 药物理论　　　B. 药物对机体的作用　　　C. 药物对病原体的作用　　　D. 机体对药物的作用　　　E. 药物和机体的相互作用

4. 药物代谢动力学研究的主要内容为　　　　　　　　　　　　　　（　　）
   A. 药物理论　　　B. 药物对机体的作用　　　C. 药物对病原体的作用　　　D. 机体对药物的作用　　　E. 药物和机体的相互作用

5. 世界上最早的药典是　　　　　　　　　　　　　　　　　　　　（　　）
   A. 《埃伯斯纸莎草书》　　　B. 《新修本草》　　　C. 《佛罗伦萨药典》　　　D. 《纽伦堡药典》　　　E. 《本草纲目》

6. 药物选择性低是产生以下何种不良反应的原因　　　　　　　　（　　）
   A. 副作用　　　B. 毒性反应　　　C. 停药反应　　　D. 后遗效应　　　E. 变态反应

7. 药物作用的双重性是指　　　　　　　　　　　　　　　　　　　（　　）
   A. 治疗作用与副作用　　　B. 预防作用与不良反应　　　C. 副作用和毒性反应　　　D. 治疗作用与不良反应　　　E. 防治作用与不良反应

8. 与药物的过敏反应有关的因素为　　　　　　　　　　　　　　　（　　）
   A. 药物剂量　　　B. 药物毒性　　　C. 病人年龄　　　D. 病人体质　　　E. 病人性别

9. 阿司匹林不能用于治疗刀伤疼痛的原因为　　　　　　　　　　（　　）
   A. 效能低　　　B. 强度低　　　C. 效能高　　　D. 强度高　　　E. 作用高

10. 药物 pA_2 值大，说明药物　　　　　　　　　　　　　　　　（　　）
    A. 内在活性高　　　B. 内在活性低　　　C. 与受体亲和力高　　　D. 与受体亲和力低　　　E. 拮抗药拮抗作用强

11. 受体激动药的特点为　　　　　　　　　　　　　　　　　　　（　　）
    A. 对受体有亲和力，有内在活性　　　B. 对受体有亲和力，无内在活性
    C. 对受体无亲和力，有内在活性　　　D. 对受体无亲和力，无内在活性

E. 对受体有亲和力,有较弱内在活性

12. 受体部分激动药的特点为 （　）

A. 对受体有亲和力,有内在活性 B. 对受体有亲和力,无内在活性

C. 对受体无亲和力,有内在活性 D. 对受体无亲和力,无内在活性

E. 对受体有亲和力,有较弱内在活性

13. 受体拮抗药的特点为 （　）

A. 对受体有亲和力,有内在活性 B. 对受体有亲和力,无内在活性

C. 对受体无亲和力,有内在活性 D. 对受体无亲和力,无内在活性

E. 对受体有亲和力,有较弱内在活性

14. 当部分激动剂与达 E_{max} 的激动剂合用时,前者表现为 （　）

A. 激动作用 B. 相加作用 C. 拮抗作用 D. 无影响 E. 相反作用

15. 当部分激动剂与未达 E_{max} 的激动剂合用时,前者表现为 （　）

A. 激动作用 B. 相加作用 C. 拮抗作用 D. 无影响 E. 相反作用

16. 某药物的量效曲线因受某种因素的影响平行右移,提示 （　）

A. 作用点改变 B. 作用机制改变 C. 作用性质改变 D. 最大效应改变

E. 作用强度改变

17. 大多数药物的排泄主要通过 （　）

A. 汗腺 B. 肠道 C. 胆道 D. 呼吸道 E. 肾脏

18. 体液 pH 值对药物跨膜转运的影响是由于其改变了药物的 （　）

A. 水溶性 B. 脂溶性 C. pK_a D. 解离度 E. 溶解度

19. 两种与血浆蛋白竞争结合的药物合用时可使 （　）

A. 结合率高的药物活性增强 B. 结合率低的药物活性丧失 C. 结合率低的药物活性减弱 D. 结合率高的药物活性减弱 E. 对二药活性均有影响

20. 药物起效快慢取决于 （　）

A. 药物的吸收 B. 药物的消除 C. 药物的转运方式 D. 给药剂量 E. 药物的表观分布容积(V_d)

21. 药物生物利用度取决于 （　）

A. 药物的吸收 B. 药物的消除 C. 药物的转运方式 D. 给药剂量 E. 药物的表观分布容积(V_d)

22. 药物作用持续时间取决于 （　）

A. 吸收速度 B. 消除速度 C. 血浆蛋白结合率 D. 剂量 E. 零级或一级清除动力学

23. 药物的 $t_{1/2}$ 取决于 （　）

A. 吸收速度 B. 消除速度 C. 血浆蛋白结合率 D. 剂量 E. 消除方式

24. 新生儿使用磺胺药导致核黄疸的原因为 （　）

A. 药物毒性反应 B. 药物过敏反应 C. 药物特异质反应 D. 竞争血浆蛋白结合 E. 后遗反应

25. 不同给药途径的药物药效出现时间从快到慢的顺序为 （　）

A. 皮下注射，肌内注射，静脉注射，口服　　B. 静脉注射，口服，皮下注射，肌内注射　　C. 静脉注射，肌内注射，皮下注射，口服　　D. 肌内注射，皮下注射，口服　　E. 肌内注射，口服，皮下注射，静脉注射

26. 短期内应用麻黄碱数次后其效应降低，属于　　　　　　　　（　）
A. 习惯性　　B. 快速耐受性　　C. 成瘾性　　D. 交叉耐受性　　E. 耐药性

27. 协同作用的意义是　　　　　　　　　　　　　　　　　（　）
A. 减少药物不良反应　　B. 减少药物的副作用　　C　增加药物的转化　　D. 增加药物的排泄　　E. 增加药物的疗效或毒性

28. 药物个体差异的常见原因之一是　　　　　　　　　　　　（　）
A. 药物本身的效价　　B. 药物本身的效能　　C. 病人的药酶活性的高低　　D. 药物的化学结构　　E. 药物的分子量大小

29. 增进食欲的药物应　　　　　　　　　　　　　　　　　（　）
A. 黄酒冲服　　B. 饭前内服　　C. 睡前内服　　D. 饭后内服　　E. 定时内服

30. 催眠药应　　　　　　　　　　　　　　　　　　　　（　）
A. 黄酒冲服　　B. 饭前内服　　C. 睡前内服　　D. 饭后内服　　E. 定时内服

31. 快乙酰化型　　　　　　　　　　　　　　　　　　　（　）
A. 药物的灭活较快，作用弱而短暂　　B. 药物的灭活较快，作用强而持久　　C. 药物的灭活较慢，作用强而持久　　D. 对药物的灭活较慢，作用弱而短　　E. 对药物的灭活较慢，作用强而短暂

32. 慢乙酰化型　　　　　　　　　　　　　　　　　　　（　）
A. 药物的灭活较快，作用弱而短暂　　B. 药物的灭活较快，作用强而持久　　C. 药物的灭活较慢，作用强而持久　　D. 对药物的灭活较慢，作用弱而短　　E. 对药物的灭活较慢，作用强而短暂

33. 以下何点不是新生儿影响药物作用的生理特点　　　　　（　）
A. 体液占体重比例大　　B. 血浆蛋白总量多　　C. 肝代谢功能低　　D. 肾排泄功能低　　E. 药物血浆蛋白结合率低

34. 以下何点不是老年人影响药物作用的生理特点　　　　　（　）
A. 体液占体重比例大　　B. 血浆蛋白总量少　　C. 肝代谢功能低　　D. 脂溶性药物 V_D 值大　　E. 水溶性药物 V_D 值小

35. 药物不同制剂达到相同血药浓度的剂量比值称为　　　　（　）
A. 药剂当量　　B. 剂量比值　　C. 生物当量　　D. 制剂当量　　E. 效价比值

36. 眼压升高可由何药引起
A. 毛果芸香碱　　B. 阿托品　　C. 肾上腺素　　D. 去甲肾上腺素　　E. 氯丙嗪

37. 下列哪一项与毛果芸香碱的作用无关　　　　　　　　（　）
A. 减少房水生成　　B. 瞳孔缩小　　C. 虹膜向中心拉紧，其根部变薄，前房

角间隙扩大　　D. 促使睫状肌收缩，引起巩膜静脉窦扩张　　E. 牵拉小梁网，使其间隙增大，房水循环通畅

38. 抗胆碱酯酶药的适应证不包括　　　　　　　　　　　　　　　　（　　）

A. 重症肌无力　　B. 腹气胀　　C. 尿潴留　　D. 房室传导阻滞　　E. 阵发性室上性心动过速

39. 新斯的明最强的作用是　　　　　　　　　　　　　　　　　　　（　　）

A. 兴奋肠道平滑肌　　B 兴奋骨骼肌　　C. 缩小瞳孔　　D. 兴奋膀胱平滑肌　　E. 增加腺体分泌

40. 重症肌无力病人可选用　　　　　　　　　　　　　　　　　　　（　　）

A. 毒扁豆碱　　B. 氯解磷定　　C. 阿托品　　D. 新斯的明　　E. 毛果芸香碱

41. 有机磷农药中毒的原理是　　　　　　　　　　　　　　　　　　（　　）

A. 易逆性胆碱酯酶抑制　　B. 难逆性胆碱酯酶抑制　　C. 直接抑制 M 受体、N 受体　　D. 直接激动 M 受体、N 受体　　E. 促进运动神经末梢释放 Ach

42. 碘解磷啶解救有机磷酸酯类农药中毒是因为　　　　　　　　　　（　　）

A. 能使失去活性的胆碱酯酶复活　　B. 能直接对抗乙酰胆碱的作用　　C. 有阻断 M 胆碱受体的作用　　D. 有阻断 N 胆碱受体的作用　　E. 能对抗有机磷酸酯分子中磷的毒性

43. 治疗量阿托品可引起　　　　　　　　　　　　　　　　　　　　（　　）

A. 缩瞳　　B. 出汗　　C. 胃肠平滑肌痉挛　　D. 子宫平滑肌痉挛　　E. 口干

44. 阿托品与解磷定合用可用于哪类药物的中毒治疗　　　　　　　　（　　）

A. 有机磷酸酯类　　B. 箭毒类　　C. 强心苷　　D. 巴比妥类　　E. 吗啡

45. 肾上腺素的药理作用是通过与下列受体作用　　　　　　　　　　（　　）

A. 直接激动 α、β1、β2 受体　　B. 主要激动 α 受体，微弱激动 β 受体　　C. 激动 α、β、DA 受体　　D. 直接拮抗 α、β1、β2 受体　　E. 主要激动 β 受体

46. 过量最易引起室性心律失常的药物是　　　　　　　　　　　　　（　　）

A. 去甲肾上腺素　　B. 多巴胺　　C. 肾上腺素　　D. 异丙托溴铵　　E. 沙丁胺醇

47. 可增加肾血流量的拟肾上腺素药是　　　　　　　　　　　　　　（　　）

A. 异丙肾上腺素　　B. 多巴胺　　C. 去甲肾上腺素　　D. 肾上腺素　　E. 麻黄碱

48. 异丙肾上腺素的不良反应是　　　　　　　　　　　　　　　　　（　　）

A. 引起肾衰竭，少尿或无尿　　B. 中枢兴奋失眠　　C. 心悸心动过速　　D. 恶心呕吐　　E. 诱发支气管哮喘

49. 关于治疗量多巴胺的作用，下列哪项正确　　　　　　　　　　　（　　）

A. 激动α受体，收缩肾血管　　B. 激动β受体，舒张肾血管　　C. 激动 M 受体，舒张肾血管　　D. 激动多巴受体，收缩肾血管　　E. 激动多巴受体，舒张肾血管

50. 过敏性休克宜用何种药物抢救 （　）
    A. 肾上腺素　　B. 去甲肾上腺素　　C. 异丙肾上腺素　　D. 多巴胺
    E. 麻黄碱

51. 能使肾上腺素升压作用翻转的药物是 （　）
    A. 酚妥拉明　　B. 新斯的明　　C. 毛果芸香碱　　D. 麻黄碱　　E. 阿托品

52. 属全身麻醉药的是 （　）
    A. 硫喷妥钠　　B. 苯巴比妥钠　　C. 硝西泮　　D. 普鲁卡因　　E. 氯丙嗪

53. 乙醚属何类药 （　）
    A. 静脉注射全身麻醉药　　B. 局部麻醉药　　C. 催眠药　　D. 吸入性全身麻醉药　　E. 以上都不是

54. 以下属于局部麻醉药的是 （　）
    A. 硫喷妥钠　　B. 硝西泮　　C. 普鲁卡因　　D. 苯巴比妥钠　　E. 氯丙嗪

55. 局部麻醉药的作用机制是 （　）
    A. 阻断电压门控性 Na^+ 通道　　B. 阻断电压门控性 Ca^{2+} 通道　　C. 阻断神经末梢受体　　D. 抑制递质释放　　E. 促进递质释放

56. 苯妥英钠不可用于治疗 （　）
    A. 复杂部分性发作（精神运动性发作）　　B. 单纯部分性发作（局限性发作）
    C. 失神性发作（癫痫小发作）　　D. 强直阵挛性发作（大发作）　　E. 三叉神经痛

57. 地西泮没有以下何种作用 （　）
    A. 镇静　　B. 催眠　　C. 抗焦虑　　D. 抗癫痫　　E. 抗抑郁

58. 地西泮的作用机制 （　）
    A. 阻断 D_2 受体　　B. 激活 Cl 通道　　C. 阻滞 Na 通道　　D. 阻滞 Ca^{2+} 通道
    E. 作用于 GABA 受体，增强 GABA 能神经功能

59. 氯丙嗪抗精神病的主要机制 （　）
    A. 阻断中脑-边缘系统和中脑-皮质通路的 D_2 受体　　B. 阻断结节漏斗通路的 D_2 受体　　C. 阻断黑质-纹状体通路的 D_2 受体　　D. 阻断中枢 α 受体　　E. 阻断中枢 M 受体

60. 氯丙嗪引起锥体外系症状的机制是 （　）
    A. 阻断黑质纹状体通路的多巴胺受体　　B. 兴奋中枢 M 受体　　C. 阻断中枢 β 肾上腺素能受体　　D. 阻断大脑边缘系统通路的多巴胺受体　　E. 阻断脑干网状结构上行激活系统

61. 属抗躁狂症药 （　）
    A. 奋乃静　　B. 氯普噻吨（泰尔登）　　C. 氯丙嗪　　D. 丙米嗪（米帕明）
    E. 碳酸锂

62. 属抗抑郁症药 （　）
    A. 奋乃静　　B. 氯普噻吨（泰尔登）　　C. 氯丙嗪　　D. 丙米嗪（米帕明）
    E. 异丙嗪

63. 左旋多巴治疗帕金森病的机制 （　）

A. 在脑内转变为 GABA,补充纹状体内 GABA 的含量　　B. 在脑内转变为 NA,补充纹状体内 NA 的含量　　C. 在脑内转变为 ACh,补充纹状体内 ACh 的含量　　D. 在脑内转变为 5－HT,补充纹状体内 5－HT 的含量　　E. 在脑内转变为 DA,补充纹状体内 DA 的含量

64. 对癫痫小发作疗效最好的药物是　　　　　　　　　　　　　（　　）
A. 乙琥胺　　B. 卡马西平(酰胺咪嗪)　　C. 扑米酮　　D. 戊巴比妥
E. 地西泮(安定)

65. 对癫痫大小发作和精神运动性发作均无疗效的药物是　　　　（　　）
A. 苯妥英钠　　B. 戊巴比妥　　C. 乙琥胺　　D. 丙戊酸钠　　E. 卡马西平

66. 苯妥英钠抗癫痫作用主要原理是　　　　　　　　　　　　　（　　）
A. 激动 GABA 受体　　B. 稳定神经细胞膜　　C. 抑制脊髓神经元　　D. 肌肉松弛　　E. 广泛抑制中枢

67. 吗啡不宜用于治疗慢性钝痛的主要原因　　　　　　　　　　（　　）
A. 对钝痛的作用弱于锐痛　　B. 引起呼吸抑制　　C. 致便秘　　D. 易成瘾
E. 引起直立性低血压

68. 可待因主要用于　　　　　　　　　　　　　　　　　　　　（　　）
A. 长期慢性咳嗽　　B. 无痰剧咳　　C. 多痰咳嗽　　D. 支气管哮喘
E. 痰多不易咳出

69. 阿司匹林的解热、镇痛、抗炎的作用机制是　　　　　　　　（　　）
A. 促进组胺释放　　B. 抑制体内前列腺素的生物合成　　C. 直接抑制体温调节中枢　　D. 直接抑制痛觉中枢　　E. 激动阿片受体

70. 阿司匹林有下列何种药理作用　　　　　　　　　　　　　　（　　）
A. 抑制血小板凝集　　B. 利尿　　C. 扩张血管　　D. 抗溃疡　　E. 对剧烈疼痛止痛作用强

71. 胃溃疡病人宜选用何种解热镇痛药　　　　　　　　　　　　（　　）
A. 对乙酰氨基酚(扑热息痛)　　B. 水杨酸钠　　C. 阿司匹林　　D. 吲哚美辛(消炎痛)　　E. 保泰松

72. 关于对乙酰氨基酚,错误的叙述是　　　　　　　　　　　　（　　）
A. 无成瘾性　　B. 有较强的抗炎作用　　C. 有解热镇痛作用　　D. 不抑制呼吸　　E. 有肾损害

73. 下列哪种药物几乎没有抗炎作用　　　　　　　　　　　　　（　　）
A. 布洛芬　　B. 氢化可的松　　C. 吲哚美辛　　D. 对乙酰氨基酚　　E. 尼美舒利

74. 哪种药属于钙拮抗药　　　　　　　　　　　　　　　　　　（　　）
A. 普萘洛尔　　B. 利多卡因　　C. 胺碘酮　　D. 奎尼丁　　E. 维拉帕米

75. 硝酸甘油单独用于心绞痛时出现的不良反应是　　　　　　　（　　）
A. 心率加快,眼压升高　　B. 心率减慢,传导减慢　　C. 诱发哮喘　　D. 全身性红斑狼疮样综合征　　E. 恶心呕吐

76. 属于血管紧张素 I 转换酶抑制药的降压药是　　　　　　　　（　　）

A. 卡托普利　　B. 利血平　　C. 可乐定　　D. 普萘洛尔　　E. 拉贝洛尔

77. 属于钾通道开放剂的抗高血压药是　　　　　　　　　　　　　（　　）
A. 二氮嗪　　B. 硝普钠　　C. 血管紧张素转换酶抑制药　　D. 氢氯噻嗪
E. 维拉帕米

78. 哌唑嗪的降压作用机制是通过　　　　　　　　　　　　　　　（　　）
A. 阻断α₁受体　　B. 阻断β受体　　C. 钙通道阻滞　　D. 抑制血管紧张素Ⅰ
转换酶　　E. 直接扩张血管

79. 对室性心动过速疗效最好的药物是　　　　　　　　　　　　　（　　）
A. 普萘洛尔　　B. 利多卡因　　C 维拉帕米　　D. 异丙吡胺　　E. 苯妥英钠

80. 用于治疗阵发性室上性心动过速的最佳药物是　　　　　　　　（　　）
A. 奎尼丁　　B. 苯妥英钠　　C. 维拉帕米　　D. 普鲁卡因胺　　E. 利多
卡因

81. 关于维拉帕米的临床应用，下述哪项是错误的　　　　　　　　（　　）
A. 用于治疗心绞痛　　B. 用于治疗高血压　　C. 用于治疗阵发性室上性心动
过速　　D. 禁用于有传导阻滞的病人　　E. 禁用于心律失常的病人

82. 硝酸甘油治疗心绞痛的机制是　　　　　　　　　　　　　　　（　　）
A. 直接抑制心肌，使心肌耗量降低　　B. 增加心排血量　　C. 减少心脏交感
张力，心肌耗氧量降低　　D. 增加心肌收缩力　　E. 扩张心外血管，减少心脏
前后负荷，扩张冠状动脉，开放侧支循环增加心肌供氧量

83. 硝酸酯类没有下列哪种作用　　　　　　　　　　　　　　　　（　　）
A. 扩张容量血管　　B. 减少回心血量　　C. 加快心率　　D. 增加心室壁张力
E. 降低心肌耗氧量

84. 普萘洛尔治疗心绞痛时出现的不良反应是　　　　　　　　　　（　　）
A. 直立性低血压　　B. 心率加快，眼压升高　　C. 心率减慢，传导减慢，诱
发哮喘　　D. 全身性红斑疮疮样综合征　　E. 高铁血红蛋白血症

85. 关于奎尼丁对心脏的作用，下述哪一项是错误的　　　　　　　（　　）
A. 较高浓度升高心肌细胞阈电位　　B. 缩短心室不应期　　C. 延长房室结的
不应期　　D. 减慢浦氏纤维传导

86. 奎尼丁抗心律失常的主要机制　　　　　　　　　　　　　　　（　　）
A. 阻滞钙通道　　B. 阻滞钠通道　　C. 阻滞氯通道　　D. 阻断α受体
E. 阻断β受体

87. 选择性延长动作电位时程的抗心律失常药是　　　　　　　　　（　　）
A. 胺碘酮　　B. 维拉帕米　　C. 普萘洛尔　　D. 奎尼丁　　E. 利多卡因

88. 维拉帕米抗心律失常的作用是通过　　　　　　　　　　　　　（　　）
A. 阻断β受体，抑制心脏　　B. 兴奋β受体，加强心肌收缩力　　C. 抑制钙
离子内流，阻碍心脏的慢反应电活动　　D. 直接抑制窦房结　　E. 延长动作电
位时程

89. 单用硝苯地平作为降压药可引起　　　　　　　　　　　　　　（　　）
A. 降压时反射性引起心率加快，心排血量增加　　B. 降压时反射性引起心率减

慢，心排血量减少　　C. 全身性红斑狼疮样综合征　　D. 抑郁症　　E. 诱发溃疡

90. HMG-CoA 还原酶抑制剂是　　　　　　　　　　　　　　　　　　　（　　）

　　A. 洛伐他丁　　B. 氯贝丁酯　　C. 考来烯胺　　D. 普罗布考　　E. 硫酸软骨素 A

91. 影响三酰甘油代谢和胆固醇代谢的药是　　　　　　　　　　　　　（　　）

　　A. 氯贝丁酯　　B. 硝酸甘油　　C. 普萘洛尔　　D. 硝苯地平　　E. 洋地黄

92. 抑制髓袢升枝粗段髓质和皮质部的 Na^+-K^+-$2Cl^-$ 共同转运系统而利尿的药物是

　　　　　　　　　　　　　　　　　　　　　　　　　　　　　　　　（　　）

　　A. 呋塞米　　B. 氢氯噻嗪　　C. 螺内酯　　D. 氨苯蝶啶　　E. 乙酰唑胺

93. 高钾血症病人，禁用下述何种利尿药　　　　　　　　　　　　　　（　　）

　　A. 氢氯噻嗪　　B. 苄氟噻嗪　　C. 布美他尼　　D. 呋塞米　　E. 氨苯蝶啶

94. 强心苷治疗心房纤颤的药理学基础是　　　　　　　　　　　　　　（　　）

　　A. 加强心肌收缩力　　B. 降低窦房结自律性　　C. 减慢房室传导　　D. 缩短心房有效不应期　　E. 降低浦氏纤维自律性

95. 对于强心苷，以下叙述哪项是不正确的　　　　　　　　　　　　　（　　）

　　A. 增强正常与心力衰竭病人的心肌收缩力　　B. 其作用机制为抑制 Na^+-K^+-ATP 酶活性　　C. 反射性引起心率加快　　D. 增加心力衰竭病人的心排血量　　E. 对正常人的心排血量无影响

96. 强心苷中毒最常见的早期症状是　　　　　　　　　　　　　　　　（　　）

　　A. Q-T 间期缩短　　B. 头痛　　C. 胃肠道反应　　D. 房室传导阻滞　　E. 低血钾

97. 下述哪些因素可诱发强心苷中毒　　　　　　　　　　　　　　　　（　　）

　　A. 低血钾、低血镁　　B. 高血钙　　C. 心肌缺氧、肾功能减退　　D. 联合应用奎尼丁、维拉帕米、排钾利尿药　　E. 以上均是

98. 体内外均有强大抗凝血作用的药物是　　　　　　　　　　　　　　（　　）

　　A. 华法林　　B. 肝素　　C. 阿司匹林　　D. 尿激酶　　E. 枸橼酸钠

99. 维生素 K 的拮抗剂是　　　　　　　　　　　　　　　　　　　　（　　）

　　A. 肝素　　B. 枸橼酸钠　　C. 双香豆素　　D. 链激酶　　E. 尿激酶

100. 治疗恶性贫血时，宜选用　　　　　　　　　　　　　　　　　　　（　　）

　　A. 口服维生素 B_{12}　　B. 肌内注射维生素 B_{12}　　C. 口服硫酸亚铁　　D. 肌内注射右旋糖酐铁　　E. 肌内注射叶酸

101. 糖皮质激素无下列哪项作用　　　　　　　　　　　　　　　　　　（　　）

　　A. 抗炎作用　　B. 抗菌作用　　C. 抗免疫作用　　D. 抗休克作用　　E. 抗毒作用

102. 抑制甲状腺细胞内过氧化物酶活性的药物是　　　　　　　　　　　（　　）

　　A. 甲巯咪唑　　B. 碘剂　　C. ^{131}I　　D. 甲状腺激素　　E. 以上全是

103. 长期服用引起粒细胞减少的药物是　　　　　　　　　　　　　　　（　　）

　　A. 丙硫氧嘧啶　　B. 卡比马唑　　C. 甲巯咪唑　　D. 大剂量氯磺丙脲

E. 以上全是

104. 硫脲类抗甲状腺的机制是　　　　　　　　　　　　　　　　（　　）
　　A. 抑制对碘的摄取　　B. 促进碘还原　　C. 抑制蛋白水解酶　　D. 抑制过氧化物酶　　E. 加速甲状腺素分解

105. 指出抗甲状腺药甲巯咪唑的作用机制　　　　　　　　　　　　（　　）
　　A. 使促甲状腺激素释放减少　　B. 抑制甲状腺细胞增生　　C. 直接拮抗已合成的甲状腺素　　D. 直接拮抗促甲状腺激素　　E. 抑制甲状腺胞内过氧化物酶，妨碍甲状腺素合成

106. 幼年型糖尿病应选用何药物治疗　　　　　　　　　　　　　　（　　）
　　A. 格列本脲　　B. 二甲双胍　　C. 胰岛素　　D. 甲苯磺丁脲　　E. 苯乙双胍

107. 甲苯磺丁脲降血糖作用的主要机制是　　　　　　　　　　　　（　　）
　　A. 模拟胰岛素的作用　　B. 促进葡萄糖分解　　C. 刺激胰岛 B 细胞释放胰岛素　　D. 使细胞内 cAMP 减少　　E. 促进胰高血糖素分泌

108. 双胍类药的降血糖机制是　　　　　　　　　　　　　　　　　（　　）
　　A. 抑制胰岛素的分泌　　B. 刺激胰岛 B 细胞　　C. 增加糖原合成　　D. 增加组织对葡萄糖的摄取　　E. 促进葡萄糖排泄

109. 双胍类降血糖药的主要不良反应是　　　　　　　　　　　　　（　　）
　　A. 黏膜出血　　B. 乳酸血症　　C. 肾损伤　　D. 粒细胞减少及肝损伤　　E. 肾上腺皮质功能减退

110. 为防治磺胺药损害肾脏宜同服下列何种药物　　　　　　　　　（　　）
　　A. 碳酸氢钠　　B. 呋塞米　　C. 甘露醇　　D. 多巴胺　　E. 哌唑嗪

111. 下述喹诺酮类抗菌机制正确的是　　　　　　　　　　　　　　（　　）
　　A. 抑制二氢叶酸还原酶　　B. 抑制 DNA 回旋酶　　C. 抑制蛋白质合成全过程　　D. 抑制移位酶　　E. 抑制碳酸酐酶

112. 青霉素过敏性休克一旦发生，应立即注射　　　　　　　　　　（　　）
　　A. 肾上腺皮质激素　　B. 氯化钙　　C. 去甲肾上腺素　　D. 肾上腺素　　E. 阿托品

113. 氨苄西林的特点是　　　　　　　　　　　　　　　　　　　　（　　）
　　A. 不耐酸　　B. 不产生过敏性反应　　C. 对铜绿假单胞菌有效　　D. 对伤寒沙门菌有效　　E. 不耐酶

114. 对耐药金黄色葡萄球菌（简称金葡菌）感染有效的药物是　　　（　　）
　　A. 青霉素 G　　B. 磺胺嘧啶　　C. TMP　　D. 灰黄霉素　　E. 红霉素

115. 金葡菌引起的急性骨和关节感染，宜选用　　　　　　　　　　（　　）
　　A. 红霉素　　B. 麦迪霉素　　C. 罗红霉素　　D. 林可霉素　　E. 链霉素

116. 下列不属于四环素的特点是　　　　　　　　　　　　　　　　（　　）
　　A. 广谱　　B. 可致二重感染　　C. 立克次体感染首选　　D. 易发生过敏性休克　　E. 易影响骨、牙发育

117. 新生儿不宜选用的抗生素是　　　　　　　　　　　　　　　　（　　）
　　A. 青霉素 G　　B. 红霉素　　C. 头孢菌素类　　D. 氯霉素　　E. 氨苄西林

118. 金葡菌对青霉素产生耐药性是由于 （ ）

    A. 产生青霉素酶，水解β内酰胺环　　B. 产生头孢菌素酶　　C. 细菌外膜通透性降低　　D. 产生钝化酶　　E. PABA 的产生增多

119. 治疗伤寒和副伤寒的首选药物是 （ ）

    A. 氨苄西林　　B. 红霉素　　C. 四环素　　D. 氯霉素　　E. 多西环素

120. 对厌氧菌及肠外阿米巴病有效 （ ）

    A. 氯喹　　B. 依米丁　　C. 喹碘方　　D. 甲硝唑　　E. 土霉素

121. 治疗铜绿假单胞菌感染可用 （ ）

    A. 青霉素 G　　B. 氨苄西林　　C. 羧苄西林　　D 苯唑西林　　E. 阿莫西林

122. 异烟肼主要的不良反应是 （ ）

    A. 周围神经炎，四肢麻木　　B. 中枢抑制，嗜睡　　C. 骨髓抑制　　D. 第八对脑神经损害，耳聋　　E. 过敏反应

123. 军团菌感染首选何药治疗 （ ）

    A. 红霉素　　B. 青霉素 G　　C. 磺胺嘧啶　　D. 链霉素　　E. 氧氟沙星

124. 烷化剂抗癌作用的机制是 （ ）

    A. 影响核酸生物合成　　B. 直接破坏 DNA 并阻止其复制　　C. 干扰转录过程阻止 RNA 合成　　D. 影响蛋白质合成　　E. 影响激素平衡

【B 型题】

问题 1～5

    A. 副作用　　B. 毒性反应　　C. 停药反应　　D. 后遗效应　　E. 变态反应

1. 停药后原有的疾病加剧属于 （ ）

2. 药物的"三致"作用属于 （ ）

3. 用阿托品治疗胃肠绞痛时出现口干属于 （ ）

4. 使用链霉素治疗结核时病人发生了休克属于 （ ）

5. 临睡前使用巴比妥类药物催眠后次晨出现乏力属于 （ ）

问题 6～10

    A. 吸收　　B. 分布　　C. 代谢　　D. 排泄　　E. 消除

6. 药物从给药部位向血循环转运称为 （ ）

7. 药物作用消失的主要原因为 （ ）

8. 药物从血循环向组织脏器转运的过程称为 （ ）

9. 药物在体内发生了结构变化称为 （ ）

10. 药物从体内向体外的转运称为 （ ）

问题 11～15

    A. β_1 受体　　B. β_2 受体　　C. M 受体　　D. N_1 受体　　E. N_2 受体

11. 副交感神经节后纤维所支配的效应器上的受体是 （ ）

12. 自主神经节上的主要受体是 （ ）

13. 骨骼肌运动终板上的受体是 （ ）

14. 支气管平滑肌上的肾上腺素受体是 （ ）

15. 心肌上的主要肾上腺素受体是 （ ）

问题 16～20

    A. 毛果芸香碱   B. 阿托品   C. 卡巴胆碱   D. 美卡拉明   E. 毒扁豆碱

16. 属于胆碱酯酶抑制药的是   ( )
17. 属于 M 受体激动药的是   ( )
18. 属于 M 受体阻断药的是   ( )
19. 属于 N_1 受体阻断药的是   ( )
20. 属于 M、N 受体激动药的是   ( )

问题 21～25

    A. 东莨菪碱   B. 山莨菪碱   C. 琥珀胆碱   D. 阿托品   E. 乙酰胆碱

21. 可用于震颤麻痹症的药物是   ( )
22. 用于晕车晕船的药物是   ( )
23. 不易通过血脑屏障，对平滑肌解痉作用的选择性相对较高的药物是   ( )
24. 治疗盗汗和流涎症的药物是   ( )
25. 气管内插管、气管镜、食管镜等短时的操作宜选用的药物是   ( )

问题 26～30

    A. 酚妥拉明   B. 新斯的明   C. 琥珀胆碱   D. 阿托品   E. 异丙肾上腺素

26. 治疗手术后腹气胀和尿潴留可选用   ( )
27. 具有肌肉松弛作用的药物是   ( )
28. 胃肠绞痛病人可选用   ( )
29. 主要作用于 β 受体的药物是   ( )
30. 翻转肾上腺素升压作用的药物是   ( )

问题 31～32

    A. 直接作用受体   B. 影响递质的生物合成   C. 影响递质的代谢   D. 影响递质的释放   E. 影响递质的储存

31. 毛果芸香碱的作用是   ( )
32. 新斯的明的主要作用是   ( )

问题 33～37

    A. 乙琥胺   B. 他克林   C. 可的松   D. 氯丙嗪   E. 酮康唑

下列病例情况应选用以上哪种药物治疗？

33. 抗炎作用   ( )
34. 精神分裂症   ( )
35. 癫痫小发作   ( )
36. 真菌感染   ( )
37. 老年性痴呆   ( )

问题 38～42

    A. 拉贝洛尔   B. 普萘洛尔   C. 哌唑嗪   D. 酚妥拉明   E. 美托洛尔

38. 能阻断 β_1、β_2 和 α_1 受体的药物是   ( )

39. 能选择性阻断 β_1 受体的药物是　　　　　　　　（　　）
40. 能阻断 β_1 和 β_2 受体的药物是　　　　　　　（　　）
41. 能阻断 α_1 和 α_2 受体的药物是　　　　　　　（　　）
42. 选择性阻断 α_1 受体的药物是　　　　　　　　（　　）

问题 43~44

　　A. 利多卡因　　B. 维拉帕米　　C. 奎尼丁　　D. 苯妥英钠　　E. 普萘洛尔
43. 治疗窦性心动过速的首选药物是　　　　　　　　（　　）
44. 治疗强心苷中毒所致快速型心律失常的最佳药物是　　（　　）

问题 45~49

　　A. 可待因　　B. 雌性激素＋孕激素　　C. 苯海拉明　　D. 大剂量碘剂
　　E. 甲状腺激素
　　下列病例情况应选用以下哪种药物治疗？
45. 呆小病　　　　　　　　　　　　　　　　　　　　（　　）
46. 晕动病　　　　　　　　　　　　　　　　　　　　（　　）
47. 抑制排卵　　　　　　　　　　　　　　　　　　　（　　）
48. 甲状腺危象　　　　　　　　　　　　　　　　　　（　　）
49. 干咳　　　　　　　　　　　　　　　　　　　　　（　　）

问题 50~53

　　A. 链霉素　　B. 青霉素 G　　C. 氯霉素　　D. 异烟肼　　E. 四环素
　　下列病例情况是因选用以上哪种药物治疗所致？
50. 再生障碍性贫血　　　　　　　　　　　　　　　　（　　）
51. 周围神经炎　　　　　　　　　　　　　　　　　　（　　）
52. 耳鸣，耳聋　　　　　　　　　　　　　　　　　　（　　）
53. 牙齿黄染　　　　　　　　　　　　　　　　　　　（　　）

问题 54~57

　　A. 肾性贫血　　B. 同化激素　　C. 血容量扩充药　　D. 乳酸血症　　E. 经肝脏氢化后才具有活性
54. 二甲双胍的不良反应是　　　　　　　　　　　　　（　　）
55. 右旋糖酐可用于　　　　　　　　　　　　　　　　（　　）
56. 苯丙酸诺龙是　　　　　　　　　　　　　　　　　（　　）
57. 泼尼松的特点是　　　　　　　　　　　　　　　　（　　）

问题 58~60

　　A. 可待因　　B. 麻黄碱　　C. 异丙肾上腺素　　D. 喷托维林　　E. 氢化可的松
58. 预防支气管哮喘发作的首选药物是　　　　　　　　（　　）
59. 非成瘾性中枢性镇咳药是　　　　　　　　　　　　（　　）
60. 可引起心律失常的平喘药是　　　　　　　　　　　（　　）

问题 61~65

　　A. 心肌退行性病变和心肌间质水肿　　B. 呼吸系统肺纤维化　　C. 肝脏毒性

D. 出血性膀胱炎　　E. 外周神经毒性

61. 长期应用长春新碱易引起的特有毒性反应为　　　　　　　　（　　）
62. 长期应用博来霉素易引起的特有毒性反应为　　　　　　　　（　　）
63. 长期应用环磷酰胺易引起的特有毒性反应为　　　　　　　　（　　）
64. 长期应用多柔米星易引起的特有毒性反应为　　　　　　　　（　　）
65. 长期应用放线菌素 D 易引起的特有毒性反应为　　　　　　　（　　）

问题 66～70

A. 己烯雌酚　　B. 丙酸睾酮　　C. 甲氨蝶呤　　D. 白消安　　E. 放射性 ^{131} I

66. 青年妇女激素依赖性播散性乳腺癌最有效的治疗药物是　　　（　　）
67. 播散性前列腺癌最有效的治疗药物是　　　　　　　　　　　（　　）
68. 绒毛膜上皮细胞癌最有效的治疗药物是　　　　　　　　　　（　　）
69. 高度分化性甲状腺癌最有效的治疗药物是　　　　　　　　　（　　）
70. 慢性粒细胞白血病最有效的治疗药物是　　　　　　　　　　（　　）

【X型题】

1. 量效曲线包含的特异性变量有　　　　　　　　　　　　　　（　　）
A. 极量　　B. 强度　　C. 量效变化速度　　D. 个体差异　　E. 最大效应
2. 下列叙述中属于变态反应的是　　　　　　　　　　　　　　（　　）
A. 过敏性休克　　B. 免疫复合体反应　　C. 细胞毒性反应　　D. 特异质反应
E. 迟发细胞反应
3. 药物与受体结合的特点有　　　　　　　　　　　　　　　　（　　）
A. 稳定性　　B. 特异性　　C. 可逆性　　D. 敏感性　　E. 饱和性
4. 下列属于第二信使的有　　　　　　　　　　　　　　　　　（　　）
A. 环磷腺苷　　B. 环磷鸟苷　　C. 肌醇磷脂　　D. 钙离子　　E. G 蛋白
5. 药理作用多的药物有以下哪些特点　　　　　　　　　　　　（　　）
A. 选择性高　　B. 选择性低　　C. 不良反应多　　D. 不良反应少　　E. 毒性低
6. 选择性高的药物有以下哪些特点　　　　　　　　　　　　　（　　）
A. 药理作用多　　B. 药理作用少　　C. 副作用多　　D. 副作用少　　E. 毒性高
7. A 药能阻断 M、N 和 H 受体，B 药仅阻断 M 受体，以下哪些叙述正确　　（　　）
A. A 药选择性较低　　B. A 药的副作用较多　　C. A 药的毒性较低　　D. B 药不良反应少　　E. B 药选择性较高
8. 药物不良反应的特点有　　　　　　　　　　　　　　　　　（　　）
A. 与用药目的无关　　B. 与用药目的有关　　C. 对病人有利　　D. 对病人不利　　E. 偶尔可致不可逆损害
9. 关于药物的副作用正确叙述的有　　　　　　　　　　　　　（　　）
A. 由药物选择性低所致　　B. 损害轻　　C. 常用剂量下发生　　D. 大剂量或长疗程时发生　　E. 较难避免

10. 关于药物的毒性反应正确叙述有 （ ）

　　A. 可以预知　　B. 损害轻　　C. 常用剂量下发生　　D. 大剂量或长疗程时发生　　E. 难以避免

11. 药物的"三致"作用包括 （ ）

　　A. 致病　　B. 致畸胎　　C. 致突变　　D. 致癌　　E. 致残

12. 药物的"三致"作用属于 （ ）

　　A. 副作用　　B. 毒性反应　　C. 停药反应　　D. 后遗效应　　E. 不良反应

13. 变态反应的特点有 （ ）

　　A. 有药物接触史　　B. 常见于过敏体质病人　　C. 与药物剂量无关　　D. 与药物原有效应无关　　E. 用药理拮抗药解救无效

14. 特异质反应的特点有 （ ）

　　A. 必须有药物接触史　　B. 常见于遗传异常病人　　C. 与药物剂量呈正比　　D. 与药物原有效应无关　　E. 用药理拮抗药解救可能有效

15. 药物安全性的指标有 （ ）

　　A. LD_{50}/ED_{50}　　B. TD_{50}/ED_{50}　　C. TC_{50}/EC_{50}　　D. $ED_{95} \sim TD_5$　　E. LD_1/ED_{99}

16. 药物治疗指数表示方法有 （ ）

　　A. LD_{50}/ED_{50}　　B. TD_{50}/ED_{50}　　C. TC_{50}/EC_{50}　　D. $ED_{95} \sim TD_5$　　E. $TD_5 \sim ED_{95}$

17. 以下正确叙述有 （ ）

　　A. LD_{50}大，药物毒性大　　B. ED_{50}大，药物毒性小　　C. LD_{50}小，药物毒大　　D. TI值大，药物安全　　E. TI值小，药物安全

18. 受体激动药的特点有 （ ）

　　A. 有亲和力　　B. 无亲和力　　C. 有内在活性　　D. 无内在活性　　E. 有较弱的内在活性

19. 受体拮抗药的特点有 （ ）

　　A. 有亲和力　　B. 无亲和力　　C. 有内在活性　　D. 无内在活性　　E. 有较弱的内在活性

20. 受体部分激动药的特点有 （ ）

　　A. 有亲和力　　B. 无亲和力　　C. 有内在活性　　D. 无内在活性　　E. 有较弱的内在活性

21. 竞争性拮抗药的特点有 （ ）

　　A. 与激动药竞争结合受体　　B. 与受体可逆性结合　　C. 使激动药量效曲线右移　　D. 对激动药 E_{max}无影响　　E. 使激动药强度升高

22. 非竞争性拮抗药的特点有 （ ）

　　A. 与受体结合牢固　　B. 与受体不可逆性结合　　C. 使激动药量效曲线下移　　D. 使激动药 E_{max}降低　　E. 使激动药强度升高

23. 第二信使有 （ ）

　　A. G-蛋白　　B. cAMP　　C. cGMP　　D. 肌醇磷脂　　E. 钙离子

24. 根据受体蛋白结构、信息传导过程、效应性质、受体位置等特点,受体可分为以下几类 （   ）

    A. 含离子通道的受体   B. G-蛋白偶联受体   C. 具有酪氨酸激酶活性的受体   D. 细胞内受体   E. 细胞外受体

25. 药理学研究的内容有 （   ）

    A. 药物的含量   B. 药物的鉴定   C. 药物的制作   D. 药效学   E. 药动学

26. 新药的研究3个过程有 （   ）

    A. 临床前研究   B. 临床研究   C. 毒性实验   D. 售后调研   E. 药效学实验

27. 药物与血浆蛋白结合后对药物的影响有 （   ）

    A. 药理活性消失   B 药理活性暂时消失   C. 穿透力下降   D. 药理活性不变   E. 药理活性增强

28. 一级动力学消除的特点有 （   ）

    A. 半衰期与血药浓度无关   B. 半衰期与血药浓度有关   C. 单位时间消除药量等比   D. 单位时间消除药量等差   E. 连续给药5个半衰期达 C_{ss}

29. 零级动力学消除的特点有 （   ）

    A. 半衰期不固定   B. 单位时间消除药量相等   C. 大剂量时易发生   D. 时-量关系坐标图为直线   E. 剂量增加作用时间超比例延长

30. 具有以下哪些特点的药物易被其他药物从血浆蛋白上置换下来而发生严重不良反应 （   ）

    A. 血浆蛋白结合率高   B. 分布容积小   C. 安全范围窄   D. 消除半衰期长   E. 分布容积大

31. 药物的相互作用在妨碍吸收方面表现为 （   ）

    A. 改变胃肠道 pH 值   B. 吸附、络合或结合   C. 影响胃排空   D. 影响肠蠕动   E. 改变肠壁功能

32. 关于婴幼儿用药方面,下列描述正确的是 （   ）

    A. 新生儿肝、肾功能尚未发育完全   B. 小儿相当于小型成人,按体重比例折算剂量   C. 药物血浆蛋白结合率低   D. 血脑屏障发育尚不完善   E. 对药物反应一般比较敏感

33. 新斯的明的药理学特点有 （   ）

    A. 可逆性抑制胆碱酯酶   B. 促进运动神经末梢释乙酰胆碱   C. 激动 N_2 受体   D. 不易透过血脑屏障   E. 可用于抢救骨骼肌松弛药琥珀酰胆碱过量中毒

34. 与阿托品有关的作用是 （   ）

    A. 解除迷走神经对心脏的抑制,使心率加快   B. 少量可解除血管痉挛改善微循环   C. 中毒时可致惊厥   D. 近视清楚,远视模糊   E. 升高眼压

35. 阿托品的用途有 （   ）

    A. 解除平滑肌痉挛   B. 抑制腺体分泌   C. 抗感染性休克   D. 缓慢型心

律失常　　E. 解除有机磷酸酯类中毒

36. 普鲁卡因与肾上腺素合用的原因是　　　　　　　　　　　（　　）

A. 减慢局部麻醉药的吸收　　B. 减少普鲁卡因的过敏反应　　C. 延长局部麻醉作用　　D. 使其易于透过细胞膜　　E. 减少吸收中毒发生

37. 降低心肌耗氧量改善心绞痛症状，是下列哪些药物治疗心绞痛的主要作用（　　）

A. 强心苷　　B. 普萘洛尔　　C. 奎尼丁　　D. 硝酸甘油　　E. 硝苯地平

38. 有关硝酸甘油描述中正确的是

A. 扩张小动脉，小静脉，降低心脏的前，后负荷，减少心脏耗氧　　B. 促进侧支循环，使缺血区供氧改善　　C. 心率明显减慢　　D. 与普萘洛尔（心得安）合用作用减弱　　E. 禁用于青光眼

39. 对乙酰氨基酚的特点

A. 解热镇痛抗炎抗风湿作用强　　B. 有抗痛风作用　　C. 可引起粒细胞减少　　D. 对正常体温者也可降温　　E. 对胃肠道刺激比阿司匹林轻

40. 下面描述正确的是

A. 考来烯胺可减少胆固醇的吸收　　B. 氯贝丁酯能降低血中极低密度脂蛋白及三酰甘油　　C. 普鲁卡因穿透力强，用于表面麻醉　　D. 洛贝林直接兴奋呼吸中枢　　E. 吗啡可用于心源性哮喘

41. 肾上腺素和麻黄碱的相同点有　　　　　　　　　　　　（　　）

A. 均可激动 β_1 受体　　B. 均可激动 β_2 受体　　C. 均可激动 α 受体　　D. 均口服有效　　E. 均易透过血脑屏障

42. 卡托普利的抗高血压作用机制　　　　　　　　　　　　（　　）

A. 减少血管紧张素Ⅰ形成　　B. 减少血管紧张素Ⅱ形成　　C. 减少缓激肽灭活　　D. 阻断 AT_1 受体　　E. 抑制肾素释放

43. 糖皮质激素可引起　　　　　　　　　　　　　　　　　（　　）

A. 医源性肾上腺功能不全　　B. 医源性肾上腺功能亢进　　C. 血糖升高　　D. 抑制免疫　　E. 抗炎作用

44. 下列能减慢心率，并加强心肌收缩性的药物有　　　　　　（　　）

A. 洋地黄毒苷　　B. 奎尼丁　　C. 地高辛　　D. 维拉帕米　　E. 异丙肾上腺素

45. 抑制胃酸分泌与下列因素有关的是　　　　　　　　　　（　　）

A. 阻断 H_1 受体　　B. 阻断 H_2 受体　　C. 阻断 M_1 受体　　D. 阻断 M_2 受体　　E. 阻断胃泌素受体

46. 对深部真菌感染有效的药物是　　　　　　　　　　　　（　　）

A. 制霉菌素　　B. 灰黄霉素　　C. 两性霉素B　　D. 克霉唑　　E. 咪康唑

47. 地西泮与苯巴比妥钠的共同点有　　　　　　　　　　　（　　）

A. 均有镇静催眠作用　　B. 均有抗惊厥作用　　C. 均可用于癫痫持续状态的治疗　　D. 均有成瘾性　　E. 均有中枢性骨骼肌松弛作用

48. 氯丙嗪引起的锥体外系不良反应类型包括

A. 帕金森综合征　　B. 急性肌张力障碍　　C. 静坐不能　　D. 迟发性运动障

碍　　E.　内分泌失调

49. 对 DNA 病毒和 RNA 病毒均有抑制作用的有　　　　　　　　　　（　　）
　　A.　阿昔洛韦　　B.　阿糖腺苷　　C.　干扰素　　D.　利巴韦林　　E.　碘苷

50. 治疗浅部真菌感染的药物有　　　　　　　　　　　　　　　　　　（　　）
　　A.　灰黄霉素　　B.　制霉菌素　　C.　两性霉素 B　　D.　克霉唑　　E.　酮康唑

51. 治疗深部真菌感染的药物有　　　　　　　　　　　　　　　　　　（　　）
　　A.　两性霉素 B　　B.　灰黄霉素　　C.　咪康唑　　D.　制霉菌素　　E.　青霉
　　素 V

52. 庆大霉素的作用特点是　　　　　　　　　　　　　　　　　　　　（　　）
　　A.　抗菌谱广，对革兰阳性（G^+）和革兰阴性（G^-）均有效　　B.　治疗肠道感
　　染　　C.　与羧苄西林合用治疗铜绿假单胞菌感染　　D.　易产生耐药性　　E.　对
　　耐药青霉素 G 的金葡菌感染有效

53. 治疗金葡菌所致慢性骨髓炎的药物为　　　　　　　　　　　　　　（　　）
　　A.　青霉素类＋林可霉素　　B.　头孢他定＋林可霉素　　C.　青霉素类＋链霉素
　　D.　头孢孟多＋环丙沙星　　E.　四环素＋克林霉素

54. 下列与青霉素合用时可产生拮抗作用的药物是　　　　　　　　　　（　　）
　　A.　红霉素　　B.　链霉素　　C.　庆大霉素　　D.　磺胺嘧啶　　E.　四环素

55. 下列作用于细菌静止期的杀菌药有　　　　　　　　　　　　　　　（　　）
　　A.　头孢菌素　　B.　链霉素　　C.　庆大霉素　　D.　青霉素　　E.　多黏菌素

56. 下列属于快效抑菌的药物为　　　　　　　　　　　　　　　　　　（　　）
　　A.　头孢他定　　B.　阿莫西林　　C.　阿奇霉素　　D.　罗红霉素　　E.　四环素

57. 下列属于慢效抑菌的药物为　　　　　　　　　　　　　　　　　　（　　）
　　A.　红霉素　　B.　庆大霉素　　C.　头孢孟多　　D.　磺胺嘧啶　　E.　甲氧苄啶

58. 红霉素主要用于　　　　　　　　　　　　　　　　　　　　　　　（　　）
　　A.　耐青霉素的金葡菌感染　　B.　青霉素过敏者　　C.　军团菌病　　D.　病毒感
　　染　　E.　真菌感染

59. 主要作用于革兰阴性菌的青霉素类药有　　　　　　　　　　　　　（　　）
　　A.　美西林　　B.　匹美西林　　C.　替莫西林　　D.　苯唑西林　　E.　氯唑西林

60. 抗铜绿假单胞菌的广谱青霉素类药有　　　　　　　　　　　　　　（　　）
　　A.　羧苄西林　　B.　磺苄西林　　C.　替卡西林　　D.　美洛西林　　E.　阿洛
　　西林

61. 对青霉素敏感的细菌是　　　　　　　　　　　　　　　　　　　　（　　）
　　A.　乙型溶血性链球菌　　B.　肺炎链球菌　　C.　甲型溶血性链球菌　　D.　阿米
　　巴原虫　　E.　立克次体

62. 与 β-内酰胺类抗生素合用的药物有　　　　　　　　　　　　　　　（　　）
　　A.　舒巴坦　　B.　克拉维酸　　C.　三唑巴坦钠　　D.　西司他丁　　E.　头霉素

63. 头孢菌素具有以下特点　　　　　　　　　　　　　　　　　　　　（　　）
　　A.　抗菌谱广　　B.　杀菌力强　　C.　对有内酰胺酶稳定　　D.　耐青霉素酶
　　E.　过敏反应少

64. 第三代头孢菌素具有以下特点 （　　）

　　A. 对肾的毒性最低　　B. 对 G^+ 菌的抵抗能力最强　　C. 对 G^- 菌的抵抗能力最强　　D. 对 β-内酰胺酶最不稳定　　E. 透入血-脑屏障能力最强

65. 第二代头孢菌素类抗生素有 （　　）

　　A. 头孢噻吩　　B. 头孢孟多　　C. 头孢呋辛　　D. 头孢克洛　　E. 头孢曲松

66. 第三代头孢菌素的特点是 （　　）

　　A. 对 G^- 作用强　　B. $t_{1/2}$ 长　　C. 体内分布广　　D. 对 β-内酰酶稳定　　E. 有肾毒性

67. 主要用于革兰阴性菌的青霉素类有 （　　）

　　A. 替莫西林　　B. 匹美西林　　C. 替卡西林　　D. 阿莫西林　　E. 美西林

68. 抗铜绿假单胞菌广谱青霉素类抗生素有 （　　）

　　A. 磺苄西林　　B. 羧苄西林　　C. 呋布西林　　D. 阿洛西林　　E. 美洛西林

69. 硝基呋喃的特点 （　　）

　　A. 抗菌谱广　　B. 适用于全身感染的治疗　　C. 用于泌尿系统感染　　D. 对铜绿假单胞菌有效　　E. 可引起周围神经炎

70. 第三代喹诺酮药有哪些 （　　）

　　A. 吡哌酸　　B. 依诺沙星　　C. 环丙沙星　　D. 洛美沙星　　E. 培氟沙星

71. 细菌对抗菌药物产生的耐药机制为 （　　）

　　A. 产生水解酶　　B. 产生合成酶　　C. 原始靶位结构改变　　D. 胞浆膜通透性改变　　E. 改变代谢途径

72. 利福平的特点有 （　　）

　　A. 口服吸收快而安全　　B. 代谢物为橘红色　　C. 在肝肠循环　　D. 药酶诱导作用　　E. 可进入脑中

73. 抗恶性肿瘤药物按其作用机制可分为以下几类 （　　）

　　A. 干扰核酸生物合成的药物　　B. 破坏 DNA 结构和功能从而阻止其复制的药物　　C. 嵌入 DNA 中干扰转录过程阻止 RNA 合成的药物　　D. 影响蛋白质合成的药物　　E. 影响体内激素水平而发挥抗癌作用的药物

74. 以下药物中，属于周期特异性抗恶性肿瘤药物的是 （　　）

　　A. 甲氨蝶呤　　B. 氟尿嘧啶　　C. 长春新碱　　D. 秋水仙碱　　E. 鬼白毒素

75. 以下药物中，属于周期非特异性抗肿瘤药物的是 （　　）

　　A. 环磷酰胺　　B. 氮甲（甲酰溶肉瘤素）　　C. 放线菌素 D（更生霉素）　　D. 柔红霉素　　E. 泼尼松（强的松）

76. 关于干扰核酸生物合成的抗恶性肿瘤药物，以下说法正确的是 （　　）

　　A. 本类药物的化学结构大多与细胞生长繁殖所必需的代谢物质相似　　B. 本类药物能够竞争性的与酶结合，干扰正常的核酸嘌呤、嘧啶的反应　　C. 本类药物可以与核酸结合，取代相应正常核苷酸　　D. 本类药物大多数属于周期非特异性

药物　　E. 本类药物包括抗嘌呤药、抗嘧啶药、抗叶酸药、核苷酸还原酶抑制药、DNA 多聚酶抑制药

77. 烷化剂作为常见的抗恶性肿瘤药物，其主要特征为　　　　　　　　（　　）

A. 本类药物化学活性高，可产生带正电的碳离子中间体，与细胞中的期和作用物质形成共价键　　B. 本类药物能够使细胞中的核酸、蛋白质等烷基化，改变其结构和功能，并引起细胞分裂增殖的抑制，造成细胞死亡　　C. 本类药物对分裂增殖快的骨髓细胞、肠道上皮细胞也会产生抑制，从而表现为毒性反应　　D. 本类药物大多数属于周期非特异性药物　　E. 本类药物对肿瘤细胞和正常细胞的选择性低

78. 抗恶性肿瘤药物共有的毒性反应包括　　　　　　　　　　　　　　（　　）

A. 消化道黏膜损害　　B. 骨髓抑制　　C. 抑制免疫功能　　D. 脱发　　E. 肝、肾功能损害

二、是非判断题

1. 药物不吸收也能发挥药理作用。　　　　　　　　　　　　　　　　（　　）
2. 只有口服给药才能产生首过消除。　　　　　　　　　　　　　　　（　　）
3. 只有经胆汁排泄的药物才可能产生首过消除。　　　　　　　　　　（　　）
4. 口服、舌下含服、直肠给药均可产生首过消除。　　　　　　　　　（　　）
5. 口服药物后使蛔虫排出体外，药物发挥的是局部作用。　　　　　　（　　）
6. 药物与血浆蛋白结合具有非特异性、可逆性和竞争性。　　　　　　（　　）
7. 药物半衰期的长短主要取决于药物的消除速度。　　　　　　　　　（　　）
8. 药物呈零级动力学消除时，血药浓度越高，其 $T_{1/2}$ 越长。　　　　（　　）
9. 药物呈一级动力学消除时，首次剂量加倍，可提前达到 C_{ss}。　　　（　　）
10. 注射吗啡中毒后，洗胃可促进吗啡排泄。　　　　　　　　　　　　（　　）
11. 碱化尿液有利于弱酸性药物经肾脏排出。　　　　　　　　　　　　（　　）
12. 所有药物经生物转化后，药物的效应和毒性均降低。　　　　　　　（　　）
13. 同一剂型如生物利用度不同，进入体循环的药量明显不同。　　　　（　　）
14. 不按规定间隔时间用药，血药浓度波动大，但不会发生毒性反应。　（　　）
15. 联合用药种类越多，不良反应发生率也越低。　　　　　　　　　　（　　）
16. 营养不良的病人对药物作用较不敏感。　　　　　　　　　　　　　（　　）
17. 肝功能不全病人，由于肝脏对药物的代谢减慢，所有药物作用均加强，持续时间延长。　　　　　　　　　　　　　　　　　　　　　　　　　　　（　　）
18. 长期饮酒或抽烟者，可使不少药物的作用减弱。　　　　　　　　　（　　）
19. 月经期和妊娠期禁用剧泻药和抗凝血药。　　　　　　　　　　　　（　　）
20. 大剂量阿托品能拮抗 Ach 对 M 受体和 N_1 受体的激动作用。　　　（　　）
21. 阿司匹林和对乙酰氨基酚均具有解热、镇痛、抗炎和抗血小板聚集作用。（　　）
22. 地高辛和卡托普利均可用于治疗慢性心功能不全。　　　　　　　　（　　）
23. 呋塞米利尿作用强，但有耳毒性。　　　　　　　　　　　　　　　（　　）
24. 小剂量缩宫素能够引起子宫节律性收缩，用于催产和引产。　　　　（　　）

25. 急性哮喘可用麻黄碱治疗。 （　　）

26. 多巴胺能激动 α、β、DA 和 M 受体。 （　　）

27. 东莨菪碱解除内脏平滑肌痉挛及血管痉挛作用弱于阿托品。 （　　）

28. 氯丙嗪阻断结节漏斗多巴胺通路的 D_2 受体导致锥体外系反应。 （　　）

29. 利多卡因选择性降低浦氏纤维自律性，缩短 APD。 （　　）

30. 螺内酯有拮抗醛固酮的作用。 （　　）

31. 糖尿病病人伴有酮症酸中毒宜用胰岛素治疗。 （　　）

32. 氢氯噻嗪用于治疗高血压和水肿。 （　　）

33. 癫痫小发作治疗可选用乙琥胺。 （　　）

34. 奎尼丁抗心率失常的机制是促进钠内流。 （　　）

35. 强心苷可增强心力衰竭病人及正常人的心排血量。 （　　）

36. 过量肝素引起出血可用鱼精蛋白对抗。 （　　）

37. 子宫平滑肌对缩宫素的敏感性与体内性激素水平有关。 （　　）

38. 呋塞米的作用部位是髓袢升支粗段和远曲小管。 （　　）

39. 苯巴比妥合用碳酸氢钠可使其排泄减慢。 （　　）

40. 地西泮没有抗焦虑作用。 （　　）

41. 治疗乙型溶血性链球菌感染首选青霉素。 （　　）

42. 呋塞米引起的严重不良反应是电解质紊乱和低血钾。 （　　）

43. 吗啡的镇痛作用与其激动脑内阿片受体有关。 （　　）

44. 阿托品有松弛胃肠道痉挛作用、加快心率作用、单独使用无扩张血管作用和扩瞳作用。 （　　）

45. 阿司匹林用于解热、镇痛、抗炎作用及其小剂量用于预防血栓形成。 （　　）

46. 糖皮质激素的抗炎作用与其杀菌作用有关。 （　　）

三、名词解释题

1. 量效关系　　2. 药物滥用　　3. 继发反应　　4. 药物选择性　　5. 不良反应　　6. "三致"作用　　7. 后遗效应　　8. 阈剂量　　9. 效能　　10. 强度　　11. 治疗指数　　12. 安全指数　　13. 安全范围　　14. 耐受性　　15. 耐药性　　16. 成瘾性　　17. 受体　　18. 配体　　19. 储备受体　　20. 亲和力　　21. K_D　　22. pD_2　　23. 内在活性　　24. 激动药　　25. 拮抗药　　26. 部分激动药　　27. 竞争性拮抗药　　28. PA_2　　29. 非竞争性拮抗药　　30. 二态模型　　31. 第一信使　　32. 第二信使　　33. 向下调节　　34. 向上调节　　35. 体内过程　　36. 解离指数　　37. 药物转运　　38. 简单扩散　　39. 离子障　　40. 吸收　　41. 局部作用　　42. 吸收作用　　43. 首过消除　　44. 生物利用度　　45. 药物作用潜伏期　　46. 药物作用持续期　　47. 药物作用残留期　　48. 曲线下面积　　49. 分布　　50. 表观分布容积　　51. 生物转化　　52. 酶诱导剂　　53. 酶抑制药　　54. 排泄　　55. 肝肠循环　　56. 消除　　57. 半衰期　　58. 零级动力学　　59. 一级动力学　　60. 稳态血药浓度　　61. 血浆清除率　　62. 消除速率　　63. 一室模型　　64. 二室模型　　65. 协同作用　　66. 相加作用　　67. 增强作用　　68. 增敏作用　　69. 拮抗作用　　70. 药理性拮抗

71. 生理性拮抗　　72. 化学性拮抗　　73. 生化性拮抗

四、简答题

1. 随着药理学的发展，目前涌现了哪些新的药理学分支学科？

2. 药理学的研究方法有哪些？

3. 药物、食物和毒物三者之间的关系是什么？

4. 从药物的量效曲线能说明药物作用的哪些特性？

5. 为什么化学结构类似的药物作用于同一受体，呈现出激动药、拮抗药或部分激动药等不同性质的表现？

6. 试述副作用与毒性反应的区别。

7. 举例说明部分激动药为什么具有激动和拮抗两种特性。

8. 简述表现分布容积（V_D）的意义及与血药浓度的关系。

9. 影响稳态血药浓度（Css）的高低和波动幅度的主要因素是什么？

10. 抗菌药物首剂加倍的意义是什么？

11. 药物所处溶液的 pH 值对药物的简单扩散有何影响？请举例说明。

12. 药物与血浆蛋白结合的意义是什么？

13. 药物的跨膜转运方式有哪些？

14. 试述药物的半衰期的定义及意义。

15. 比较一级动力学消除和零级动力学消除的特点。

16. 药物所在体液环境的 pH 值对药物解离度、脂溶度和扩散力有何影响？

17. 连续多次给药时，缩短给药间隔时间或增加每次给药剂量，对 Css 有何影响？

18. 影响药物效应的药物因素有哪些？

19. 影响药物作用的病理因素有哪些？

20. 药物在体内的相互作用体现在药动学方面的有哪些？

21. 试述药效学的个体差异及其原因。

22. 传出神经系统药物的基本作用方式有哪些？

23. 去除神经支配的眼中滴入毛果芸香碱和毒扁豆碱分别会出现什么结果？为什么？

24. 简述有机磷酸酯类中毒的机制及解救的原理。

25. 阿托品有哪些药理作用？

26. 肾上腺素、去甲肾上腺素、异丙肾上腺素和多巴胺各适合于治疗何类休克或低血压？

27. 试述酚妥拉明的临床应用及其作用机制。

28. 试述 β 受体阻滞药的药理作用和临床应用的共同特点。

29. 试述局部麻醉药的药理作用及不良反应。

30. 抗癫痫药物合理应用应注意的事项有哪些？

31. 试述氯丙嗪的药理作用与临床应用。

32. 哌替啶、阿司匹林、阿托品各用于什么性质的疼痛？各药的主要不良反应是什么？

33. 简述解热镇痛抗炎药的分类及其代表药。

34. 中枢兴奋药按作用部位可以分哪几类？各类列举一个代表药。

35. 胆碱酯酶抑制药可分为哪三代？各举一个代表药，其特点是什么？
36. 抗组胺药分几类？分类依据是什么？它们的临床用途及不良反应是什么？
37. 抗高血压药分哪几类？各举例代表药。
38. 试述肼屈嗪＋氢氯噻嗪＋普萘洛尔治疗高血压的机制。
39. 请列举出适用于合并冠心病的心房颤动的抗心律失常药，并说明理由。
40. 比较强心苷类药物对正常心脏和衰竭心脏在心肌收缩力、心排血量、心率、心肌耗氧量方面作用的异同点。
41. 试述 ACEI 治疗高血压与慢性心功能不全的作用机制。
42. 比较肝素和香豆素类的抗凝作用特点。
43. 简述贫血的主要类型及治疗的药物。
44. 简述常用抗消化性溃疡药的分类及其代表药物。
45. 简述常用泻药的分类及作用机制。
46. 试述常用黏膜保护药有哪些及其作用机制。
47. 止吐药有哪些？为什么甲氧氯普胺具有止吐作用？
48. 为下列病情选用合适的药物，并说明道理。
    (1) 剧烈的刺激性干咳。
    (2) 支气管哮喘急性发作。
    (3) 外因性支气管哮喘预防发作。
    (4) 黏稠痰不易咳出的咳嗽。
49. 常用平喘药分几类？每类的代表药及主要作用机制是什么？
50. 简述糖皮质激素的药理作用、临床用途和不良反应。
51. 治疗甲状腺功能亢进症药物有哪几类？举例说明。
52. 比较胰岛素和口服降糖药的降糖作用及其优缺点。
53. 简述孕激素的临床应用。
54. 简述治疗阳痿的药物按照作用环节的分类。
55. 简述治疗前列腺增生的药物按照作用环节的分类。
56. 用于治疗功能性子宫出血的性激素有哪几类？各自的作用机制是什么？
57. 简述抗菌药物抑制和杀灭细菌的作用机制。
58. 试举例说明抗菌药物抑制和杀灭细菌的作用机制。
59. 试举例说明细菌通过哪些机制产生耐药性。
60. 抑制细菌蛋白质合成的抗生素其作用点有何不同？请举例说明。
61. 简述抗真菌药的来源和分类。
62. 简述抗病毒药物的作用环节。
63. 简述抗肿瘤药根据抗肿瘤作用的生化机制分类。
64. 简述肿瘤增殖细胞群中细胞生长繁殖周期的分期。

参考答案

一、选择题

【A型题】

1. E	2. E	3. B	4. D	5. B	6. A	7. E	8. D	9. A	10. E
11. A	12. E	13. B	14. C	15. A	16. E	17. E	18. D	19. A	20. E
21. A	22. B	23. B	24. D	25. C	26. B	27. E	28. C	29. B	30. C
31. A	32. C	33. B	34. A	35. C	36. B	37. E	38. D	39. B	40. D
41. B	42. A	43. E	44. A	45. A	46. C	47. B	48. C	49. E	50. A
51. A	52. B	53. D	54. C	55. D	56. C	57. E	58. E	59. A	60. A
61. E	62. D	63. E	64. A	65. C	66. E	67. D	68. A	69. B	70. A
71. A	72. E	73. D	74. E	75. A	76. A	77. A	78. E	79. B	80. C
81. E	82. E	83. D	84. C	85. B	86. B	87. A	88. C	89. A	90. A
91. A	92. A	93. E	94. C	95. C	96. C	97. E	98. B	99. C	100. E
101. B	102. A	103. D	104. D	105. E	106. C	107. C	108. D	109. C	110. A
111. B	112. D	113. E	114. C	115. D	116. D	117. D	118. A	119. D	120. E
121. C	122. A	123. A	124. B						

【B型题】

1. C	2. B	3. A	4. E	5. D	6. A	7. E	8. B	9. C	10. D
11. C	12. D	13. E	14. B	15. A	16. E	17. A	18. B	19. D	20. C
21. A	22. A	23. B	24. D	25. C	26. B	27. C	28. D	29. E	30. E
31. A	32. C	33. C	34. D	35. A	36. E	37. B	38. A	39. E	40. B
41. D	42. C	43. E	44. D	45. E	46. C	47. E	48. D	49. A	50. C
51. D	52. A	53. E	54. E	55. C	56. B	57. E	58. B	59. A	60. C
61. E	62. B	63. C	64. A	65. C	66. B	67. A	68. C	69. E	70. D

【X型题】

1. BCDE	2. ABCE	3. BCDE	4. ABCDE	5. BC
6. BD	7. ABDE	8. AD	9. ABCE	10. AD
11. BCD	12. BE	13. ABCDE	14. BCE	15. ABCDE
16. ABC	17. CD	18. AC	19. AD	20. AE
21. ABCD	22. ABCD	23. ABCDE	24. ABCD	25. DE
26. ABD	27. BC	28. ACE	29. ACE	30. ABC
31. ABCDE	32. ACDE	33. ABCD	34. ACE	35. ABCDE
36. ACE	37. BDE	38. ABCE	39. CD	40. ABCDE
41. ABC	42. BC	43. ABCD	44. AC	45. BCE
46. ABCD	47. ABCD	48. ABCD	49. CD	50. AB

51. AC	52. ABCE	53. ABD	54. AE	55. BCE
56. CDE	57. DE	58. ABC	59. ABC	60. ABCDE
61. ABC	62. ABCD	63. ABCD	64. ACE	65. BCD
66. ABCD	67. ABC	68. ABCDE	69. ABCDE	70. BCDE
71. ABCDE	72. ABCDE	73. ABCDE	74. ABCDE	75. ABCDE
76. ABCE	77. ABCDE	78. ABCDE		

二、是非判断题

1. √	2. √	3. ×	4. ×	5. √	6. √	7. √	8. √	9. √	10. √
11. √	12. ×	13. √	14. ×	15. ×	16. ×	17. ×	18. √	19. √	20. √
21. ×	22. √	23. √	24. √	25. ×	26. ×	27. ×	28. √	29. √	30. √
31. √	32. √	33. √	34. ×	35. √	36. √	37. √	38. ×	39. ×	40. ×
41. √	42. √	43. √	44. ×	45. √	46. ×				

三、名词解释题

1. 药物效应在一定范围内随剂量增加（变化）而加强（变化），这种剂量与效应之间的关系称量效关系。

2. 药物滥用或称物质滥用，是国际通用术语，我国将滥用麻醉药品等称"吸毒"，是指大量反复使用与医疗目的无关的依赖性药物或物质，包括成瘾性及习惯性药物，引起身体依赖性和精神依赖性。

3. 继发反应是指药物发挥治疗作用所引起的不良后果，又称治疗矛盾。

4. 药物对某种组织或器官发生作用，而对其他组织或器官较少或不发生作用，药物的这种特性称为药物的选择性，药理作用越少，选择性越高，不良反应越少。药物的选择性与药物在某一组织脏器的浓度高低和对该组织脏器的亲和力高低有关。

5. 不良反应是指不符合用药目的并给病人带来不适或痛苦的药物反应。

6. "三致"作用是指致癌、致畸胎和致突变，属于药物的慢性毒性反应。

7. 停药后血药浓度降至阈浓度以下时残存的药理效应，称为后遗效应。

8. 阈剂量是指能产生药理效应的最小剂量，又称最小有效量。

9. 随着药物剂量的增加药物所能产生的最大效应，称为效能。

10. 强度是指达到一定效应所需药物剂量的大小，所需剂量越小，强度越高。

11. 半数中毒剂量（TD_{50}）/半数有效剂量（ED_{50}）或半数中毒浓度（TC_{50}）/半数有效浓度（EC_{50}）的比值称为治疗指数（TI）。动物实验中常用半数致死量（LD_{50}）/半数有效量（ED_{50}）表示，是药物安全性的指标，TI 值越大，说明药物越安全。TI 值仅适用于治疗效应与致死（或中毒）效应量效曲线相互平行的药物，对不平行的药物还应参考安全范围。

12. 安全指数是指 LD_1/ED_{99} 的比值，比值越大说明药物越安全。

13. 安全范围是指 $ED_{95} \sim TD_5$ 之间的距离，其值越大越安全。

14. 耐受性是指长期反复使用某种药物后，人体对药物的敏感性下降。

15. 耐药性是指期反复使用某种药物后，病原体对药物的敏感性下降。

16. 成瘾性是指反复使用某种药物后，病人（或动物）对该药物产生了精神依赖和躯体依赖，后者又称为生理依赖，停药后分别表现为主观不适和客观戒断症状，同时对该药也产生了耐受性。

17. 受体是细胞在进化过程中形成的细胞蛋白组分，能识别周围环境中某种微量化合物并与其结合，通过中介的信息传导与放大系统，触发生理或药理效应。

18. 配体是指能与受体特异性结合的物质。

19. 药物达到最大效应时，还有部分受体未与药物结合，此剩余受体称为储备受体。

20. 亲和力是指药物与受体结合的能力。作用性质相同的药物相比较，亲和力大者药物作用的强度高。

21. K_D 药物与受体复合物解离常数，即 $K_D = [D][R]/[DR]$，单位为摩尔，其意义为引起最大效应的一半所需的药物浓度（半数浓度，EC_{50}），是药物对受体亲和力的指标，K_D 值越大说明药物与受体亲和力越低。

22. pD_2 即亲和指数，药物与受体复合物解离常数 K_D 的负对数（$pD_2 = -logK_D = -logEC_{50}$），$pD_2$ 值越大，说明药物与受体的亲和力越大。

23. 内在活性是指药物与受体结合后产生效应的能力。是药物最大效应，又称为效能的决定因素，内在活性越高，其药物的效能越高。设 E_{max} 为完全激动药的最大效应，E_M 为某药物的最大效应，α 值越大，说明药物内在活性高，所产生的效能也高。完全激动药 $\alpha=1$，拮抗药 $\alpha=0$。

24. 激动药是指对受体亲和力高，内在活性高（$\alpha=1$）的药物。

25. 拮抗药是指对受体亲和力高，无内在活性（$\alpha=0$）的药物。

26. 部分激动药是指对受体亲和力高，内在活性弱（$\alpha=0\sim1$）的药物。

27. 竞争性拮抗药可与激动药竞争性与同一受体可逆行结合，但无内在活性，可使激动药作用强度下降，量效曲线右移，但对其效能无影响。

28. PA_2 即拮抗参数，是使激动药效应下降一半所需拮抗药摩尔浓度的负对数，表示竞争性拮抗药的作用强度，PA_2 值越大说明拮抗作用越强。

29. 非竞争性拮抗药与受体不可逆或难逆性牢固结合，与激动药合用时，不与激动剂竞争同一受体，可使激动药效能和强度均降低，量效曲线下移。

30. 受体蛋白分静息状态（R）和活动状态（R*）两种，静息时平衡趋向于 R，激动药（L）只与 R* 有较大的亲和力，与 R* 结合形成 LR* 发挥效应；部分激动药（P）能与 R 和 R* 结合，但对 R* 的亲和力强于 R，故只有部分受体激活而发挥较小的效应。拮抗药对 R 和 R* 亲和力相等，均能牢固结合，但保持静息状态时两种受体状态平衡，拮抗药不能激活受体但能阻断激动药的作用。这种模型称为二态模型。

31. 第一信使是指多肽类激素、神经递质及细胞因子等细胞外物质。多数受体不能进入细胞内，而是与靶细胞膜上受体结合产生特定效应。

32. 第二信使是指第一信使作用于靶细胞后刺激细胞浆内产生的信息分子，将获得的信息增强、分化、整合、放大后传递给效应器产生效应，是胞外信息与细胞内效应之间必不可少的中介物。cAMP、cGMP、钙离子与肌醇磷脂为目前已经发现的第二信使。

33. 受体周围生物活性物质浓度高或长期使用激动药后，使受体数量减少，称为向下调节。

34. 受体周围生物活性物质浓度低或长期使用拮抗药后,使受体数量增加,称为向上调节。

35. 体内过程是指药物的吸收、分布、代谢和排泄的总称,又叫药物的处置。

36. 解离指数是化学药物本身的理化特性之一,它是解离常数的负对数,为弱酸性药物或弱碱性药物在 50% 解离时的 pH 值。

37. 药物转运是指药物的吸收、分布和排泄的总称。

38. 简单扩散又称脂溶扩散,是药物转运的最主要方式。脂溶性药物分子(非解离部分)可溶于脂质而通过细胞膜。其转运速度主要与药物的脂溶性有关,脂溶性越高越容易透过细胞膜。

39. 非离子型药物可以自由穿透生物膜,而离子型药物被限制在生物膜的一侧,这种现象称为离子障。

40. 药物自体外或给药部位经过细胞组成的屏蔽膜进入血循环的过程,称为吸收。

41. 药物未进入血循环在给药部位所发挥的药理作用,称为局部作用。

42. 吸收作用是指药物进入血循环后所发挥的药理作用,又称全身作用。

43. 口服药物进入体循环以前,在肝脏和肠壁细胞部分破坏,使进入体循环的药物量减少,这种现象称为首过消除。

44. 经肝脏首过消除后进入体循环的药量(A)占给药量(D)的百分率,称为生物利用度。用 F 表示,$F = A/D \times 100\%$。

45. 药物作用潜伏期是指从给药时间至药物产生效应的时间。或给药时间至药物达到最低有效浓度时间。

46. 药物作用持续期是指从药物开始发挥作用到药物作用消失的时间,或药物在阈浓度以上的持续时间。

47. 药物作用残留期是指药物在阈浓度以下至药物完全消失的时间。

48. 曲线下面积是指药物时量曲线下的面积,用 AUC 表示。AUC 大小与进入体循环的药量成正比,反映进入体循环药物的相对量。

49. 药物进入血循环后向组织脏器转运的过程称为分布。

50. 按血浆药物浓度(C)计算进入体内药物总量(A)应占有的血浆容积,称为表现分布容积(V_d)。其计算式为:$V_d = A/C$。V_d 值大说明药物分布广泛。

51. 生物转化又称药物代谢,指体内药物主要在肝脏经肝药酶作用而产生氧化、还原、水解和结合反应,使药物结构改变。

52. 能使肝药酶合成增加或活性增强的药物,称为酶诱导药。

53. 能使肝药酶合成减少或活性减弱的药物,称为酶抑制药。

54. 药物自体内向体外的转运称为排泄。

55. 有些药物在肝细胞与葡萄糖醛酸等结合后排入胆道,随胆汁到达小肠后被水解,游离药物被重吸收,这一过程称为肝肠循环。肝肠循环后果使药物作用时间延长。

56. 消除是指药物的生物转化和排泄的总称。

57. 半衰期包括血浆半衰期和生物半衰期,前者指血浆药物浓度下降一半所需时间,后者指生物效应下降一半所需时间。半衰期一般指血浆半衰期。

58. 零级动力学是指单位时间内消除的药量相等（等差消除或等量消除），$t_{1/2}$ 随血药浓度而变化，血药浓度高，$t_{1/2}$ 长，一般在药量超过机体消除能力时发生，其给药时间与对数浓度曲线不呈直线，故又称非线性动力学。

59. 一级动力学是指单位时间内消除的药量等比（等比消除），$t_{1/2}$ 恒定，与血药浓度变化无关，一般在药量小于机体的消除能力时发生，其给药时间与对数浓度曲线呈直线，故又称线性动力学。

60. 药物呈一级动力学消除时，连续多次给药经 5 个 $t_{1/2}$ 后，药物的吸收与消除达到平衡，血药浓度稳定在一定状态，此时的血药浓度称稳态血药浓度 C_{ss}。

61. 血浆清除率是指肝肾等的药物清除率的总和，即单位时间内多少容积血浆中的药物被清除干净。

62. 单位时间内被机体消除的药量，称为消除速率。

63. 血药浓度的衰减速率始终保持一致，从时量曲线上表现为一条直线，此时可将机体认为是一个单一的房室，即为一室模型。

64. 血药浓度的衰减速率不一致，表现为先快后慢，这时由于药物在体内分布（分布相）速度较快，而消除（消除相）速度较慢，此时可将机体认为是由一个中央室和一个周边室组成，即为二室模型。

65. 协同作用是指药物合用后原有作用或毒性增加，可分为相加、增强和增敏 3 种情况。

66. 两药合用后的作用是两药分别作用的代数和，称为相加作用。如阿司匹林与对乙酰氨基酚合用时，解热镇痛作用相加。链霉素、庆大霉素、卡那霉素或新霉素之间联合用药时，对听神经和肾脏毒性反应增强。

67. 两药合用后的作用大于它们分别作用的代数和，称为增强作用。如 SMZ 与 TMP 合用，使抗菌作用可增加数倍至数十倍，甚至出现杀菌作用。

68. 两药合用后，一药可使组织或受体对另一药的敏感性增强，称为增敏作用。如可卡因可抑制交感神经末梢对去甲肾上腺素的再摄取，出现去甲肾上腺素或肾上腺素作用增强。

69. 拮抗作用是指药物合用后原有作用或毒性减弱，根据其产生机制可分为药理性、生理性、生化性、化学性拮抗。

70. 药理性拮抗即一种药物与特异性受体结合，阻止激动药与此种受体结合。如纳洛酮可拮抗吗啡的作用，普萘洛尔可拮抗异丙肾上腺素的作用。

71. 生理性拮抗即两个激动药分别作用于生理作用相反的两个特异性受体。如组胺可作用于 H_1 受体，引起支气管平滑肌收缩；肾上腺素可作用于 β 受体，使支气管平滑肌松弛。

72. 如重金属或类金属可与二巯丙醇结合成络合物而排泄，中毒时可用其解救；肝素是抗凝血药，带强大阴电荷，过量可引起出血，此时可静脉注射鱼精蛋白，后者带强阳电荷的蛋白，能与肝素形成稳定的复合物，可使肝素的抗凝血作用迅速消失。

73. 生化性拮抗即拮抗作用通过生化反应而产生，如苯巴比妥能诱导肝药酶，使苯妥英钠等药物的代谢加速，作用减弱。

四、简答题

1. 答：毒理学，临床药理学，生化药理学、分子药理学，遗传药理学、时辰药理学、免疫药理学，肾脏药理学、生殖药理学、内分泌药理学等。

2. 答：根据实验对象可分为基础药理学方法和临床药理学方法，基础药理学方法又可分为实验药理学方法和实验治疗学方法。此外，随着现代科学技术的发展，学科之间的互相渗透，还有许多新的方法，如分子生物学技术。

3. 答：药物、毒物、食物三者互相联系、相互转化。药物可食用，如钙、维生素 D 可加入奶制品中；食物可药用，如盐制成生理盐水；毒物也能药用，如砷制剂治疗白血病；食物中允许含限量铅、砷；食物和药物用量过多都会引起毒性反应；药物与毒物之间仅存在用量差异。

4. 答：药物的量效关系是指药物的效应在一定范围内随着剂量的增加（变化）而加强（变化）。如以药物效应为纵坐标，以药物的对数剂量（或血药浓度）为横坐标，药效的量效关系则成"S"形量效曲线。该曲线可以反映：①药物需达到阈剂量才能生效。②药物作用强弱（强度）。③药物产生的最大效应（效能）。④ED_{50} 或 LD_{50}。⑤药物的安全性及毒性大小（量效变化速度/斜率）。⑥个体差异。

5. 答：可采用二态学说解释。受体蛋白有两种可以互变的并保持动态平衡的构象状态：静息状态（R）与活化状态（R^*）。静息时平衡趋向 R，激动药只与 R^* 有较大亲和力，结合后产生效应。拮抗药对 R 和 R^* 亲和力相等，且结合牢固，保持静息时的两种受体平衡状态，不能激活受体，但能减弱或阻滞激动药的作用。部分激动药对二者都有不同程度的亲和力，但对 R^* 的亲和力大于 R，故可引起弱的作用，也可阻滞激动药的部分作用。

6. 答：副作用是在治疗剂量下发生，由于药物的选择性低所致，难以避免，对病人损害程度较轻。毒性反应是由于剂量过大或疗程过长所致，可以避免，对病人损害重。

7. 答：部分激动药对受体亲和力高，内在活性弱（$\alpha = 0 \sim 1$），例如喷他佐辛为阿片受体的部分激动药，单用或与很低浓度的激动药吗啡合用时，可表现为激动作用而镇痛，与达最大效应（E_{max}）的吗啡合用时，可表现为拮抗作用而使吗啡镇痛作用减弱。

8. 答：V_d 反映药物在体内分布的广泛程度及药物与组织中生物大分子结合的程度。结合程度越高，血药浓度越低，故 V_d 与血药浓度成反比关系。

9. 答：影响其高低的主要因素是每日给药的总剂量。而影响其鼓动的主要因素是给药间隔，间隔时间越近，波动越小。

10. 答：抗菌药物首剂加倍的目的是缩短达到有效稳态血药浓度（C_{ss}）的时间，使药物尽快产生抗菌作用，并防止抗药性的产生。

11. 答：①常用药物多属弱酸性或弱碱性化物，它们的简单扩散受药物解离度的影响很大。解离度小的药物脂溶性高，容易透过膜。②药物的解离度又取决于药物所在溶液的 pH 值和药物自身的 pK_a：在膜两侧 pH 值不等时，弱酸性药物易由较酸一侧向较碱一侧扩散，在转运达平衡时在较碱侧的分布浓度高。例如，弱酸性药物丙磺舒在胃液（pH1.4）和小肠上段（pH4.2）中容易吸收到血液（pH7.4）

中；弱碱性药物吗啡则容易从血液分布到偏酸性的乳汁中。

12. 答：①因药物与血浆蛋白结合后，不易透出血管，故不被转运，不被转化。同时当游离血药浓度降低时，又可从血浆蛋白上游离出药物，可见药物血浆蛋白结合型在血液中为一种暂时储存形式，可延长药物作用的持续时间。②两种结合较高的药物合用时，则彼此竞争血浆蛋白，使游离浓度升高，从而使药物的作用和毒性增强。

13. 答：药物的转运分为被动转运和特殊转运两大类。被动转运包括简单扩散（脂溶扩散）和膜孔滤过，特殊转运包括主动转运和易化扩散。

14. 答：药物半衰期（$t_{1/2}$）分为生物半衰期和血浆半衰期，前者指生物效应下降一半所需的时间，后者指血浆药物浓度下降一半所需的时间。一般所说半衰期是指血浆半衰期。血浆半衰期是药物在体内消除速度快慢的指标。绝大多数药物的消除是一级消除动力学，所以以药物的半衰期是固定不变的。

半衰期的意义：①确定给药间隔时间。②估计停药后药物在体内基本消除所需要的时间，一般需要 5 个半衰期。③估计达到稳态血药浓度（C_{ss}）所需时间，一般需要 5 个半衰期。④反映病人机体消除药物能力，如半衰期延长改变说明病人可能存在肝肾损害。⑤药物分类，超短效 $t_{1/2} \leqslant 1h$、短效为 $1 \sim 4$ 小时、中效为 $4 \sim 8$ 小时、长效为 $8 \sim 24$ 小时、超长效 $\geqslant 24h$。

15. 答：一级动力学消除：药物的消除按恒比方式进行，即单位时间内药物消除的比例相等（等比消除）；$t_{1/2}$ 固定不变，与给药的途径、剂量等因素无关；单位时间内药物消除量与血药浓度有关，血药浓度越高药物消除量越大；药物剂量小于机体最大消除能力情况下发生。

零级动力学消除：药物的消除按恒量方式进行，即单位时间内消除的药量相等（等差或等量消除）；$t_{1/2}$ 不恒定，与给药剂量有关，剂量越大半衰期越长；单位时间内药物消除量与血药浓度无关；一般是给药剂量超过机体最大消除能力时发生；当体内药量下降到机体最大消除能力以下时，可转为一级动力学消除。

16. 答：pH 值对药物解离度、脂溶度和扩散力的影响如下表：

环境 pH	性质	酸性药物	碱性药物
酸性	解离度	↓	↑
	脂溶度	↑	↓
	扩散力	↑	↓
碱性	解离度	↑	↓
	脂溶度	↓	↑
	扩散力	↓	↑

17. 答：缩短给药间隔时间，可减少血药浓度的波动，C_{ss} 升高，但达 C_{ss} 时间不变；增加每次给药剂量，C_{ss} 可升高，但达 C_{ss} 时间不变，给予负荷剂量或首次剂量加倍，C_{ss} 不变，但达 C_{ss} 时间可缩短。

18. 答：①剂量。②剂型、生物利用度。③给药途径。④给药时间、给药间隔时间及疗程。⑤反复用药。⑥联合用药等。

19. 答：①严重肝功能不全。②肾功能不全。③心力衰竭。④其他功能失调：神经功能、内分泌功能等。⑤营养不良。⑥酸碱平衡失调。⑦电解质紊乱。

20. 答：①影响胃肠道吸收：溶解度、解离度、胃肠蠕动、肠壁功能。②竞争血浆蛋白结合：药物作用增强或减弱。③影响生物转化：影响肝药酶或非微粒体酶。④影响药物排泄：改变尿液 pH 值或竞争转运载体。

21. 答：个体差异是指基本情况相同时，大多数病人对同一药物的反应是相近的，但也有少数人会出现与多数人在性质和数量上有显著差异的反应，如高敏性反应、低敏性反应、特异质反应。个体差异可因个体的先天（遗传）或后天（获得性）性因素对药物的药效学发生质或量的改变。产生个体差异的原因是广泛而复杂的，主要是药物在体内的过程存在差异，相同剂量的药物在不同个体内的血药浓度不同，以致作用强度和持续时间有很大差异。故临床上对作用强、安全范围小的药物，根据病人情况及时调整剂量，实施给药方案个体化。

22. 答：①直接作用于受体：结合以后如产生与递质相似的作用，称为激动药；如果结合后不产生或较少产生拟似递质的作用，相反妨碍递质与受体结合，产生与递质相反的作用，则称为阻滞药。②影响递质：影响递质的生物合成，较少应用价值；影响递质的转化，如胆碱酯酶抑制药；影响递质的转运和储存，通过促进递质释放而发挥递质样作用；影响递质在末梢的储存与发挥作用；影响递质的再摄取。

23. 答：毛果芸香碱能直接作用于副交感神经节后纤维支配的效应器官的 M 胆碱受体，因此在去除神经支配的眼中滴入毛果芸香碱时，毛果芸香碱依然能引起缩瞳、降低眼内压和调节痉挛等作用。而毒扁豆碱不能直接作用于 M 胆碱受体，它是通过抑制 ACh 活性而起作用，因此在去除神经支配的眼中滴入毒扁豆碱，毒扁豆碱对眼睛不能产生与毛果芸香碱一样的作用。

24. 答：中毒机制：形成无活性磷酰化胆碱酯酶，使体内乙酰胆碱不能水解，浓度急剧增高而致一系列中毒症状。
解救：催吐、洗胃、导泻、利尿促进毒物排泄。M 受体阻断剂——阿托品，对抗 M 受体及部分中枢的中毒症状。胆碱酯酶复活剂——解磷定或氯解磷定，使胆碱酯酶复活恢复水解乙酰胆碱的作用，并可与体内游离的有机磷农药结合成无毒化合物，较大剂量时可对抗骨骼肌震颤。

25. 答：阿托品对于 M 胆碱受体的阻滞作用有相当高的选择性，但很大剂量也有阻滞神经节 N_1 受体的作用。作用广泛，依次叙述如下：①抑制腺体分泌。②对眼的作用为：出现扩瞳、眼内压升高和调节麻痹。③解除平滑肌痉挛。④对心血管系统，一般治疗量影响不大，大剂量可使心率加快，扩张血管，改善微循环。⑤中枢作用，较大剂量可兴奋延脑及大脑，出现躁动不安等反应，中毒剂量可由兴奋转入抑制，出现昏迷和呼吸麻痹。

26. 答：肾上腺素用于过敏性休克；异丙肾上腺素用于中心静脉压高、心排血量低性休克；去甲肾上腺素用于药物中毒性低血压，神经源性休克的早期；多巴胺用于心收力弱，尿少、尿闭的休克。

27. 答：①外周血管痉挛性疾病。其机制是直接扩张血管作用，阻滞 α 受体，外周血管舒张。②对抗静脉滴注时去甲肾上腺素外漏，避免引起组织缺血坏死。其机制是直接扩张血管，阻滞 α 受体。③用于肾上腺嗜铬细胞瘤的诊断和此病骤发高血压危象以及手术前的准备。其机制是阻滞 α 受体，对抗肾上腺素的升压作用，另外也有直接扩张血管的作用。④抗休克。其机制是舒张血管，降低外周血管阻力，从而改善休克状态时的内脏血液灌注，解除微循环障碍，增加心排血量，降低肺循环阻力。⑤治疗其他药物无效的急性心肌梗死及充血性心脏病所致的心力衰竭。其机制是扩张血管，降低外周阻力，使心脏前后负荷明显降低，左室舒张末期压与肺动脉压下降，心搏出量增加，心力衰竭得以减轻。

28. 答：药理作用：①β 受体阻滞作用：阻滞心肌 β1 受体，可使心率减慢，心肌收缩力减弱，心排血量减少，心肌托氧量下降；阻滞支气管平滑肌上的 β2 受体，增加呼吸道阻力，可诱发或加剧支气管哮喘。②代谢：可抑制交感神经兴奋所引起的脂肪分解，部分拮抗肾上腺素的升高血糖作用，可掩盖低血糖症状。③肾素：抑制肾素的释放。④内在拟交感作用。⑤膜稳定作用。
临床应用：①心律失常，对多种原因引起的快速型心律失常有效。②高血压。③心绞痛和心肌梗死。④尚用于治疗甲状腺功能亢进、偏头痛。⑤也可用于青光眼，降低眼内压。

29. 答：药理作用：局部麻醉药在低浓度时能阻滞感觉神经冲动的产生和传导，较高浓度时，对任何神经都有阻滞作用。其施用于局部，首先阻止感觉神经冲动的发生和传导，痛觉、温觉、触觉和压觉等逐渐消失。其局部麻醉顺序主要与神经纤维的种类、粗细有关，即药物容易透入无髓鞘的和细的神经纤维。局部麻醉药对神经组织无损伤，故局部麻醉作用可以完全恢复。
不良反应：局部麻醉药吸收入血能选择性阻滞中枢抑制性神经元而使中枢兴奋，药量更大则造成中枢神经系统普遍抑制而昏迷。对心血管系统具有直接抑制作用，能降低心肌兴奋性，减慢传导，抑制心肌收缩力，不应期延长，扩张血管，传导阻滞，直至心搏停止。但心肌对局部麻醉药耐受性较高。

30. 答：①根据癫痫类型选用抗癫痫药物。②单纯型癫痫最好选用单一药物，自小剂量开始逐渐增加剂量，直至获得理想效果后进行维持治疗。若一种药物难以奏效或混合型癫痫病人需合并用药。目的在于提高疗效减少不良反应发生，并注意药物间发生的不良反应。③治疗中不可随意停药，停药须在症状消失 2 年后逐渐进行，整个停药时间需在半年以上。治疗过程中也不可随便更换药物。④长期使用应注意毒副作用。⑤孕妇服用抗癫痫药物可增加畸胎以及死胎发生率，孕妇应注意使用。

31. 答：(1) 中枢神经系统作用：①抗精神病：用药后幻觉、妄想症状消失，情绪安定，理智恢复，用于各型精神分裂症，对急性者疗效较好，无根治作用，须长期用药以维持疗效；也用于躁狂症及其他精神病伴有兴奋、紧张及妄想者。②镇吐：对各种原因引起的呕吐（除晕动病外）都有效。③影响体温调节：用药后体温随环境温度而升降，用于低温麻醉与冬眠疗法。④加强中枢抑制药作用，合用时宜减量。⑤镇静。

（2）自主神经系统作用：阻滞 α、M 受体，主要引起血压下降、口干等副作用。

（3）内分泌系统作用：可致催乳素分泌增加引起泌乳，促性腺激素、生长激素分泌减少。

32. 答：①哌替啶中枢镇痛作用强大，用于各种急性锐痛与癌性疼痛，主要不良反应为依赖性及呼吸抑制。②阿司匹林具外周性镇痛作用，作用较弱，主要用于慢性钝痛，如感冒头痛、关节痛、肌肉痛、月经痛等，主要不良反应为胃肠道反应（诱发溃疡）、凝血障碍、水杨酸反应等。③阿托品是 M 受体阻滞药，对痉挛性平滑肌有解痉作用，主要用于胃肠绞痛，对胆、肾绞痛等剧烈疼痛，须与哌替啶合用，主要不良反应为口干、视力模糊、心悸、皮肤潮红等。

33. 答：常用解热镇痛抗炎药可分为：①水杨酸类，如阿司匹林。②苯胺类，如对乙酰氨基酚。③吡唑酮类，如保泰松。④丙酸类，如布洛芬。⑤乙酸类，如吲哚美辛。⑥灭酸类，如甲芬那酸。⑦昔康类，如吡罗昔康。

34. 答：①主要兴奋大脑皮质的药物，如咖啡因。②主要兴奋延髓呼吸中枢的药物，如尼可刹米。③主要兴奋脊髓的药物，如士的宁。④促进大脑功能恢复药，如甲氯芬酯。

35. 答：①第一代，如毒扁豆碱，其改善记忆的作用已被证实，但缺点是非选择性、作用时间短，治疗剂量个体差异大。②第二代，如加兰他敏，具有选择性高，作用时间较长的优点。③第三代，如他克林等，药效更好，毒副作用更低，是目前治疗AD 最有效的药物。

36. 答：根据对组胺受体的选择性阻断作用分为 H_1 受体阻断药和 H_2 受体阻断药。

（1）H_1 受体阻断药：①临床用途：用于变态反应性疾病，尤以皮肤黏膜变态反应为好；晕动病、眩晕症、妊娠及放射性呕吐等。②不良反应：嗜睡等中枢抑制症状、口干、厌食。

（2）H_2 受体阻断药：①临床用途：抑制胃酸分泌，用于胃、十二指肠溃疡，此外也用于其他的病理性胃酸分泌过多症。②不良反应：常见有恶心、便秘、乏力、头晕、皮疹等。偶见血小板减少及肝肾毒性。老年人或肝肾功能不良者可致精神错乱。

37. 答：抗高血压药根据作用部位和机制主要分为六大类：①影响交感神经系统的药物：改变中枢交感活性的药，如可乐定；神经节阻滞药，如美卡拉明；抗去甲肾上腺素能神经末梢药，如利血平；肾上腺素受体阻断药，如普萘洛尔、哌唑嗪。②血管紧张素转化酶抑制药（ACEI），如依那普利；血管紧张素受体阻断药，如氯沙坦。③利尿药，如氢氯噻嗪。④钙通道阻断药，如硝苯地平。⑤钾通道开放剂，如米诺地尔。⑥直接扩张血管药，如硝普钠。

38. 答：三种抗高血压药配伍，即对血压形成的三要素：心排血量、外周阻力、血容量均有影响，可协同降压。肼屈嗪属于直接扩张血管药，降压时可反射性兴奋交感神经，增高血浆肾素活性及产生水钠潴留，单用易出现耐受性；普萘洛尔为 β 受体阻滞药，可阻滞肾小球旁器 β 受体从而抑制肾素分泌；氢氯噻嗪为利尿降压药，降压同时能增高血浆肾素活性。三药合用，普萘洛尔能对抗肼屈嗪和氢氯噻嗪引起的血浆肾素活性增高，而氢氯噻嗪可防止肼屈嗪引起的水钠潴留，故三药合用可增强疗效，相互纠正不良反应，产生协同作用。

39. 答：①Ⅱ类抗心律失常药β受体阻滞药如普萘洛尔，具有降低心肌耗氧量的作用。②Ⅲ类抗心律失常药胺碘酮具有扩张冠脉、增加冠脉血流量、改善心肌营养和扩张外周血管、减少心脏做功、降低心肌耗氧量的作用。③Ⅳ类抗心律失常药钙通道阻滞药，如维拉帕米，具有解除冠脉痉挛、降低心肌耗氧量的作用。此三类抗心律失常药均具有治疗心房颤动的作用，所以适用于治疗合并冠心病的心房颤动病人。

40. 答：①强心苷类药物对正常的心脏使心肌收缩力增强，心排血量不增加（因收缩外周血管，射血阻力加大），心率减慢，心肌耗氧量增加。②强心苷类药物对衰竭的心脏使心肌收缩力增强，心排血量增加，加快的心率减慢，心肌耗氧量减少（因心率减慢，心室壁肌张力降低）。

41. 答：ACEⅠ常用于高血压与慢性心功能不全的治疗，其作用机制：①ACEI通过抑制ACE，抑制循环RAAS的AngⅡ形成，直接影响血管，间接抑制交感活性和醛固酮的作用。使血管舒张，外周阻力下降，血容量下降，从而降低血压，减轻心脏前后负荷。②抑制局部组织RAAS的AngⅡ形成，减少NA释放，减少交感神经对心血管系统的作用，有助于降压和改善心功能。③减少BK降解，血管舒张。

42. 答：①肝素体内、体外均有抗凝作用，而香豆素类仅体内有效。②肝素激活ATⅢ，加速凝血因子的灭活，抗凝作用与其带负电荷有关，而香豆素类仅能对抗维生素K参与的4种凝血因子的合成，使凝血因子合成减少。③肝素口服不吸收，需注射给药，显效迅速，但持续时间短，而香豆素类口服有效，显效慢，持续时间长，停药后尚能维持作用3~4日，更适于预防血栓形成。

43. 答：贫血根据红细胞的形态特点和病因及发病机制可分为：①缺铁性贫血，选用铁剂治疗。②巨幼细胞贫血，由于叶酸、维生素B_{12}或其他原因引起DNA合成障碍所致，选用叶酸和维生素B_{12}治疗。③再生障碍性贫血，由骨髓造血功能衰竭所致。④溶血性贫血，由红细胞破坏加速而导致造血功能代偿不足时发生。对贫血的治疗主要是消除病因，用抗贫血药治疗只是补充疗法。

44. 答：①抗酸药：如氢氧化镁、三硅酸镁、氧化镁、氢氧化铝、碳酸钙、碳酸氢钠等。②抑制胃酸分泌药：有M_1受体阻滞药如哌仑西平；H_2受体阻滞药如西咪替丁、雷尼替丁、法莫替丁、尼扎替丁和罗沙替丁；促胃液素受体阻滞药如丙谷胺；质子泵抑制药如奥美拉唑、兰索拉唑、泮托拉唑和雷贝拉唑；前列腺素类如米索前列醇、恩前列醇等。③黏膜保护药：如前列腺素衍生物、硫糖铝和铋制剂等。④抗幽门螺杆菌：临床常以克拉霉素、阿莫西林、甲硝唑/替硝唑、四环素、呋喃唑酮、庆大霉素等2~3种药联合与1种质子泵抑制药或铋剂同时应用，组成三联或四联疗法。

45. 答：泻药依药物作用机制分为容积性、接触性和润滑性泻药三类。①容积性泻药：口服难吸收，在肠内形成高渗压，阻止水分吸收，扩张肠道，促肠道蠕动而致泻。②接触性泻药：能刺激肠道，促进推进性蠕动而泻。③润滑性泻药：不被肠道吸收，滑润肠壁，软化粪便。

46. 答：常用黏膜保护药有硫糖铝、枸橼酸铋钾。硫糖铝在酸性环境中生成八硫酸盐蔗糖聚合物，该物质可覆盖溃疡面起到保护作用，饭前服用效果显著。枸橼酸铋钾为胶体铋，它的作用是对溃疡面有保护作用，并可抑制胃蛋白酶的活性，促进溃疡的愈合。

47. 答：①抗胆碱药如东莨菪碱。②H_1 受体阻滞药如苯海拉明、异丙嗪、美克洛嗪等。③吩噻嗪类药物如氯丙嗪、丙氯拉嗪、硫乙拉嗪等。④胃肠促动力药，如甲氧氯普胺、多潘立酮、西沙必利等。⑤5 - HT_3 受体阻滞药昂丹司琼、格雷司琼、托烷司琼等。

甲氧氯普胺能阻滞 CTZ 的 D_2 受体而止吐；阻滞胃肠多巴胺受体，促胃肠蠕动。

48. 答：(1) 可待因：镇咳强。

(2) 异丙肾上腺素、肾上腺素或选择性β_2受体激动药：作用强、快。

(3) 色甘酸钠或口服氨茶碱，口服麻黄碱。口服或粉雾给药，故给药方便。前者可预防过敏介质释放，对外源性哮喘效果好，后两者作用时间长。

(4) 黏痰溶解药；使痰变稀易咳出或吸出。

49. 答：常用平喘药分为两大类：

(1) 呼吸道扩张药：①β受体激动药，代表药为沙丁胺醇，主要作用机制为激动支气管平滑肌上的 β 受体，β 受体激动药可激活腺苷酸环化酶（AC），使 cAMP 生成增多，细胞内 cAMP/cGMP 的比值升高使气管平滑肌松弛，同时激动肥大细胞膜上的 β 受体，抑制过敏介质的释放。②茶碱类，代表药为氨茶碱，主要作用机制是抑制磷酸二酯酶（PDE），使 cAMP 分解减少，细胞内 cAMP/cGMP 的比值升高使气管平滑肌松弛，此外，尚可增加呼吸肌的收缩力。③M 胆碱受体阻滞药，代表药为异丙托溴铵，通过阻滞 M 受体而松弛支气管平滑肌，此外可抑制鸟苷酸环化酶（GC），使 cGMP 生成减少，结果 cAMP/cGMP 的比值升高，支气管平滑肌扩张，哮喘缓解。④钙拮抗药：代表药为硝苯地平，该类药通过阻滞 Ca^{2+} 进入细胞内，降低细胞内 Ca^{2+} 浓度，使支气管平滑肌松弛。

(2) 抗炎抗过敏平喘药：①糖皮质激素类，代表药为二丙酸倍氯米松，该类药物平喘机制也较复杂，能从多个环节抑制过敏反应，减少过敏介质释放，降低血管通透性，加强儿茶酚胺对腺苷酸环化酶的激活作用，并有较强的抗炎作用。②抗过敏平喘药，代表药物为色甘酸钠，主要作用是通过稳定肥大细胞膜，抑制过敏介质释放而对速发型过敏反应具有明显保护作用。③炎症介质拮抗药，代表药 5 -羟色胺拮抗药芬司匹利作用机制。

50. 答：药理作用：①抗炎：对各类炎症反应都有抑制作用，但抗炎不抗菌，在炎症早期可缓解红、肿、热、痛等症状，在炎症后期可抑制肉芽组织增生，减轻瘢痕和粘连，但同时也影响伤口愈合。②免疫抑制与抗过敏：对免疫过程的许多环节都有抑制作用。③抗毒：提高机体对细菌内毒素的耐受力，缓和机体对内毒素的反应，减轻细胞损伤，缓解毒血症状。④抗休克：是抗炎、抗毒、抗免疫的结果，此外还能提高心脏、血管对儿茶酚胺的敏感性，扩张痉挛的血管，减少心肌抑制因子的形成等。⑤影响血液与造血系统：增强骨髓造血功能，减少淋巴细胞、单核细胞，使红细胞、白细胞、血小板增加。⑥其他作用有退热、中枢兴奋、促进消化等。

临床应用：①肾上腺皮质功能不全（替代疗法）：适用于脑垂体前叶功能减退症、肾上腺皮质功能减退症（艾迪生病）、肾上腺危象和肾上腺次全切除术后。②严重感染：主要用于中毒性感染或同时伴有休克者，应与足量有效的抗菌药物合用。③休克：大剂量糖皮质激素，须同时采用综合性治疗措施。④治疗炎症及防止某些炎症的后遗症，如眼科炎症。⑤自身免疫性疾病、过敏性疾病和器官移植排斥反应。⑥血液病。⑦皮肤病。

不良反应：①类肾上腺皮质功能亢进症，是长期大量应用激素的结果。②诱发或加重感染，是抑制免疫的结果。③消化系统并发症，与刺激胃酸、胃蛋白酶分泌，抑制胃黏液分泌等有关。④骨质疏松、延缓伤口愈合。⑤延缓生长，影响儿童生长发育，偶可引起畸胎。⑥肾上腺皮质萎缩和功能不全，是长期用药通过负反馈抑制下丘脑-垂体-肾上腺系统的结果。⑦反跳现象。⑧神经精神异常，个别病人可诱发精神病或癫痫，儿童大量应用可致惊厥。⑨白内障、青光眼。

51. 答：①硫脲类：如丙硫氧嘧啶，通过抑制过氧化酶活性，使甲状腺素合成减少，同时抑制外周血 T_4 转为 T_3。作用较强，较快，可用于甲亢内科治疗、甲亢术前准备和甲亢危象辅助用药等。②碘和碘化物：如碘化钾或卢戈液，大剂量碘可抑制甲状腺激素蛋白水解酶，使甲状腺激素释放减少并抑制 TSH 分泌。用于甲亢危象和甲亢术前准备。③β受体阻断药：如普萘洛尔，主要通过阻断β受体而改善甲亢症状，尤其是甲亢所致的心率加快等交感神经活动增强的表现；并可减少甲状腺素分泌和 T_3 生成。用于甲亢治疗、甲危辅助治疗及术前准备，单用作用有限，与硫脲类合用作用更显著。④放射性碘：如 ^{131}I，利用产生β射线破坏甲状腺组织来治疗甲亢。此外γ射线可用于甲状腺功能测定。

52. 答：胰岛素和口服降糖的降糖作用及优缺点见下表：

药 名	胰 岛 素	磺 酰 脲 类	双 胍 类
对正常人	作用较强	有作用	无明显作用
对糖尿病病人	作用强、快	作用明显	作用明显
对胰岛功能完全丧失者	有效	无效	有效
作用方式	直接补充	促进胰岛素释放	促进糖利用，抑制糖异生
用法	注射	口服	口服
优点	作用强、快，控制症状好	可口服，使用方便	可口服，使用方便
缺点	使用不方便；可有过敏反应	作用较弱，仅对轻、中型有效	作用较弱，仅对轻、中型有效

53. 答：①流产。②功能性子宫出血。③痛经及子宫内膜异位症。④子宫内膜腺癌、前列腺肥大或癌症。

54. 答：治疗阳痿的药物按照作用环节分为：中枢安定剂；$α_2$ 受体阻滞药；特异性 5 型磷酸二酯酶抑制药；性欲中枢兴奋剂；雄激素类药；中药。

55. 答：治疗前列腺增生的药物按照作用环节分为：雌激素类；抗雄激素类；α 受体阻滞药；$5α$-还原酶抑制药；抗真菌抗生素；花粉制剂；其他。

56. 答：①雌激素：可促进子宫内膜增生，有助于子宫内膜修复止血。②孕激素：可使增生期子宫内膜均匀一致地转为分泌期，有助于子宫内膜在行经时全部脱落。③雄激素：主要利用其对抗雌激素作用使子宫平滑肌及血管收缩，内膜萎缩而止血。

57. 答：①干扰细菌细胞壁合成。②增加细菌胞浆膜的通透性。③抑制细菌蛋白质合成。④抗叶酸代谢。⑤抑制核酸代谢。

58. 答：①干扰细菌细胞壁合成：β-内酰胺类抗生素能抑制转肽酶作用，阻碍黏肽合成中的交叉联结，致使细胞壁缺损，细菌最终破裂溶解而死亡。②增加细菌胞浆膜的通透性：制霉菌素和两性霉素 B 能与真菌胞浆膜中固醇类结合，使胞浆膜受损，膜通透性增加，细菌体内物质外流造成细菌死亡。③抑制细菌蛋白质合成：氨基苷类作用于核糖体的亚单位，在蛋白质合成过程中的起始阶段、肽链延长阶段和终止阶段以多种方式干扰敏感细菌蛋白质的合成。④抗叶酸代谢：磺胺类和甲氧苄啶（TMP）可阻滞敏感细菌叶酸合成，使细菌不能形成活化的四氢叶酸，从而影响核酸的合成。⑤抑制核酸代谢：利福平特异性地抑制细菌 DNA 依赖的 RNA 多聚酶，阻碍 mRNA 的合成，杀灭细菌。

59. 答：①产生灭活酶：如细菌产生的 β-内酰胺酶可以水解破坏青霉素类和头孢菌素类的抗菌活性结构 β-内酰胺环，使其失去杀菌活性。②靶位的修饰和变化：如耐喹诺酮类细菌由于基因突变引起自身 DNA 回旋酶 A 亚基变异，降低了喹诺酮类与 DNA 回旋酶的亲和力。使其失去杀菌作用。③降低外膜的通透性：如革兰阴性菌外膜孔蛋白的量减少或孔径减小，将减少经这些通道进入的物质的量。耐药菌的这种改变使药物不易进入靶部位。④加强主动流出系统：细菌由于加强主动流出系统外排而致耐药的抗菌药物有四环素类、氯霉素、喹诺酮类、大环内酯类和 β-内酰胺类。

60. 答：菌体蛋白质合成分为：起始，肽链的合成及延伸，终止 3 个阶段。氯霉素与核蛋白体 50S 亚基结合，抑制肽酰基转移酶。四环素与核蛋白体 30S 亚基上"A 位"结合，阻止 tRNA 与 A 位结合。上两药均抑制肽链的延伸。链霉素抑制 70S 始动复合物形成，又选择性与 30S 亚基上靶蛋白结合，使 mRNA 密码错译，导致异常无功能蛋白质的合成，还能阻碍终止因子与核蛋白体 A 位结合使已合成的肽链不能释放，并阻止 70S 核蛋白体的解体。

61. 答：分两类。①抗真菌抗生素，包括两性霉素 B、制霉菌素、灰黄霉素等。②合成抗真菌药，包括唑类、丙烯胺类、氟胞嘧啶等。其中唑类药物按结构不同又分为咪唑类和三唑类。

62. 答：①阻止病毒吸附于宿主细胞。②阻止病毒进入宿主细胞。③抑制病毒核酸复制。④增强宿主抗病能力。

63. 答：①干扰核酸生物合成的药物。②直接影响 DNA 结构与功能的药物。③干扰转录过程和阻止 RNA 合成的药物。④干扰蛋白质合成与功能的药物。⑤影响激素平衡的药物。

64. 答：肿瘤增殖细胞群中细胞生长繁殖周期分为 4 个时期：①DNA 合成前期（G_1期）。②DNA 合成期（S 期）。③DNA 合成后期（G_2期）。④有丝分裂期（M 期）。

§3　药剂学基本知识习题集

一、选择题

【A 型题】

1. 下列关于药典的描述错误的是　　　　　　　　　　　　　　　　（　　）
A. 《中国药典》的全称是《中华人民共和国药典》　　B. 《美国药典》简称 USP，《英国药典》简称 BP　　C. 《中国药典》（2010 年版）的施行时间是 2010 年 1 月 1 日　　D. 药典收载的制剂品种比市售品种少　　E. 药典是一个国家记载药品标准、规格的法典

2. 以下关于剂型重要性的描述错误的是　　　　　　　　　　　　　（　　）
A. 剂型可改变药物的作用速度　　B. 剂型可改变药物的作用性质　　C. 剂型可产生靶向作用　　D. 剂型可降低药物的毒副作用　　E. 剂型改变药物在体内的半衰期

3. 下列关于剂型的描述错误的是　　　　　　　　　　　　　　　　（　　）
A. 剂型系指某一药物的具体品种　　B. 同一种原料药可以根据临床的需要制成多种剂型　　C. 同一种剂型可以有不同的药物　　D. 土霉素片、阿司匹林片、醋酸地塞米松片等均为片剂剂型　　E. 药物剂型必须适应给药途径

4. 以下关于药剂学概念的描述正确的是　　　　　　　　　　　　　（　　）
A. 以病人为对象，研究合理、有效、安全用药等，与临床治疗学紧密联系的新学科　　B. 采用数学的方法，研究药物在体内的吸收、分布、代谢与排泄的经时过程与药效之间关系的学科　　C. 研究药物在体内的吸收、分布、代谢与排泄的机制及过程，阐明药物因素、剂型因素和生理因素与药效之间关系的边缘学科　　D. 研究药物制剂的基本理论、处方设计、制备工艺、质量控制和合理使用等内容的综合性应用技术科学　　E. 研究药物制剂的处方理论、制备工艺和合理使用的综合性技术科学

5. 世界上最早的药典是　　　　　　　　　　　　　　　　　　　　（　　）
A. 《本草纲目》　　B. 《新修本草》　　C. 《黄帝内经》　　D. 《山海经》　　E. 《佛罗伦萨处方集》

6. 下列关于粉体润湿性的描述正确的是　　　　　　　　　　　　　（　　）
A. 粉体的润湿性常用接触角表示　　B. 粉体的润湿性常用休止角表示　　C. 接触角小，粉体的润湿性差　　D. 休止角小，粉体的润湿性差　　E. 粉体的润湿性与颗粒剂的崩解无关

7. 《中国药典》（2010 年版）规定，制药工业用筛的"目"数是表示　　（　　）
A. 每厘米长度上筛孔数目　　B. 每分米上筛孔数目　　C. 每英寸长度上筛孔数目　　D. 每英尺长度上筛孔数目　　E. 每寸长度上筛孔数目

8. 一般应制成倍散的是 （　　）

A. 含毒性药物的散剂　　B. 外用散剂　　C. 含低共熔成分的散剂　　D. 含液体成分的散剂　　E. 眼用散剂

9. CRH 为评价散剂下列哪项性质的指标 （　　）

A. 流动性　　B. 吸湿性　　C. 聚集性　　D. 润湿性　　E. 黏附性

10. 用包括粉体本身孔隙及粒子间孔隙在内的体积计算的密度为 （　　）

A. 真密度　　B. 堆密度　　C. 粒密度　　D. 高压密度　　E. 振实密度

11. 颗粒剂整粒时先用下列哪种筛除去粗大颗粒，再用五号筛筛去细粉 （　　）

A. 一号筛　　B. 二号筛　　C. 三号筛　　D. 四号筛　　E. 六号筛

12. 水溶性颗粒剂的制备工艺为 （　　）

A. 原辅料混合、制湿颗粒、干燥、制软材、整粒与分级、装袋　　B. 原辅料混合、制软材、制湿颗粒、干燥、整粒与分级、装袋　　C. 原辅料混合、制湿颗粒、制软材、干燥、整粒与分级、装袋　　D. 原辅料混合、制软材、整粒与分级、干燥、装袋　　E. 原辅料混合、制湿颗粒、制软材、整粒与分级、干燥、装袋

13. 在粉碎过程中，能将已达到粉碎要求的粉末及时排出且不影响粗粒继续粉碎的方法是 （　　）

A. 自由粉碎　　B. 闭塞粉碎　　C. 低温粉碎　　D. 混合粉碎　　E. 单独粉碎

14. 泡腾性颗粒剂遇水，颗粒剂中的有机酸与弱碱发生中和反应，产生大量气泡，此气体为 （　　）

A. N_2　　B. H_2　　C. NO_2　　D. O_2　　E. CO_2

15. 散剂制备的一般工艺流程为 （　　）

A. 物料前处理、筛分、粉碎、混合、分剂量、质量检查、包装储存　　B. 物料前处理、粉碎、筛分、分剂量、混合、质量检查、包装储存　　C. 物料前处理、粉碎、筛分、混合、分剂量、质量检查、包装储存　　D. 物料前处理、筛分、分剂量、粉碎、混合、质量检查、包装储存　　E. 粉碎、物料前处理、筛分、混合、分剂量、质量检查、包装储存

16. 可作片剂中的肠溶型薄膜衣材料的是 （　　）

A. PEG-400　　B. 山梨酸　　C. HPMCP　　D. 泊洛沙姆　　E. 卵磷脂

17. 压片时不是造成黏冲的原因的是 （　　）

A. 冲模表面粗糙　　B. 颗粒含水过多　　C. 压力过大　　D. 润滑剂选用不当　　E. 润滑剂用量不足

18. 常用作片剂润滑剂的辅料是 （　　）

A. 硬脂酸镁　　B. 淀粉　　C. 乙醇　　D. 微晶纤维素　　E. 糖浆

19. 反映难溶性固体药物吸收的体外指标主要是 （　　）

A. 溶出度　　B. 崩解时限　　C. 片重差异　　D. 脆碎度　　E. 硬度

20. 可作片剂中的崩解剂的辅料是 （　　）

A. PEG-400　　B. 硬脂酸镁　　C. HPMCP　　D. 泊洛沙姆　　E. 交联聚乙

烯吡咯烷酮

21. 下列哪种片剂是以碳酸氢钠与枸橼酸为崩解剂 　　　　　　　（　　）
　　A. 泡腾片　　B. 分散片　　C. 缓释片　　D. 舌下含片　　E. 咀嚼片

22. 《中国药典》（2010 年版）规定薄膜衣片的崩解时限是 　　　　（　　）
　　A. 15 分钟　　B. 30 分钟　　C. 60 分钟　　D. 90 分钟　　E. 120 分钟

23. 片剂包糖衣的工序是 　　　　　　　　　　　　　　　　　　（　　）
　　A. 有色糖衣层→糖衣层→粉衣层→隔离层→打光　　B. 隔离层→糖衣层→粉衣
　　层→有色糖衣层→打光　　C. 隔离层→粉衣层→糖衣层→有色糖衣层→打光
　　D. 隔离层→有色糖衣层→粉衣层→糖衣层→打光　　E. 粉衣层→有色糖衣层→
　　隔离层→糖衣层→打光

24. 药物的溶出速度方程是 　　　　　　　　　　　　　　　　　（　　）
　　A. Noyes-Whitney 方程　　B. Fick's 定律　　C. Stoke's 定律　　D. 牛顿方程
　　E. Arrhenius 定律

25. 湿法制粒压片的生产流程是 　　　　　　　　　　　　　　　（　　）
　　A. 粉碎→筛分→混合→制湿颗粒→制软材→干燥→整粒→压片→包衣　　B. 粉
　　碎→筛分→混合→制软材→制湿颗粒→整粒→干燥→压片→包衣　　C. 粉碎→筛
　　分→混合→制湿颗粒→制软材→整粒→干燥→压片→包衣　　D. 粉碎→筛分→制
　　软材→混合→整粒→制湿颗粒→干燥→压片→包衣　　E. 粉碎→筛分→混合→制
　　软材→制湿颗粒→干燥→整粒→压片→包衣

26. 小剂量药物片剂必须检查的项目是 　　　　　　　　　　　　（　　）
　　A. 片重差异　　B. 硬度和脆碎度　　C. 崩解度　　D. 溶出度或释放度
　　E. 含量均匀度

27. 下列关于片剂的描述错误的是 　　　　　　　　　　　　　　（　　）
　　A. 片剂的种类多，有分散片、包衣片、咀嚼片、泡腾片等　　B. 片剂为药物与
　　辅料混合均匀后压制而成的片状制剂　　C. 片剂的生产机械化、自动化程度较高
　　D. 片剂的运输、储存、携带及应用均方便　　E. 片剂的剂量准确、性状稳定、
　　生产成本较高

28. 粉末直接压片时，既可作稀释剂，还可作黏合剂、崩解剂的辅料是 　　（　　）
　　A. 糖粉　　B. 甘露醇　　C. 淀粉　　D. 糊精　　E. 微晶纤维素

29. 以下不会造成片重差异超限的原因是 　　　　　　　　　　　（　　）
　　A. 颗粒过硬　　B. 颗粒大小不均匀　　C. 加料斗中颗粒过多或过少　　D. 下
　　冲升降不灵活　　E. 颗粒的流动性不好

30. 片剂的单剂量包装主要是采用 　　　　　　　　　　　　　　（　　）
　　A. 玻璃瓶　　B. 泡罩式和窄条式包装　　C. 塑料瓶　　D. 药袋　　E. 软塑
　　料袋

31. 下列关于片剂的质量检查，描述错误的是 　　　　　　　　　（　　）
　　A. 凡检查溶出度的片剂不进行崩解时限的检查　　B. 肠溶衣片在人工胃液中不
　　崩解　　C. 片剂的片重差异检查时，所取片数为 10 片　　D. 口含片、咀嚼片不
　　进行崩解时限的检查　　E. 片剂表面应色泽均匀、光洁、无杂斑、无异物

32. 片剂中加入过量的哪种辅料，很可能会造成片剂的崩解迟缓 （ ）
    A. PEG B. 乳糖 C. 硬脂酸镁 D. 滑石粉 E. 淀粉

33. 以下哪项是压片机中直接进行压片的部分，且决定了片剂的大小、形状 （ ）
    A. 调节器 B. 饲粉器 C. 冲模 D. 模圈 E. 加料斗

34. 下列哪种片剂用药后可缓慢释药，药效维持几周、几个月甚至几年 （ ）
    A. 多层片 B. 分散片 C. 植入片 D. 肠溶衣片 E. 溶液片

35. 下列关于片剂成型的影响因素，描述错误的是 （ ）
    A. 熔点低的药物，压出的片剂一般硬度较小 B. 弹性大的药物，一般可压性差 C. 塑性较强的药物受压易产生塑性变形，一般可压性好 D. 一般情况下，压力愈大，压出的片剂硬度愈大 E. 黏合剂可增加颗粒的结合力，易于压缩成形，但用量过多时，会影响片剂的溶出

36. 制备不透光的空胶囊，需加入的遮光剂是 （ ）
    A. 甘油 B. 二氧化钛 C. 琼脂 D. 食用染料 E. 二氧化硅

37. 下列各种规格的空胶囊中，容积最大的是 （ ）
    A. 0 号 B. 1 号 C. 2 号 D. 3 号 E. 4 号

38. 以下不属于胶囊剂质量检查项目的是 （ ）
    A. 外观 B. 装量差异限度 C. 含量均匀度 D. 融变时限 E. 崩解时限

39. 以下宜制成胶囊剂的是 （ ）
    A. O/W 乳剂 B. 药物的稀乙醇溶液 C. 维生素 E D. 硫酸锌 E. 甲醛

40. 以 PEG6000 为基质制备滴丸时，应选用哪一种冷凝液 （ ）
    A. 甘油 B. 水与乙醇的混合物 C. 液状石蜡 D. 液状石蜡与甘油的混合物 E. 水与甘油的混合物

41. 滴丸与软胶囊的相同点是 （ ）
    A. 均可包封液体药物 B. 均可采用压制法制备 C. 均以 PEG 为主要基质 D. 均可起速效作用 E. 均可采用滴制法制备

42. 空胶囊的制备工艺流程为 （ ）
    A. 溶胶→干燥→蘸胶→拔壳→切割→整理 B. 溶胶→蘸胶→干燥→拔壳→切割→整理 C. 溶胶→蘸胶→拔壳→干燥→整理 D. 溶胶→切割→蘸胶→拔壳→干燥→整理 E. 溶胶→切割→干燥→蘸胶→拔壳→整理

43. 滴丸的制备工艺流程为 （ ）
    A. 药物+基质→熔融→滴制→冷却→洗丸→干燥→选丸→质检→分装 B. 药物+基质→混悬或熔融→滴制→冷却→洗丸→干燥→选丸→质检→分装 C. 药物→混悬→滴制→冷却→洗丸→干燥→选丸→质检→分装 D. 药物→混悬或熔融→滴制→洗丸→干燥→选丸→质检→分装 E. 药物+基质→混悬或熔融→滴制→洗丸→干燥→选丸→质检→分装

44. 药物为混悬液时，计算软胶囊的大小，应选用 （ ）
    A. 置换价 B. 黏度 C. 流出速度 D. HLB 值 E. 基质吸附率

45. 以下关于滴丸剂的特点，叙述错误的是 （ ）
   A. 设备简单、操作方便、生产率高　　B. 工艺条件不易控制　　C. 采用固体分散技术制备的滴丸具有起效迅速、生物利用度高的特点　　D. 基质容纳液态药物量大，故可使液态药物固化　　E. 有可用于耳科、眼科的滴丸

46. 2010年版《中国药典》规定，胶囊剂平均装量0.30g以下时，装量差异限度为 （ ）
   A. ±5%　　B. ±7.5%　　C. ±10%　　D. ±12.5%　　E. ±15%

47. 滴丸剂的水溶性基质不包括 （ ）
   A. 甘油明胶　　B. 硬脂酸钠　　C. PEG类　　D. 虫蜡　　E. 肥皂类

48. 下列有关栓剂的表述，错误的是 （ ）
   A. 栓剂在常温下为固体　　B. 最常用的是肛门栓和阴道栓　　C. 药物与基质应混合均匀，栓剂外形应完整光滑　　D. 栓剂可产生润滑、收敛、抗菌等局部作用，不能产生全身作用　　E. 栓剂的形状因使用腔道不同而异

49. 制备水溶性基质的栓剂时，可用下列哪种润滑剂 （ ）
   A. 液状石蜡　　B. PEG　　C. 软肥皂　　D. 甘油　　E. 95%乙醇

50. 下列基质中，常用作阴道栓剂基质的是 （ ）
   A. 甘油明胶　　B. 凡士林　　C. 可可豆脂　　D. 羊毛脂　　E. PEG

51. 一般由直肠吸收的栓剂，不经肝脏而直接进入大循环的有 （ ）
   A. 10%～30%　　B. 20%～50%　　C. 30%～50%　　D. 50%～75%
   E. 75%～90%

52. 肛门栓剂的常见形状是 （ ）
   A. 鸭嘴形　　B. 鱼雷形　　C. 球形　　D. 卵形　　E. 圆锥形

53. 以下不是栓剂质量检查项目的是 （ ）
   A. 硬度　　B. 融变时限　　C. 重量差异　　D. 刺激性　　E. 药物溶出速度和吸收试验

54. 以下关于栓剂基质质量要求的描述，错误的是 （ ）
   A. 室温时应具有适宜的硬度　　B. 具有润湿或乳化能力　　C. 基质的熔点与凝固点的间距应大　　D. 适用于冷压法和热熔法　　E. 在体温下易软化、融化或溶解

55. 以下关于栓剂基质的描述，错误的是 （ ）
   A. 半合成山苍子油酯是一种天然的油脂性基质　　B. 半合成山苍子油酯的产品规格不同，熔点不同，常用的是38型　　C. 可可豆脂因具有同质多晶现象，通常应缓缓升温至2/3时，停止加热　　D. 甘油明胶、PEG、泊洛沙姆都是水溶性基质　　E. 甘油明胶是由明胶、甘油、水按一定比例制成的

56. 下列哪项不是栓剂的油脂性基质 （ ）
   A. 可可豆脂　　B. 聚氧乙烯（40）单硬脂酸脂类　　C. 半合成棕榈油酯　　D. 硬脂酸丙二醇酯　　E. 半合成椰油酯类

57. 以下关于局部作用栓剂的描述，错误的是 （ ）
   A. 局部作用的栓剂只在腔道局部起作用，应具有缓慢持久作用　　B. 水溶性基

质较脂溶性基质更有利于发挥局部药效 C. 应选择熔化或溶解、释药速度慢的栓剂基质 D. 甘油明胶基质常用于局部杀虫、抗菌的阴道栓基质 E. 须加入吸收促进剂

58. 凡士林仅能吸收约 5% 的水，为改善其吸水性常与之合用的基质是 （ ）

A. 石蜡 B. 羊毛脂 C. 蜂蜡 D. 鲸蜡醇 E. 二甲硅油

59. 下列关于软膏剂基质的叙述，错误的是 （ ）

A. 油脂性基质对皮肤有软化保护作用，且易清洗 B. 水溶性基质释放药物较快 C. 水溶性基质可用于有多量渗出液的创面 D. O/W 型乳剂型基质需加入保湿剂 E. O/W 型乳剂型基质不可用于有多量渗出液的创面

60. 制备乳剂型基质的软膏剂时，油相与水相的温度一般控制在 （ ）

A. 50℃ B. 60℃ C. 70℃ D. 80℃ E. 90℃

61. 下列不属于油脂性基质的是 （ ）

A. 石蜡 B. 凡士林 C. 鲸蜡 D. 二甲硅油 E. 十二烷基硫酸钠

62. 下列不属于软膏剂附加剂的是 （ ）

A. 抗氧剂 B. 润滑剂 C. 保湿剂 D. 透皮促进剂 E. 防腐剂

63. 氮酮在全身作用软膏剂中的作用是 （ ）

A. 保湿作用 B. 润滑作用 C. 乳化作用 D. 分散作用 E. 促渗作用

64. 下列不属于软膏剂的质量检查项目的是 （ ）

A. 熔程 B. 黏度和流变性 C. 刺激性 D. 融变时限 E. 微生物限度

65. 将矿物油和氧化锌混研并调制到软膏剂基质中的方法是 （ ）

A. 乳化法 B. 冷压法 C. 研磨法 D. 熔融法 E. 粉碎法

66. 在油脂性软膏基质中，液状石蜡主要的作用是 （ ）

A. 作为保湿剂 B. 作为乳化剂 C. 改善基质的吸水性 D. 作为防腐剂 E. 调节基质的稠度

67. 制备混悬型眼膏剂时，不溶性药物必须通过几号筛 （ ）

A. 五号筛 B. 六号筛 C. 七号筛 D. 八号筛 E. 九号筛

68. 下列关于气雾剂的概念，叙述正确的 （ ）

A. 是借助于手动泵的压力将药液喷成雾状的制剂 B. 系指药物与适宜抛射剂装于具有特制阀门系统的耐压容器中而制成的制剂 C. 系指微粉化药物与载体以胶囊、泡囊或高剂量储库形式，采用特制的干粉吸入装置，由病人主动吸入雾化药物的制剂 D. 系指微粉化药物与载体以胶囊、泡囊储库形式装于具有特制阀门系统的耐压密封容器中而制成的制剂 E. 系指药物与适宜抛射剂采用特制的干粉吸入装置，由病人主动吸入雾化药物的制剂

69. 下列不属于气雾剂特点的是 （ ）

A. 具有速效和定位作用 B. 由于容器不透光、不透水，故能增加药物的稳定性 C. 可以用定量阀门准确控制剂量 D. 药物可避免胃肠道的破坏和肝脏首过作用 E. 治疗用的气雾剂适宜心脏病病人使用

70. 吸入气雾剂药物的主要吸收部位在 （ ）

    A. 气管   B. 咽喉   C. 鼻黏膜   D. 肺泡   E. 口腔

71. 气雾剂的质量检查项目不包括 （ ）

    A. 安全、漏气检查   B. 喷射总揿次   C. 排空率   D. 喷出总量检查
    E. 喷雾的药物粒度

72. 混悬型气雾剂的组成部分不包括 （ ）

    A. 耐压容器   B. 润湿剂   C. 阀门系统   D. 潜溶剂   E. 抛射剂

73. 以下关于喷雾剂的叙述，错误的是 （ ）

    A. 制备喷雾剂时，可按药物的性质添加适宜的附加剂   B. 喷雾剂不含抛射剂，
无大气污染   C. 喷雾剂可借助手动泵的压力、高压气体、超声振动等方法将内
容物以雾状等形态喷出   D. 适合于肺部吸入以及舌下、鼻黏膜给药   E. 按
分散系统可分为溶液型、混悬型和乳剂型

74. 以下不属于膜剂特点的是 （ ）

    A. 工艺简单，生产中没有粉末飞扬   B. 体积小，质量轻，载药量大
C. 应用、携带及运输方便   D. 成膜材料较其他剂型用量小   E. 重量差异
不易控制，收率不高

75. 膜剂的成膜材料不包括 （ ）

    A. 明胶   B. 乙烯-醋酸乙烯共聚物   C. 聚乙烯醇   D. 阿拉伯胶
E. 醋酸乙烯

76. 以下关于涂膜剂的叙述，错误的是 （ ）

    A. 涂膜剂是一种可内服和外用的液体制剂   B. 常用的成膜材料有聚乙烯醇、
聚乙烯吡咯烷酮等   C. 溶剂一般为乙醇、丙酮或两者的混合物   D. 涂膜剂
外用时涂于患处，溶剂挥发后形成薄膜，对患处有保护作用   E. 常用的增塑剂
有甘油、丙二醇等

77. 以下不能作为气雾剂抛射剂的是 （ ）

    A. 氟氯烷烃类   B. 氢氟烷烃类   C. CO_2 D. 正丁烷   E. 乙醇

78. 以下可用作注射剂增溶剂的是 （ ）

    A. 吐温-80   B. 亚硫酸钠   C. 司盘-80   D. 硬脂酸钾   E. 三氯叔
丁醇

79. 输液剂应采用的灭菌方法是 （ ）

    A. 流通蒸汽灭菌   B. 低温间歇灭菌   C. 煮沸灭菌   D. 紫外灭菌
E. 热压灭菌

80. 下列有关热原的描述，错误的是 （ ）

    A. 热原具有滤过性   B. 热原可溶于水且耐热   C. 热原可以被活性炭吸附
D. 热原具有挥发性   E. 热原可被超声波破坏

81. 可用于静脉注射用乳剂的乳化剂的是 （ ）

    A. 吐温-80   B. 司盘-80   C. 月桂硫酸钠   D. 卖泽   E. 普流罗尼克
F-68

82. 静脉注射用脂肪乳剂输液中含有注射用甘油，其作用是 （ ）

    A. 助悬剂   B. 等渗调节剂   C. 乳化剂   D. 保湿剂   E. 增塑剂

83. 注射用青霉素粉针，临用前应加入   （　　）

    A. 原水   B. 注射用水   C. 灭菌注射用水   D. 蒸馏水   E. 去离子水

84. 注射用的针筒或其他玻璃器皿除热原可采用   （　　）

    A. 高温法   B. 酸碱法   C. 吸附法   D. 凝胶过滤法   E. 反渗透法

85. 以下可用作注射剂抗氧剂的是   （　　）

    A. 碳酸氢钠   B. 氯化钠   C. 硫代硫酸钠   D. 枸橼酸钠   E. EDTA-2Na

86. 以下可用作注射液等渗调节剂的是   （　　）

    A. 硼酸   B. HCl   C. 氯化钠   D. 苯甲醇   E. EDTA-2Na

87. 注射剂一般的生产流程是   （　　）

    A. 原辅料的准备→滤过→配制→灌封→灭菌→质量检查→包装   B. 原辅料的准备→灭菌→配制→滤过→灌封→质量检查→包装   C. 原辅料的准备→配制→滤过→灭菌→灌封→质量检查→包装   D. 原辅料的准备→配制→滤过→灌封→灭菌→质量检查→包装   E. 原辅料的准备→配制→灭菌→滤过→灌封→质量检查→包装

88. 描述影响药液过滤的因素，可采用的公式是   （　　）

    A. Stoke's 方程   B. Arrhenius 定律   C. Noyes-Whitney 方程   D. 牛顿定律   E. Poiseuile 公式

89. 以下关于过滤器的叙述，错误的是   （　　）

    A. 垂熔玻璃滤器可分为垂熔玻璃漏斗、垂熔玻璃滤球和垂熔玻璃滤棒 3 种   B. 垂熔玻璃滤器化学性质稳定，易清洗，不易出现裂漏、碎屑脱落等现象   C. 砂滤棒价廉易得，滤速快，但易于脱砂   D. 板框式压滤机在注射剂生产中，多用于预滤用   E. 微孔滤膜过滤器截留能力强，不易堵塞

90. 氯化钠等渗当量是指   （　　）

    A. 与 100g 药物成等渗的氯化钠质量   B. 与 10g 药物成等渗的氯化钠质量   C. 与 1g 药物成等渗的氯化钠质量   D. 与 10g 氯化钠成等渗的药物质量   E. 与 1g 氯化钠成等渗的药物质量

91. 以下不是注射用溶剂的是   （　　）

    A. 注射用水   B. 注射用油   C. 丙二醇   D. 乙醇   E. 二甲基亚砜

92. 验证热压灭菌法可靠性的参数是   （　　）

    A. F 值   B. F_0 值   C. D 值   D. Z 值   E. K 值

93. 无菌区的洁净度要求是   （　　）

    A. 100 级   B. 1 万级   C. 10 万级   D. 大于 10 万级   E. 30 万级

94. 注射剂的灌封过程中，可能出现的问题不包括   （　　）

    A. 剂量不准   B. 喷瓶   C. 焦头   D. 瘪头   E. 封口不严

95. 以下关于滴眼剂的叙述，错误的是   （　　）

    A. 正常眼可耐受的 pH 值范围为 5～9   B. 除另有规定，滴眼剂应与泪液等渗   C. 滴眼剂可以是澄明溶液，也可以是混悬液   D. 适当减小滴眼剂的黏度，可

增强药物的吸收　　E. 药液刺激性大，不利于药物的吸收

96. 在注射剂生产中常用作滤过除菌的滤器是　　　　　　　　　　（　　）

　　A. 砂滤棒　　B. 布氏漏斗　　C. 0.22μm 微孔滤膜　　D. G3 垂熔玻璃滤器

　　E. G4 垂熔玻璃滤器

97. 以下关于输液的叙述，错误的是　　　　　　　　　　　　　　（　　）

　　A. 输液是指由动脉滴注输入体内的大剂量注射液　　B. 输液不含防腐剂或抑菌

剂　　C. 氯化钠注射液是属于电解质输液　　D. 葡萄糖注射液是属于营养输液

　　E. 输液的渗透压应调为等渗或偏高渗

98. 脂肪酸山梨坦类，商品名为　　　　　　　　　　　　　　　　（　　）

　　A. 苯扎氯铵　　B. 吐温类　　C. 司盘类　　D. 卖泽类　　E. 苄泽类

99. 下列不属于阴离子型表面活性剂的是　　　　　　　　　　　　（　　）

　　A. 碱金属皂　　B. 苯扎氯铵　　C. 磺酸化物　　D. 十二烷基硫酸钠

　　E. 有机胺皂

100. 乳剂在放置过程中，体系中分散相会逐渐集中在顶部或底部的现象称　（　　）

　　A. 乳化　　B. 絮凝　　C. 转相　　D. 乳析　　E. 破裂

101. 羧甲基纤维素钠可作为混悬剂中的　　　　　　　　　　　　　（　　）

　　A. 保湿剂　　B. 润湿剂　　C. 助悬剂　　D. 絮凝剂　　E. 反絮凝剂

102. HLB 值为多少的表面活性剂适合用做 O/W 型乳化剂　　　　　　（　　）

　　A. 3～8　　B. 8～16　　C. 7～9　　D. 13～18　　E. 18～20

103. 以下关于液体制剂的叙述，错误的是　　　　　　　　　　　　（　　）

　　A. 按给药途径，液体制剂可分为内服液体制剂、外用液体制剂　　B. 洗剂、搽

剂、合剂、滴耳剂、灌肠剂均属于外用液体制剂　　C. 按分散系统，液体制剂

可分为均相液体制剂和非均相液体制剂　　D. 溶胶剂、乳剂、混悬剂均属于非

均相液体制剂　　E. 低分子溶液剂分散相粒径一般小于 1nm

104. 混合后的表面活性剂 HLB 值可以用 HLB=∑（亲水基团 HLB 数）−∑（亲油基

团 HLB 数）+7 计算的表面活性剂是　　　　　　　　　　　　（　　）

　　A. 非离子表面活性剂　　B. 离子表面活性剂　　C. 阴离子表面活性剂

　　D. 阳离子表面活性剂　　E. 两性离子表面活性剂

105. 以胶类作乳化剂时，初乳中油（植物油）、水、胶三者的比例是　（　　）

　　A. 1∶1∶1　　B. 3∶2∶1　　C. 4∶2∶1　　D. 2∶2∶1　　E. 1∶2∶1

106. 下列关于溶胶剂的叙述，错误的是　　　　　　　　　　　　　（　　）

　　A. 溶胶剂属于热力学稳定体系　　B. 溶胶剂属于非均相分散体系　　C. 溶胶

剂可产生电泳现象　　D. 溶胶粒子有布朗运动　　E. 溶胶粒子具有双电层结构

107. 甲硝唑在水中的溶解度为 10%（W/V），如果使用水-乙醇混合溶剂，则溶解度提

高 5 倍，此作用是　　　　　　　　　　　　　　　　　　　　（　　）

　　A. 增溶　　B. 助溶　　C. 潜溶　　D. 防腐　　E. 增大溶液的 pH 值

108. 以下关于芳香水剂的叙述，错误的是　　　　　　　　　　　　（　　）

　　A. 系指芳香挥发性药物的饱和或近饱和的水溶液　　B. 用乙醇和水混合溶剂制

成的含大量挥发油的溶液，称为浓芳香水剂　　C. 芳香水剂有矫味、矫臭的作

用   D. 芳香水剂多数易分解、变质甚至霉变,故不宜大量配制和久储

E. 以药材为原料时,多采用渗漉法提取挥发油

109. 以下不是矫味剂的是   (   )

A. 甜味剂   B. 胶浆剂   C. 润湿剂   D. 芳香剂   E. 泡腾剂

110. 下列有关化学动力学的描述,错误的是   (   )

A. 化学动力学可作为药品稳定性的预测理论   B. 化学动力学是研究化学反应的速度以及影响因素的学科   C. 多数药物及其制剂的降解可按零级、一级或伪一级反应处理   D. 对于零级降解反应来讲,其反应速度与时间 t 的公式为 $\lg C=\dfrac{-K}{2.303}t+\lg C_0$ E. 一级反应速度与反应药物的浓度成正比

111. 酯类药物易产生   (   )

A. 聚合反应   B. 水解反应   C. 氧化反应   D. 光学异构化反应

E. 脱羧反应

112. 下列有关长期试验的叙述,错误的是   (   )

A. 接近药品的实际储存条件   B. 可为制定药物的有效期提供依据   C. 供试品五批,必须采用市售包装   D. 一般在室温下进行   E. 放置12个月,分别于0、3、6、9、12个月取样,12个月后,仍需继续考察分别于18、24、36个月取样进行检测

113. 某药物按一级反应分解,反应速度常数 K=0.0095(天$^{-1}$),问该药物的 $t_{1/2}$ 约为

(   )

A. 73天   B. 37天   C. 40天   D. 55天   E. 80天

114. 不能延缓药物水解的方法是   (   )

A. 降低温度   B. 调节 pH 值   C. 改变溶剂   D. 制成干燥粉末

E. 控制微量金属离子

115. 一般药物的有效期是指   (   )

A. 药物在室温下降解一半所需的时间   B. 药物在室温下降解 10% 所需的时间   C. 药物在高温下降解 10% 所需的时间   D. 药物在室温下降解 90% 所需的时间   E. 药物在高温下降解 90% 所需的时间

116. Arrhenius 方程定量描述   (   )

A. 湿度对反应速度的影响   B. 温度对反应速度的影响   C. 光线对反应速度的影响   D. 氧气浓度对反应速度的影响   E. pH 值对反应速度的影响

117. 加速试验要求在什么条件下放置 6 个月   (   )

A. 40℃±2℃,RH20%±5%   B. 40℃±2℃,RH75%±5%   C. 60℃±2℃,RH20%±5%   D. 60℃±2℃,RH75%±5%   E. 50℃±2℃,RH60%±5%

118. 防止药物氧化的措施中,错误的是   (   )

A. 加入抗氧剂   B. 通入惰性气体氮气   C. 加入金属离子螯合剂

D. 使用金属器皿   E. 通入二氧化碳

119. 在 pH-速度曲线图最低所对应的横坐标,即为   (   )

A. 最不稳定 pH 值　　B. 最稳定 pH 值　　C. 等电点　　D. 反应速度最高点

E. pH 值催化点

120. 下列不能作为固体分散体载体材料的是　　　　　　　　　　（　）

A. 聚乙二醇类　　B. 聚维酮　　C. 微晶纤维素　　D. 甘露醇　　E. 泊洛
沙姆

121. 下列可作为固体分散体难溶性载体材料的是　　　　　　　　（　）

A. 聚乙二醇类　　B. 聚维酮　　C. 微晶纤维素　　D. 乙基纤维素　　E. 泊
洛沙姆

122. 药物在固态载体材料中以分子状态分散时，称为　　　　　　（　）

A. 简单低共熔混合物　　B. 共沉淀物　　C. 分散物　　D. 玻璃溶液

E. 固态溶液

123. 下列不是固体分散体的制备方法的是　　　　　　　　　　　（　）

A. 熔融法　　B. 薄膜分散法　　C. 溶剂-熔融法　　D. 研磨法　　E. 溶
剂法

124. 下列属于天然高分子材料的囊材是　　　　　　　　　　　　（　）

A. 羧甲基纤维素　　B. 明胶　　C. 乙基纤维素　　D. 聚乳酸　　E. 聚维酮

125. 下列属于合成高分子材料的囊材是　　　　　　　　　　　　（　）

A. 甲基纤维素　　B. 明胶　　C. 聚维酮　　D. 乙基纤维素　　E. 聚乳酸

126. 可用作注射用包合材料的是　　　　　　　　　　　　　　　（　）

A. γ-环糊精　　B. α-环糊精　　C. β-环糊精　　D. 羟丙基-β-环糊精

E. 葡糖基-β-环糊精

127. 可用作缓释作用的包合材料的是　　　　　　　　　　　　　（　）

A. γ-环糊精　　B. α-环糊精　　C. β-环糊精　　D. 羟丙基-β-环糊精

E. 乙基化-β-环糊精

128. 微囊的制备方法中哪项属于相分离法的范畴　　　　　　　　（　）

A. 喷雾干燥法　　B. 液中干燥法　　C. 界面缩聚法　　D. 喷雾冻凝法

E. 空气悬浮法

129. 微囊的制备方法中哪项属于物理机械法的范畴　　　　　　　（　）

A. 凝聚法　　B. 液中干燥法　　C. 界面缩聚法　　D. 空气悬浮法　　E. 溶
剂非溶剂法

130. 微囊的制备方法中哪项属于化学法的范畴　　　　　　　　　（　）

A. 界面缩聚法　　B. 液中干燥法　　C. 溶剂非溶剂法　　D. 凝聚法

E. 喷雾冻凝法

131. 微囊质量的评定不包括　　　　　　　　　　　　　　　　　（　）

A. 形态与粒径　　B. 载药量　　C. 包封率　　D. 微囊药物的释放速率

E. 含量均匀度

132. 微囊的制备方法不包括　　　　　　　　　　　　　　　　　（　）

A. 凝聚法　　B. 液中干燥法　　C. 薄膜分散法　　D. 溶剂非溶剂法

E. 界面缩聚法

133. β-环糊精与挥发油制成的固体粉末为 （ ）
 A. 微囊 B. 化合物 C. 微球 D. 低共熔混合物 E. 包合物

134. 关于物理化学法制备微囊下列哪种叙述是错误的 （ ）
 A. 物理化学法又称相分离法 B. 单凝聚法、复凝聚法均属于此方法的范畴
 C. 适合于水溶性药物的微囊化 D. 微囊化在液相中进行，囊心物与囊材在一定条件下形成新相析出 E. 现已成为药物微囊化的主要方法之一

135. 关于单凝聚法制备微囊下列哪种叙述是错误的 （ ）
 A. 可选择明胶-阿拉伯胶为囊材 B. 适合于难溶性药物的微囊化 C. 凝聚剂的种类和 pH 值均是成囊的影响因素 D. 如果囊材是明胶，制备中可加入甲醛为固化剂 E. 单凝聚法属于相分离法的范畴

136. 关于复凝聚法制备微囊下列哪种叙述是错误的 （ ）
 A. 可选择明胶-阿拉伯胶为囊材 B. 适合于水溶性药物的微囊化 C. pH 值和浓度均是成囊的主要因素 D. 如果囊材中有明胶，制备中加入甲醛为固化剂 E. 复凝聚法属于相分离法的范畴

137. 关于微囊特点叙述错误的是 （ ）
 A. 微囊能掩盖药物的不良嗅味 B. 制成微囊能提高药物的稳定性 C. 微囊能防止药物在胃内失活或减少对胃的刺激性 D. 微囊能使液态药物固态化便于应用与储存 E. 微囊提高药物溶出速率

138. 将大蒜素制成微囊主要是为了 （ ）
 A. 提高药物的稳定性 B. 掩盖药物的气味 C. 使药物浓集于靶区
 D. 控制药物释放速率 E. 防止药物在胃内失活及减少对胃的刺激性

139. 关于包合物的叙述错误的是 （ ）
 A. 包合物是一种分子被包藏在另一种分子的空穴结构内的混合物 B. 包合物是一种药物被包裹在高分子材料中形成的囊状物 C. 包合物能增加难溶性药物溶解度 D. 包合物能使液态药物粉末化 E. 包合物能促进药物稳定化

140. 聚乙二醇在固体分散中的主要作用是 （ ）
 A. 黏合剂 B. 填充剂 C. 载体 D. 促使其溶化 E. 增塑剂

141. 用凝聚法制备微囊时，加入甲醛溶液是作为 （ ）
 A. 起泡剂 B. 固化剂 C. 增塑剂 D. 增溶剂 E. 助溶剂

142. 下列哪种方法不宜作为环糊精的包合方法 （ ）
 A. 饱和水溶液法 B. 重结晶法 C. 沸腾干燥法 D. 冷冻干燥法
 E. 喷雾干燥法

143. 固体分散技术中药物的存在状态不包括 （ ）
 A. 分子 B. 离子 C. 胶态 D. 微晶 E. 无定形

144. 制备固体分散体时液体药物在固体分散中所占比例不宜超过 （ ）
 A. 1:5 B. 1:6 C. 1:7 D. 1:8 E. 1:10

145. 下列关于 β-CD 包合物的叙述错误的是 （ ）
 A. 液体药物粉末化 B. 释药迅速 C. 无蓄积、无毒 D. 能增加药物的溶解度 E. 能增加药物的稳定性

146. 下列关于微囊特点的叙述错误的为 （　）
  A. 改变药物的物理特性　　B. 提高稳定性　　C. 掩盖不良气味　　D. 加快药物的释放　　E. 降低在胃肠道中的副作用

147. 可作为复凝聚法制备微囊的囊材为 （　）
  A. 阿拉伯胶-海藻酸钠　　B. 阿拉伯胶-桃胶　　C. 桃胶-海藻酸钠　　D. 明胶-阿拉伯胶　　E. 果胶-CMC

148. 单室脂质体的制备方法不包括 （　）
  A. 熔融法　　B. 注入法　　C. 超声波分散法　　D. 薄膜分散法　　E. 冷冻干燥法

149. 按分散系统分类，脂质体属于 （　）
  A. 乳浊液　　B. 混悬液　　C. 固体剂型　　D. 胶体微粒体系　　E. 真溶液剂

150. 采用单凝聚法，以明胶做囊材制备微囊时可采用作凝聚剂的是 （　）
  A. 石油醚　　B. 乙醚　　C. 甲醛　　D. 丙酮　　E. 甲酸

151. 用明胶与阿拉伯胶作囊材以复凝聚法制备微囊时，应将 pH 值调到 （　）
  A. 4～4.5　　B. 5～5.5　　C. 6～6.5　　D. 7～7.5　　E. 8～9

152. 用单凝聚法制备微囊，加入硫酸铵的作用是 （　）
  A. 作固化剂　　B. 调节 pH 值　　C. 增加胶体的溶解度　　D. 作凝聚剂　　E. 降低溶液的黏性

153. 影响渗透泵式控释制剂的释药速度的因素不包括 （　）
  A. 膜的厚度　　B. 释药小孔的直径　　C. pH 值　　D. 片芯的处方　　E. 膜的孔率

154. 关于控释制剂特点中，错误的论述是 （　）
  A. 释药速度接近一级速度　　B. 可使药物释药速度平稳　　C. 可减少给药次数　　D. 可减少药物的副作用　　E. 称为控释给药体系

155. 影响口服缓释、控制剂的设计的生物因素是 （　）
  A. 稳定性　　B. 代谢　　C. 油水分配系数　　D. 剂量大小　　E. pKa、解离度和水溶性

156. 影响口服缓、控释制剂的设计的理化因素不包括 （　）
  A. 稳定性　　B. 水溶性　　C. 油水分配系数　　D. 生物半衰期　　E. pKa、解离度

157. 制备渗透泵片剂常用的水不溶性聚合物是 （　）
  A. 聚乙烯　　B. 醋酸纤维素　　C. 聚乙二醇　　D. 卡波姆　　E. 硅橡胶

158. 一般制备缓、控释制剂的药物半衰期为 （　）
  A. <1h　　B. 2～8h　　C. 24～32h　　D. 32～48h　　E. >48h

159. 青霉素普鲁卡因盐的药效比青霉素钾显著延长，其原理是 （　）
  A. 药物的扩散减慢　　B. 减小了药物的粒径　　C. 药物的半衰期增加　　D. 制成了溶解度小的盐　　E. 生成了难溶性的盐

160. 下列除哪种药物外均可做成缓控释制剂 （　）

A. 抗生素　　B. 抗心律失常　　C. 降压药　　D. 抗哮喘药　　E. 解热镇痛药

161. 渗透泵片控释的基本原理是　　　　　　　　　　　　　　　　（　　）
　　A. 减慢了扩散　　B. 减少了溶出　　C. 药物通过包在外面的控释膜恒速释放　　D. 片内渗透压大于片外，将药物从细孔压出　　E. 片外渗透压大于片内，将药物从细孔压出

162. 下列哪种药物最适合作成缓控释制剂　　　　　　　　　　　　（　　）
　　A. 抗生素　　B. 半衰期小于 1 小时的药物　　C. 药效剧烈的药物　　D. 吸收很差的药物　　E. 氯化钾

163. 下列哪种药物最适合制成口服缓控释制剂　　　　　　　　　　（　　）
　　A. 青霉素钾（$t_{1/2}$ 0.7h）　　B. 异烟肼（$t_{1/2}$ 3.5h）　　C. 硝酸甘油（$t_{1/2}$ 2.8min）　　D. 地高辛（$t_{1/2}$ 72h）　　E. 磺胺二甲基嘧啶（$t_{1/2}$ 40h）

164. 某药物普通制剂的剂量为每日 3 次，每次 100mg，若制成缓、控释制剂，每日服用 1 次，则制成剂量应为每次　　　　　　　　　　　　　　　（　　）
　　A. 150mg　　B. 200mg　　C. 250mg　　D. 300mg　　E. 350mg

165. PVP 在渗透泵片中起的作用为　　　　　　　　　　　　　　　（　　）
　　A. 助悬剂　　B. 润湿剂　　C. 黏合剂　　D. 助渗剂　　E. 渗透压活性物质

166. 当相对生物利用度为普通制剂的多少时，可认为缓控释制剂与相应的普通制剂生物等效　　　　　　　　　　　　　　　　　　　　　　　　　　（　　）
　　A. 80%～100%　　B. 100%～120%　　C. 90%～110%　　D. 100%　　E. 80%～120%

167. 若药物主要在胃和小肠吸收，宜设计成多少小时口服一次的缓控释制剂　（　　）
　　A. 6 小时　　B. 12 小时　　C. 18 小时　　D. 24 小时　　E. 36 小时

168. 下列哪种为亲水性凝胶骨架片的材料　　　　　　　　　　　　（　　）
　　A. 硅橡胶　　B. 蜡类　　C. 海藻酸钠　　D. 聚乙烯　　E. 脂肪

169. 下列可用于溶蚀性骨架片材料的是　　　　　　　　　　　　　（　　）
　　A. 单棕榈酸甘油酯　　B. 卡波姆　　C. 无毒聚氯乙烯　　D. 甲基纤维素　　E. 乙基纤维素

170. 下列可用于不溶性骨架片材料的是　　　　　　　　　　　　　（　　）
　　A. 单棕榈酸甘油脂　　B. 卡波姆　　C. 脂肪类　　D. 甲基纤维素　　E. 乙基纤维素

171. 下列哪种属于骨架型缓控释制剂　　　　　　　　　　　　　　（　　）
　　A. 渗透泵型片　　B. 胃内滞留片　　C. 生物黏附片　　D. 溶蚀性骨架片　　E. 微孔膜包衣片

172. 下列哪种属于膜控型缓控释制剂　　　　　　　　　　　　　　（　　）
　　A. 渗透泵型片　　B. 胃内滞留片　　C. 生物黏附片　　D. 溶蚀性骨架片　　E. 微孔膜包衣片

173. 下列哪种缓控释制剂可采用熔融技术制粒后压片　　　　　　　（　　）
　　A. 渗透泵型片　　B. 亲水凝胶骨架片　　C. 溶蚀性骨架片　　D. 不溶性骨

架片　　E. 膜控片

174. 下列属于控制溶出行为为原理的缓控释制剂的方法　　　　　　（　　）
　　　A. 制成包衣小丸　　B. 制成溶解度小的盐　　C. 制成微囊　　D. 制成不溶性骨架片　　E. 制成乳剂

175. 下列属于控制扩散为原理的缓控释制剂的方法　　　　　　　　（　　）
　　　A. 与高分子化合物生成难溶性盐　　B. 控制粒子大小　　C. 制成微囊
　　　D. 用蜡类为基质做成溶蚀性骨架片　　E. 制成溶解度小的盐

176. 控释小丸或膜控型片剂的包衣中加入 PEG 的目的是　　　　　　（　　）
　　　A. 助悬剂　　B. 增塑剂　　C. 成膜剂　　D. 乳化剂　　E. 致孔剂

177. 测定缓、控释制剂释放度时，至少应测定几个取样点　　　　　　（　　）
　　　A. 1个　　B. 2个　　C. 3个　　D. 4个　　E. 5个

178. 测定缓、控释制剂释放度时，第一个取样点控制释放量在多少以下（　　）
　　　A. 10%　　B. 15%　　C. 20%　　D. 30%　　E. 50%

179. 关于缓释、控释制剂，叙述正确的为　　　　　　　　　　　　（　　）
　　　A. 用脂肪、蜡类等物质可制成不溶性骨架片　　B. 所有药物都可以采用适当的手段制备成缓释制剂　　C. 缓释制剂可克服普通制剂给药产生的峰谷现象，提供零级或近零级释药　　D. 青霉素普鲁卡因的疗效比青霉素钾的疗效显著延长，是由于青霉素普鲁卡因的溶解度比青霉素钾的溶解度小　　E. 生物半衰期很短的药物（<1h），为了减少给药次数，最好做成缓释、控释制剂

180. 关于渗透泵型控释制剂，错误的叙述为　　　　　　　　　　　（　　）
　　　A. 渗透泵型片剂工艺较难，价格较贵　　B. 渗透泵型片剂以零级释药，为控释制剂　　C. 半渗透膜的厚度、渗透性、片芯的处方、释药小孔的直径是制备渗透泵的关键　　D. 渗透泵型片剂的释药速度与 pH 值无关，在胃内与肠内的释药速度相等　　E. 渗透泵型片剂与包衣片剂很相似，只是在包衣片剂的一端用激光开一细孔，药物由细孔流出

181. 除下列哪项外，均可用于制备口服缓控释制剂　　　　　　　　（　　）
　　　A. 用不溶性材料作骨架制备片剂　　B. 用 EC 包衣制成微丸，装入胶囊
　　　C. 用 PEG 类作基质制备固体分散体　　D. 制成胶囊　　E. 用蜡类为基质做成溶蚀性骨架片

182. 下列除哪种方法外均可用于制备口服缓控释制剂　　　　　　　（　　）
　　　A. 制成亲水凝胶骨架片　　B. 用蜡类为基质做成溶蚀性骨架片　　C. 控制粒子大小　　D. 用无毒塑料做骨架制备片剂　　E. 用 EC 包衣制成微丸，装入胶囊

183. 关于缓控释制剂叙述错误的是　　　　　　　　　　　　　　　（　　）
　　　A. 缓释制剂系指用药后能在较长时间内持续释放药物以达到延长药效目的的制剂　　B. 控释制剂系指药物能在设定的时间内自动地以设定的速度释放的制剂　　C. 口服缓（控）释制剂，药物在规定溶剂中，按要求缓慢地非恒速释放药物　　D. 对半衰期短或需频繁给药的药物，可以减少服药次数　　E. 使血液浓度平稳，避免峰谷现象，有利于降低药物的毒副作用

184. 透皮吸收制剂中加入"Azone"的目的是 （　）
   A. 增加塑性　　B. 产生微孔　　C. 渗透促进剂促进主药吸收　　D. 抗氧剂增加主药的稳定性　　E. 防腐抑菌剂

185. 药物透皮吸收是指 （　）
   A. 药物通过表皮到达深层组织　　B. 药物主要通过毛囊和皮脂腺到达体内　　C. 药物通过表皮在用药部位发挥作用　　D. 药物通过表皮，被毛细血管和淋巴吸收进入体循环的过程　　E. 药物通过破损的皮肤进入体内的过程

186. 对经皮吸收制剂的错误表述是 （　）
   A. 皮肤有水合作用　　B. 透过皮肤吸收起局部治疗作用　　C. 释放药物较持续平衡　　D. 透过皮肤吸收起全身治疗作用　　E. 根据治疗要求，可随时终止给药

187. 不作为软膏透皮吸收促进剂使用的是 （　）
   A. 尿素　　B. Azone　　C. 表面活性剂　　D. 二甲基亚砜　　E. 三氯叔丁醇

188. 经皮给药制剂中主要的剂型为 （　）
   A. 软膏剂　　B. 硬膏剂　　C. 涂剂　　D. 贴剂　　E. 气雾剂

189. 在皮肤的基本生理结构中，是药物经皮吸收的主要屏障部位的是 （　）
   A. 真皮　　B. 活性表皮　　C. 角质层　　D. 脂肪层　　E. 皮下脂肪组织

190. 下列哪种体外实验装置可以对透皮吸收机制进行更好的评价 （　）
   A. Franz 扩散池　　B. 立式扩散池　　C. 限量扩散池　　D. 流动扩散池　　E. 水平扩散池

191. 经皮吸收制剂中药物适宜的辛醇/水分配系数的对数值为 （　）
   A. 1~4　　B. 1~5　　C. 1~6　　D. 2~5　　E. 2~6

192. 下列可作经皮吸收制剂中的背衬材料的是 （　）
   A. 卡波姆　　B. 聚乙烯醇　　C. 铝箔　　D. 聚氯乙烯　　E. 乙烯-醋酸乙烯共聚物

193. 下列不属于经皮吸收促进剂的是 （　）
   A. 硬脂酸　　B. 乙醇　　C. 丙二醇　　D. Azone　　E. 月桂硫酸钠

194. 下列适于制成经皮吸收制剂的药物是 （　）
   A. 熔点高的药物　　B. 离子型药物　　C. 相对分子质量大于 600 的药物　　D. 每天剂量大于 10mg 以上的药物　　E. 在油中及水中溶解度都较好的药物

195. 下列关于经皮吸收制剂的叙述正确的是 （　）
   A. 药物的熔点高，有利于透皮吸收　　B. 剂量大的药物适合经皮给药　　C. 分子质量大的药物，有利于透皮吸收　　D. 经皮给药能使药物直接进入血液循环，可避免首过效应　　E. 经皮吸收制剂需要频繁给药

196. 下列关于经皮吸收制剂错误的叙述是 （　）
   A. 是指药物从特殊设计的装置释放，通过角质层，产生全身治疗作用的控释给药剂型　　B. 能保持血药水平较长时间稳定在治疗有效浓度范围内　　C. 能避免胃肠道及肝的首过作用　　D. 改善病人的顺应性，不必频繁给药　　E. 使用

方便，可随时给药或中断给药

197. 经皮吸收制剂中既能提供释放的药物，又能供给释药的能量的是 （ ）

    A. 背衬层   B. 药物储库   C. 控释膜   D. 黏附层   E. 保护层

198. 经皮吸收制剂中一般由 EVA 和致孔剂组成的是 （ ）

    A. 背衬层   B. 药物储库   C. 控释膜   D. 黏附层   E. 保护层

199. 经皮吸收制剂可分为哪两大类 （ ）

    A. 储库型和骨架型   B. 有限速膜型和无限速膜型   C. 膜控释型和微储库型   D. 微孔骨架型和多储库型   E. 黏胶分散型和复合膜型

200. 经皮吸收制剂中胶黏层常用的是 （ ）

    A. 聚乙烯醇   B. 聚酯   C. 压敏胶   D. 乙基纤维素   E. 卡波姆

201. 一般相对分子质量大于多少的药物，较难通过角质层 （ ）

    A. 100   B. 200   C. 300   D. 500   E. 600

202. 一般相对分子质量大于多少的药物，药物不能透过皮肤 （ ）

    A. 600   B. 1000   C. 2000   D. 3000   E. 6000

203. 下列透皮给药制剂的叙述哪种是错误的 （ ）

    A. 不受胃肠道 pH 值等影响   B. 无首过作用   C. 不受角质层屏障干扰   D. 释药平稳   E. 使用方便

204. 关于影响药物的透皮吸收的因素叙述错误的是 （ ）

    A. 一般而言，药物穿透皮肤的能力是水溶性药物>油溶性药物   B. 药物的吸收速率与分子量成反比   C. 低熔点的药物容易渗透通过皮肤   D. 一般完全溶解呈饱和状态的药液，透皮过程易于进行   E. 一般而言，油脂性基质是水蒸发的屏障，可增加皮肤的水化作用，从而有利于经皮吸收

205. 不同的基质中药物吸收的速度为 （ ）

    A. 乳剂型>动物油脂>植物油>烃类   B. 烃类>动物油脂>植物油>乳剂型   C. 乳剂型>植物油>动物油脂>烃类   D. 乳剂型>烃类>动物油脂>植物油   E. 动物油脂>乳剂型>植物油>烃类

206. 下列不属于药物性质影响透皮吸收的因素是 （ ）

    A. 熔点   B. 分子量   C. 药物溶解性   D. 在基质中的状态   E. 基质的 pH 值

207. 透皮制剂中加入 DMSO 的目的是 （ ）

    A. 增加塑性   B. 促进药物的吸收   C. 起分散作用   D. 起致孔剂的作用   E. 增加药物的稳定性

208. 不属于物理化学靶向制剂的是 （ ）

    A. 磁性制剂   B. pH 敏感的靶向制剂   C. 靶向给药乳剂   D. 栓塞靶向制剂   E. 热敏靶向制剂

209. 脂质体属于哪一类靶向制剂 （ ）

    A. 主动靶向制剂   B. 被动靶向制剂   C. 物理化学靶向制剂   D. 热敏感靶向制剂   E. pH 敏感靶向制剂

210. 微球属于哪一类靶向制剂 （ ）

A. 主动靶向制剂　　　B. 被动靶向制剂　　　C. 物理化学靶向制剂　　　D. 热敏感靶向制剂　　　E. 磁性靶向制剂

211. 下列属于主动靶向制剂的是　　　　　　　　　　　　　　　　　　　（　　）
　　A. 脂质体　　B. 纳米球　　C. 磁性微球　　D. 靶向乳剂　　E. 免疫脂质体

212. 下列哪种靶向制剂属于被动靶向制剂　　　　　　　　　　　　　　　（　　）
　　A. 热敏脂质体　　B. 长循环脂质体　　C. 免疫脂质体　　D. 脂质体　　E. pH敏感脂质体

213. 脂质体具有哪些特性不包括　　　　　　　　　　　　　　　　　　　（　　）
　　A. 靶向性　　B. 缓释性　　C. 放置很稳定　　D. 降低药物毒性　　E. 提高药物稳定性

214. 脂质体的骨架材料为　　　　　　　　　　　　　　　　　　　　　　（　　）
　　A. 吐温和胆固醇　　B. 磷脂和胆固醇　　C. 司盘和磷脂　　D. 司盘和胆固醇　　E. 磷脂和吐温

215. 属于主动靶向的制剂有　　　　　　　　　　　　　　　　　　　　　（　　）
　　A. 糖基修饰脂质体　　B. 纳米囊　　C. 静脉注射乳剂　　D. 聚乳酸微球　　E. pH敏感的口服结肠定位制剂

216. 关于纳米粒的叙述错误的是　　　　　　　　　　　　　　　　　　　（　　）
　　A. 具有靶向性　　B. 粒径为 10~1000nm　　C. 具有缓释性　　D. 可提高药效、降低毒副作用　　E. 是高分子物质组成的固态胶体粒子

217. 脂质体的制备方法不包括　　　　　　　　　　　　　　　　　　　　（　　）
　　A. 注入法　　B. 薄膜分散法　　C. 复凝聚法　　D. 逆相蒸发法　　E. 冷冻干燥法

218. 下列关于靶向制剂的概念正确的描述是　　　　　　　　　　　　　　（　　）
　　A. 靶向制剂又叫自然靶向制剂　　B. 靶向制剂是指进入体内的载药微粒被巨噬细胞摄取，通过正常生理过程运至肝、脾等器官的剂型　　C. 靶向制剂是将微粒表面修饰后作为"导弹"性载体，将药物定向地运送到并浓集于预期的靶向部位发挥药效的靶向制剂　　D. 靶向制剂是通过载体使药物浓集于病变部位的给药系统　　E. 靶向制剂是利用某种物理或化学的方法使靶向制剂在特定部位发挥药效的制剂

219. 关于生物药剂学含义叙述错误的是　　　　　　　　　　　　　　　　（　　）
　　A. 研究药物的体内过程　　B. 阐明剂型因素、生物因素与药效的关系　　C. 研究生物有效性　　D. 研究药物稳定性　　E. 指导临床合理用药

220. 下列关于生物药剂学研究内容的叙述中，错误的是　　　　　　　　　（　　）
　　A. 药物在体内如何分布　　B. 药物从体内排泄的途径和规律如何　　C. 药物在体内如何代谢　　D. 药物能否被吸收，吸收速度与程度如何　　E. 药物的分子结构与药理效应关系如何

221. 药物的代谢器官主要为　　　　　　　　　　　　　　　　　　　　　（　　）
　　A. 肾脏　　B. 肝脏　　C. 脾脏　　D. 肺　　E. 心脏

222. 下列关于影响药物疗效的因素叙述错误的是　　　　　　　　　　　　（　　）

A. 吸收部位的血液循环快，易吸收　　B. 药物在饱腹时比在空腹时易吸收
C. 胃肠道不同区域的黏膜表面积大小不同，药物的吸收速度也不同　　D. 药物服用者饮食结构不同，服同一种药物疗效不同　　E. 弱酸性药物在 pH 值低的环境中，易吸收

223. 影响药物吸收的下列因素中，不正确的是　　　　　　　　　　（　　）
A. 非解离药物的浓度愈大，愈易吸收　　B. 药物的脂溶性愈大，愈易吸收
C. 药物的水溶性愈大，愈易吸收　　D. 药物的粒径愈小，愈易吸收　　E. 药物的溶解速率愈大，愈易吸收

224. 不同给药途径药物吸收一般最快的是　　　　　　　　　　　　（　　）
A. 舌下给药　　B. 静脉注射　　C. 吸入给药　　D. 肌内注射　　E. 皮下注射

225. 下列关于溶出度的叙述正确的是　　　　　　　　　　　　　　（　　）
A. 溶出度系指制剂中某主药有效成分，在水中溶出的速度和程度　　B. 凡检查溶出度的制剂，不再进行崩解时限的检查　　C. 凡检查溶出度的制剂，不再进行重量差异限度的检查　　D. 凡检查溶出度的制剂，不再进行卫生学检查　　E. 浆法是较为常用的测定溶出度的法定方法

226. 对药物动力学含义描述错误的是　　　　　　　　　　　　　　（　　）
A. 用动力学和数学方法进行描述　　B. 最终提出一些数学关系式　　C. 定性地探讨药物结构与体内过程之间的关系　　D. 可知道药物结构改造，设计新药　　E. 制订最佳给药方案

227. 药物吸收的主要部位　　　　　　　　　　　　　　　　　　　（　　）
A. 胃　　B. 小肠　　C. 大肠　　D. 直肠　　E. 肺泡

228. 胃液的 pH 值为　　　　　　　　　　　　　　　　　　　　　（　　）
A. 0.5 左右　　B. 1.0 左右　　C. 1.5 左右　　D. 2.0 左右　　E. 2.5 左右

229. 小肠部位肠液的 pH 值　　　　　　　　　　　　　　　　　　（　　）
A. 5~7　　B. 6~8　　C. 7~9　　D. 8~10　　E. 9~11

230. 大肠黏膜部位肠液的 pH 值为　　　　　　　　　　　　　　　（　　）
A. 8.0~8.1　　B. 8.1~8.2　　C. 8.2~8.3　　D. 8.3~8.4　　E. 8.4~8.5

231. 口服剂型药物生物利用度的顺序　　　　　　　　　　　　　　（　　）
A. 溶液剂＞胶囊剂＞混悬剂＞片剂＞包衣片　　B. 混悬剂＞溶液剂＞胶囊剂＞片剂＞包衣片　　C. 溶液剂＞片剂＞胶囊剂＞混悬剂＞包衣片　　D. 溶液剂＞混悬剂＞胶囊剂＞片剂＞包衣片　　E. 溶液剂＞胶囊剂＞片剂＞混悬剂＞包衣片

232. 影响药物分布的因素不包括　　　　　　　　　　　　　　　　（　　）
A. 体内循环的影响　　B. 血管透过性的影响　　C. 药物与血浆蛋白结合力的影响　　D. 药物与组织亲和力的影响　　E. 药物制备工艺的影响

233. 关于药物的分布叙述错误的是　　　　　　　　　　　　　　　（　　）
A. 药物在体内的分布是不均匀的　　B. 药效强度取决于分布的影响　　C. 药

物作用的持续时间取决于药物的消除速度 D. 药物从血液向组织器官分布的速度取决于药物与组织的亲和力 E. 药物在作用部位的浓度与肝脏的代谢无关

234. 影响药物代谢的主要因素不包括 ( )

A. 给药途径 B. 给药剂量 C. 酶的作用 D. 生理因素 E. 剂型因素

235. 药物排泄的主要器官 ( )

A. 肾脏 B. 肺脏 C. 肝脏 D. 胆 E. 直肠

236. 溶出度的测定方法中错误的是 ( )

A. 溶剂需经脱气处理 B. 加热使溶剂温度保持在 37℃±0.5℃ C. 调整转速使其稳定 D. 开始计时,至 45 分钟时,在规定取样点吸取溶液适量 E. 经不大于 1.0μm 微孔滤膜滤过

237. 生物利用度高的剂型是 ( )

A. 蜜丸 B. 胶囊 C. 滴丸 D. 栓剂 E. 橡胶膏剂

238. 在进行生物利用度试验时,同一受试者在不同时期分别服用受试制剂,其时间间隔通常为 ( )

A. 1 周 B. 3 周 C. 4 周 D. 5 周 E. 6 周

239. 大多数药物吸收的机制是 ( )

A. 逆浓度关进行的消耗能量过程 B. 消耗能量,不需要载体的高浓度向低浓度侧的移动过程 C. 需要载体,不消耗能量的高浓度向低浓度侧的移动过程 D. 不消耗能量,不需要载体的高浓度向低浓度侧的移动过程 E. 有竞争转运现象的被动扩散过程

240. 不影响药物胃肠道吸收的因素是 ( )

A. 药物的解离常数与脂溶性 B. 药物从制剂中的溶出速度 C. 药物的粒度 D. 药物旋光度 E. 药物的晶型

241. 不是药物胃肠道吸收机制的是 ( )

A. 主动转运 B. 促进扩散 C. 渗透作用 D. 胞饮作用 E. 被动扩散

242. 下列哪项符合剂量静脉注射的药物动力学规律 ( )

A. 平均稳态血药浓度是 $C_{ss\,max}$ 与 $C_{ss\,min}$ 的算术平均值 B. 达稳态时每个剂量间隔内的 AUC 等于单剂量给药的 AUC C. 达稳态时每个剂量间隔内的 AUC 大于单剂量给药的 AUC D. 达稳态时的累积因子与剂量有关 E. 平均稳态血药浓度是 $C_{ss\,max}$ 与 $C_{ss\,min}$ 的几何平均值

243. 测得利多卡因的消除速度常数为 $0.3465h^{-1}$,则它的生物半衰期 ( )

A. 4h B. 1.5h C. 2.0h D. 0.693h E. 1h

244. 下列有关药物表观分布容积的叙述中,叙述正确的是 ( )

A. 表观分布容积大,表明药物在血浆中浓度小 B. 表观分布容积表明药物在体内分布的实际容积 C. 表观分布容积不可能超过体液量 D. 表观分布容积的单位是"升/小时"(L/h) E. 表现分布容积具有生理学意义

245. 静脉注射某药，$X_0=60mg$，若初始血药浓度为 $15\mu g/mL$，其表观分布容积 V 为 （ ）

    A. 20L　　B. 4mL　　C. 30L　　D. 4L　　E. 15L

246. 下列有关生物利用度的描述正确的是 （ ）

    A. 饭后服用维生素 B_2 将使生物利用度降低　　B. 无定形药物的生物利用度大于稳定型生物利用度　　C. 药物微粉化后都能增加生物利用度　　D. 药物脂溶性越大，生物利用度越差　　E. 药物水溶性越大，生物利用度越好

247. 地高辛的半衰期为 40.8h，在体内每天消除剩余量百分之几 （ ）

    A. 35.88%　　B. 40.76%　　C. 66.52%　　D. 29.41%　　E. 87.67%

248. 假设药物消除符合一级动力学过程，问多少个 $t_{1/2}$ 药物消除 99.9% （ ）

    A. $4t_{1/2}$　　B. $6t_{1/2}$　　C. $8t_{1/2}$　　D. $10t_{1/2}$　　E. $12t_{1/2}$

249. 药物的灭活和消除速度主要决定 （ ）

    A. 起效的快慢　　B. 作用持续时间　　C. 最大效应　　D. 后遗效应的大小　　E. 不良反应的大小

250. 药物消除半衰期（$t_{1/2}$）指的是下列哪一条 （ ）

    A. 吸收一半所需要的时间　　B. 进入血液循环所需要的时间　　C. 与血浆蛋白结合一半所需要的时间　　D. 血药浓度消失一半需要的时间　　E. 药效下降一半所需要的时间

251. 关于生物利用度的描述，哪一条是正确的 （ ）

    A. 所有制剂，必须进行生物利用度检查　　B. 生物利用度越高越好　　C. 生物利用度越低越好　　D. 生物利用度与疗效无关　　E. 生物利用度应相对固定，过大或过小均不利于医疗应用

252. 下列关于药物在体内半衰期的叙述哪个是正确的 （ ）

    A. 随血药浓度的下降而缩短　　B. 随血药浓度的下降而延长　　C. 在一定剂量范围内固定不变，与血药浓度高低无关　　D. 在任何剂量下，固定不变　　E. 与首次服用的剂量有关

253. 为迅速达到血浆峰值，可采取下列哪一个措施 （ ）

    A. 每次用药量加倍　　B. 缩短给药间隔时间　　C. 每次用药量减半　　D. 延长给药间隔时间　　E. 首次剂量加倍，而后按其原来的间隔时间给予原剂量

254. 设人体血流量为 5L，静脉注射某药物 500mg，立即测出血药浓度为 1mg/mL，按一室分配计算，其表观分布容积为多少 （ ）

    A. 5L　　B. 7.5L　　C. 10L　　D. 25L　　E. 50L

255. Wanger-Nelson 法（简称 W-N 法）是一个非常有名的方法，它主要是用来计算下列哪一个模型参数 （ ）

    A. 吸收速度常数 K_a　　B. 达峰时间　　C. 达峰浓度　　D. 分布容积　　E. 总清除率

256. 非线性药物动力学中两个最基本而重要的参数是哪一项 （ ）

    A. $t_{1/2}$ 和 K　　B. V 和 CL　　C. T_m 和 C_m　　D. K_m 和 V_m　　E. K_{12} 和

K_{21}

257. 下列哪一项是混杂参数 （ ）

A. α、β、A、B B. K_{10}、K_{12}、K_{21} C. K_a、K、α、β D. $t_{1/2}$、CL、A、B E. CL、V、α、β

258. 在新生儿时期，许多药物的半衰期延长，这是因为 （ ）

A. 较高的蛋白结合率 B. 微粒体酶的诱发 C. 药物吸收很完全 D. 酶系统发育不全 E. 阻止药物分布全身的屏障发育不全

259. 线性药物动力学的药物生物半衰期的重要特点是 （ ）

A. 主要取决于开始浓度 B. 与首次剂量有关 C. 与给药途径有关 D. 与开始浓度或剂量及给药途径有关 E. 与给药间隔有关

260. 生物等效性的哪一种说法是正确的 （ ）

A. 两种产品在吸收的速度上没有差别 B. 两种产品在吸收程度上没有差别 C. 两种产品在吸收程度与速度上没有差别 D. 两种产品在消除时间上没有差别 E. 在相同实验条件下，相同剂量的药剂等效产品，它们吸收速度与程度没有显著差别

261. 消除速度常数的单位是 （ ）

A. 时间 B. 毫克/时间 C. 毫升/时间 D. 升 E. 时间的倒数

262. 今有 A、B 两种不同药物，给一位病人静脉注射，测得其剂量与半衰期数据如下。请问下列叙述哪一项是正确的 （ ）

剂量（mg）	药物 A 的 $t_{1/2}$ (h)	药物 B 的 $t_{1/2}$ (h)
40	10	3.47
60	15	3.47
80	20	3.47

A. 说明药物 B 是以零级过程消除 B. 两种药物都以一级过程消除 C. 药物 B 是以一级过程消除 D. 药物 A 是以一级过程消除 E. 药物 A、B 都是以零级过程消除

263. 如果处方中选用口服硝酸甘油，就应选用较大剂量，因为 （ ）

A. 胃肠道吸收差 B. 在肠中水解 C. 与血浆蛋白结合率高 D. 首过效应明显 E. 肠道细菌分解

264. 用于比较同一药物两种剂型的生物等效性的药代动力学参数是 （ ）

A. AUC、V_d 和 C_{max} B. AUC、V_d 和 T_{max} C. AUC、V_d 和 $t_{1/2}$ D. AUC、C_{max} 和 T_{max} E. C_{max}、T_{max} 和 $t_{1/2}$

265. 红霉素的生物有效性可因下述哪种因素而明显增加 （ ）

A. 缓释片 B. 肠溶衣 C. 薄膜包衣片 D. 使用红霉素硬脂酸盐 E. 增加颗粒大小

266. 若罗红霉素的剂型拟以片剂改成注射剂，其剂量应 （ ）

A. 增加，因为生物有效性降低　　B. 增加，因为肝肠循环减低　　C. 减少，因为生物有效性更大　　D. 减少，因为组织分布更多　　E. 维持不变

267. 下列有关药物表观分布容积的叙述中，叙述正确的是 （　　）

A. 表观分布容积大，表明药物在血浆中浓度小　　B. 表观分布容积表明药物在体内分布的实际容积　　C. 表观分布容积不可能超过体液量　　D. 表观分布容积的单位是升/小时（L/h）　　E. 表观分布容积具有生理学意义

268. 下列有关生物利用度的描述正确的是 （　　）

A. 饭后服用维生素 B_2 将使生物利用度降低　　B. 无定型药物的生物利用度大于稳定型的生物利用度　　C. 药物微分化后都能增加生物利用度　　D. 药物脂溶性越大，生物利用度越差　　E. 药物水溶性越大，生物利用度越好

269. 测得利多卡因的消除速度常数为 $0.3465h^{-1}$，则它的生物半衰期为 （　　）

A. 4h　　B. 1.5h　　C. 2.0h　　D. 0.693h　　E. 1h

270. 大多数药物吸收的机制是 （　　）

A. 逆浓度差进行的消耗能量过程　　B. 消耗能量，不需要载体的高浓度向低浓度侧的移动过程　　C. 需要载体，不消耗能量的高浓度向低浓度侧的移动过程　　D. 不消耗能量，不需要载体的高浓度向低浓度侧的移动过程　　E. 有竞争转运现象的被动扩散过程

271. 下列叙述错误的是 （　　）

A. 生物药剂学是研究药物在体内的吸收、分布、代谢与排泄的机制及过程的边缘科学　　B. 大多数药物通过被动扩散方式透过生物膜　　C. 主动转运是一些生命必需的物质和有机酸、碱等弱电解质的离子型等，借助载体或酶促系统从低浓度区域向高浓度区域转运的过程　　D. 被动扩散一些物质在细胞膜载体的帮助下，由高浓度向低浓度区域转运的过程　　E. 细胞膜可以主动变形而将某些物质摄入细胞内或从细胞内释放到细胞外，称为胞饮

272. 下列不是药物通过生物膜转运机制的是 （　　）

A. 主动转运　　B. 促进扩散　　C. 渗透作用　　D. 胞饮作用　　E. 被动扩散

273. 以下哪条不是被动扩散特征 （　　）

A. 不消耗能量　　B. 有部位特异性　　C. 由高浓度区域向低浓度区域转运　　D. 不需借助载体进行转运　　E. 无饱和现象和竞争抑制现象

274. 以下哪条不是主动转运的特征 （　　）

A. 消耗能量　　B. 可与结构类似的物质发生竞争现象　　C. 由低浓度向高浓度转运　　D. 不须载体进行转运　　E. 有饱和状态

275. 以下哪条不是促进扩散的特征 （　　）

A. 不消耗能量　　B. 有结构特异性要求　　C. 由高浓度向低浓度转运　　D. 不需载体进行转运　　E. 有饱和状态

276. 关于胃肠道吸收下列哪些叙述是错误的 （　　）

A. 当食物中含有较多脂肪，有时对溶解度特别小的药物能增加吸收量　　B. 一些通过主动转运吸收的物质，饱腹服用吸收量增加　　C. 一般情况下，弱碱性

药物在胃中容易吸收 D. 当胃空速率增加时,多数药物吸收加快 E. 脂溶性,非离子型药物容易透过细胞膜

277. 药物剂型对药物胃肠道吸收影响因素不包括 ( )
A. 药物在胃肠道中的稳定性 B. 粒子大小 C. 多晶型 D. 解离常数
E. 胃排空速率

278. 影响药物胃肠道吸收的生理因素不包括 ( )
A. 胃肠液成分与性质 B. 胃肠道蠕动 C. 循环系统 D. 药物在胃肠道中的稳定性 E. 胃排空速率

279. 一般认为在口服剂型中药物吸收的大致顺序 ( )
A. 水溶液>混悬液>散剂>胶囊剂>片剂 B. 水溶液>混悬液>胶囊剂>散剂>片剂 C. 水溶液>散剂>混悬液>胶囊剂>片剂 D. 混悬液>水溶液>散剂>胶囊剂>片剂 E. 水溶液>混悬液>片剂>散剂>胶囊剂

280. 已知某药口服肝脏首过作用很大,改用肌内注射后 ( )
A. $t_{1/2}$不变,生物利用度增加 B. $t_{1/2}$不变,生物利用度减少 C. $t_{1/2}$增加,生物利用度也增加 D. $t_{1/2}$减少,生物利用度也减少 E. $t_{1/2}$和生物利用度皆不变化

281. 某药物对组织亲和力很高,因此该药物 ( )
A. 表观分布容积大 B. 表观分布容积小 C. 半衰期长 D. 半衰期短
E. 吸收速率常数 K_a 大

282. 关于表观分布容积正确的描述 ( )
A. 体内含药物的真实容积 B. 体内药量与血药浓度的比值 C. 有生理学意义 D. 个体血容量 E. 给药剂量与 t 时间血药浓度的比值

283. 关于生物半衰期的叙述正确的是 ( )
A. 随血药浓度的下降而缩短 B. 随血药浓度的下降而延长 C. 正常人对某一药物的生物半衰期基本相似 D. 与病理状况无关 E. 生物半衰期与药物消除速度成正比

284. 测得利多卡因的生物半衰期为 3.0h,则它的消除速率常数为 ( )
A. $1.5h^{-1}$ B. $1.0h^{-1}$ C. $0.46h^{-1}$ D. $0.23h^{-1}$ E. $0.15h^{-1}$

285. 某药物的 $t_{1/2}$ 为 1 小时,有 40% 的原形药经肾排泄而消除,其余的受到生物转化,其生物转化速率常数 K_b 约为 ( )
A. 0.05 小时$^{-1}$ B. 0.78 小时$^{-1}$ C. 0.14 小时$^{-1}$ D. 0.99 小时$^{-1}$
E. 0.42 小时$^{-1}$

286. 某药静脉注射经 2 个半衰期后,其体内药量为原来的 ( )
A. 1/2 B. 1/4 C. 1/8 D. 1/16 E. 1/32

287. 单室模型药物,单次静脉注射消除速度常数为 $0.2h^{-1}$,问清除该药 99% 需要多少时间 ( )
A. 12.5h B. 23h C. 26h D. 46h E. 6h

288. 一病人单次静脉注射某药物 10mg,半小时血药浓度是多少 $\mu g/mL$(已知 $t_{1/2}=4h$,$V=60L$) ( )

A. 0.153   B. 0.225   C. 0.301   D. 0.458   E. 0.610

289. 单室模型药物,生物半衰期为 6 小时,静脉输注达稳态血药浓度的 95% 需要多长
时间   （   ）
   A. 12.5h   B. 25.9h   C. 30.5h   D. 50.2h   E. 40.3h

290. 缓控释制剂,人体生物利用度测定中采集血样时间至少应为   （   ）
   A. 1~2 个半衰期   B. 3~5 个半衰期   C. 5~7 个半衰期   D. 7~9 个
   半衰期   E. 10 个半衰期

291. 以静脉注射为标准参比制剂求得的生物利用度   （   ）
   A. 绝对生物利用度   B. 相对生物利用度   C. 静脉生物利用度   D. 生
   物利用度   E. 参比生物利用度

292. 关于药物制剂配伍的错误叙述为   （   ）
   A. 研究药物制剂配伍变化可避免医疗事故的发生   B. 药物制剂的配伍变化又
   称为配伍禁忌   C. 研究药物制剂配伍变化的目的是保证用药安全有效
   D. 药物配伍后由于物理、化学和药理性质相互影响产生的变化均称为配伍变化
   E. 能引起药物作用的减弱或消失,甚至引起毒副作用的增强的配伍称为配伍
   禁忌

293. 药物配伍后产生颜色变化的原因不包括   （   ）
   A. 吸附   B. 还原   C. 分解   D. 氧化   E. 聚合

294. 下列属于物理配伍变化有   （   ）
   A. 变色   B. 分解破坏   C. 疗效下降   D. 分散状态或粒径变化
   E. 产气

295. 下列不属于化学配伍变化的是   （   ）
   A. 变色   B. 分解破坏疗效下降   C. 发生爆炸   D. 乳滴变大   E. 产
   生降解物

296. 下列为物理稳定性变化的是   （   ）
   A. 片剂吸潮   B. 片剂中有关物质增加   C. 维生素 C 片剂发生变色
   D. 药物溶液容易遇金属离子后变色加快   E. 抗生素配制成输液后含量随时
   间延长而下降

297. 下列为药物制剂的化学稳定性变化的是   （   ）
   A. 颗粒剂吸潮   B. 片剂溶出度变慢   C. 片剂崩解变快   D. 片剂的裂
   片   E. 制剂中有关物质增加

298. 下列为物理配伍变化的是   （   ）
   A. 变色   B. 分解破坏   C. 发生爆炸   D. 有关物质增多   E. 潮解、
   液化和结块

299. 下列为化学配伍变化的是   （   ）
   A. 药粉结块   B. 液化   C. 发生爆炸   D. 潮解   E. 粒径变化

300. 下列为化学配伍变化的是   （   ）
   A. 混悬剂粒子聚集   B. 析出沉淀   C. 变色   D. 潮解、液化和结块
   E. 分散状态变化

301. 药物在乙醇和水的溶剂制剂相互配合使用时,析出沉淀属于　　　　　(　　)
    A. 物理配伍变化　　B. 化学的配伍变化　　C. 液体配伍变化　　D. 生物配
    伍变化　　E. 药理的配伍变化

302. 硫酸锌在弱碱性溶液中,沉淀析出的现象为　　　　　　　　　　(　　)
    A. 物理配伍变化　　B. 化学的配伍变化　　C. 药理的配伍变化　　D. 物理
    化学配伍变化　　E. 光敏感性配伍变化

303. 含有生物碱盐的溶液与含有鞣酸的溶液配伍时产生沉淀的现象为　　(　　)
    A. 生物配伍变化　　B. 药理配伍变化　　C. 物理配伍变化　　D. 环境的配
    伍变化　　E. 化学配伍变化

304. 药物发生变色属于　　　　　　　　　　　　　　　　　　　　(　　)
    A. 物理配伍变化　　B. 化学配伍变化　　C. 混合配伍变化　　D. 溶剂配伍
    变化　　E. 离子配伍变化

305. 当某些含非水溶剂的制剂与输液配伍时会使药物析出,是由于　　　(　　)
    A. 溶剂组成改变引起　　B. 氧与二氧化碳的影响引起　　C. 离子作用引起
    D. 盐析作用引起　　E. 成分的纯度引起

306. 某注射液为胶体分散系统,若加入到含大量电解质的输液中出现沉淀,是由于
    　　　　　　　　　　　　　　　　　　　　　　　　　　　　(　　)
    A. 直接反应引起　　B. 混合的顺序引起　　C. 缓冲剂引起　　D. 盐析作用
    引起　　E. 溶剂组成改变引起

307. 通过注射给药的蛋白质多肽类药物可以分成两大类,分别是　　　(　　)
    A. 缓释微球和缓释植入剂　　B. 注射用无菌粉末与缓释微球　　C. 溶液型注
    射剂和混悬型注射剂　　D. 溶液型注射剂和注射用无菌粉末　　E. 普通注射
    剂与缓释、控释型注射给药系统

308. 维系蛋白质一级结构的化学键为　　　　　　　　　　　　　　(　　)
    A. 氢键　　B. 肽键　　C. 疏水键　　D. 离子键　　E. 配位键

309. 制备蛋白多肽药物缓释微球的骨架材料最常用　　　　　　　　(　　)
    A. PLA　　B. PLGA　　C. PVP　　D. PVC　　E. PEG3000

310. 现代生物技术的核心为　　　　　　　　　　　　　　　　　(　　)
    A. 基因工程　　B. 细胞工程　　C. 蛋白质工程　　D. 克隆技术　　E. 酶
    工程

311. 关于蛋白质多肽类药物的理化性质错误的叙述是　　　　　　　(　　)
    A. 蛋白质大分子是一种两性电解质　　B. 蛋白质大分子具有紫外吸收
    C. 蛋白质大分子具有旋光性　　D. 蛋白质大分子在水中表现出亲水胶体的性
    质　　E. 保证蛋白质大分子生物活性的高级结构主要是由强相互作用,如肽键
    来维持的

312. 下面哪种物质可以作为蛋白多肽类药物制剂的填充剂　　　　　(　　)
    A. 淀粉　　B. 糊精　　C. 甘露醇　　D. 磷酸钙　　E. 微晶纤维素

313. 关于缓、控释型注射剂的特点错误的叙述是　　　　　　　　　(　　)
    A. 减少给药次数,增加病人的顺应性　　B. 疫苗微球注射剂可根据需要使药物

在不同时间分别以脉冲模式释放　　C. 注射型植入剂无需手术植入或取出
D. 在制备蛋白多肽药物微球时应选择日剂量大的药物　　E. 高舍瑞林是已上
市的植入剂品种

314. 以下不属于生物技术药物特点的是　　　　　　　　　　　　　　（　　）

A. 分子量大，不易吸收　　B. 结构复杂　　C. 从血中消除慢　　D. 易被消
化道内酶及胃酸等降解　　E. 在酸碱环境不适宜的情况下容易失活

315. 蛋白质药物的冷冻干燥注射剂中最常用的填充剂是　　　　　　　（　　）

A. 甘露醇　　B. 氨基酸　　C. 淀粉　　D. 氯化钠　　E. 十二烷基硫酸钠

316. 1982 年，第一个上市的基因工程药物是　　　　　　　　　　　（　　）

A. 乙肝疫苗　　B. 白细胞介素-2　　C. 重组人胰岛素　　D. EPO　　E. 尿
激酶

【B 型题】

问题 1～2

A. 剂型　　B. 处方　　C. 制剂　　D. 药典　　E. 药剂学

1. 药剂调配的书面文件　　　　　　　　　　　　　　　　　　　　（　　）

2. 硝酸甘油舌下片为　　　　　　　　　　　　　　　　　　　　　（　　）

问题 3～4

A. 按分散系统分类　　B. 按制法分类　　C. 按给药途径分类　　D. 按形态分
类　　E. 按处方分类

3. 这种分类方法与临床使用密切相关　　　　　　　　　　　　　　（　　）

4. 这种分类方法不能包含全部剂型，不常用　　　　　　　　　　　（　　）

问题 5～6

A. 工业药剂学　　B. 生物药剂学　　C. 药用高分子材料学　　D. 临床药剂学
E. 药剂学

5. 研究药物制剂在工业生产中的基本理论、工艺技术、生产设备和质量管理的科学

（　　）

6. 研究药物在体内的吸收、分布、代谢与排泄的机制及过程，阐明药物因素、剂型因
素和生理因素与药效之间关系的边缘学科　　　　　　　　　　　（　　）

问题 7～8

A. 粉体流动性　　B. 粉体润湿性　　C. 水溶性粉体的吸湿性　　D. 粉体粒子
大小　　E. 粉体的压缩性

7. 粒径可表示　　　　　　　　　　　　　　　　　　　　　　　　（　　）

8. 接触角可表示　　　　　　　　　　　　　　　　　　　　　　　（　　）

问题 9～10

A. 过七号筛的细粉重量不应低于 95%　　B. 过六号筛的细粉重量不应低于 95%
C. 不能通过一号筛和能通过四号筛的总和不得过供试量的 8%　　D. 不能通过一
号筛和能通过五号筛的总和不得过供试量的 15%　　E. 不能通过一号筛和能通过
六号筛的总和不得过供试量的 20%

9. 局部用散剂的粒度要求　　　　　　　　　　　　　　　　　　　（　　）

10. 颗粒剂的粒度要求 （　　）

问题 11～12

　　A. 含毒性药物的散剂　　B. 含低共熔混合物的散剂　　C. 含液体药物的散剂
　　D. 眼用散剂　　E. 单味药散剂

11. 硫酸阿托品散 （　　）

12. 痱子粉 （　　）

问题 13～14

　　A. 最粗粉　　B. 粗粉　　C. 中粉　　D. 细粉　　E. 极细粉

13. 能全部通过八号筛，并含能通过九号筛不少于 95% 的粉末 （　　）

14. 能全部通过二号筛，但混有能通过四号筛不超过 40% 的粉末 （　　）

问题 15～16

　　A. 粉碎　　B. 制粒　　C. 混合　　D. 筛分　　E. 分剂量

15. 该操作的主要目的是减小物料粒径，增加比表面积 （　　）

16. 该操作的主要目的是获得较均匀的粒子群 （　　）

问题 17～18

　　A. 裂片　　B. 黏冲　　C. 片重差异超限　　D. 片剂含量不均匀　　E. 崩解迟缓

17. 环境湿度过大或颗粒不干燥 （　　）

18. 混合不均匀或可溶性成分迁移 （　　）

问题 19～20

　　A. 分散片　　B. 多层片　　C. 舌下片　　D. 控释片　　E. 口含片

19. 可避免复方制剂中药物的配伍变化 （　　）

20. 可增加难溶性药物的吸收和生物利用度 （　　）

问题 21～22

　　A. CAP　　B. 川蜡　　C. 滑石粉　　D. HPMC　　E. L-HPC

21. 可溶性的薄膜包衣材料 （　　）

22. 肠溶包衣材料 （　　）

问题 23～24

　　A. 5 分钟　　B. 30 分钟　　C. 45 分钟　　D. 60 分钟　　E. 15 分钟

23. 普通片剂的崩解时间 （　　）

24. 糖衣片的崩解时间 （　　）

问题 25～26

　　A. 薄膜衣起泡　　B. 片面不平　　C. 色泽不匀　　D. 叠片　　E. 粘锅

25. 固化条件不当或干燥速度过快 （　　）

26. 撒粉过多而撒粉次数少 （　　）

问题 27～28

　　A. 15 分钟　　B. 30 分钟　　C. 45 分钟　　D. 60 分钟　　E. 75 分钟

27. 2010 年版中国药典规定，硬胶囊的崩解时限是 （　　）

28. 2010 年版中国药典规定，软胶囊的崩解时限是 （　　）

问题 29～30

    A. 空胶囊的成型材料　　B. 增塑剂　　C. 遮光剂　　D. 防腐剂　　E. 增稠剂

29. 琼脂 （　　）

30. 对羟基苯甲酸乙酯 （　　）

问题 31～32

    A. 硬胶囊　　B. 软胶囊　　C. 肠溶胶囊　　D. 缓释胶囊　　E. 控释胶囊

31. 在水中或规定的释放介质中缓慢地恒速或接近恒速缓放药物的胶囊剂为 （　　）

32. 在水中或规定的释放介质中缓慢地非恒速缓放药物的胶囊剂为 （　　）

问题 33～34

    A. 滴制法　　B. 研磨法　　C. 热熔法　　D. 薄膜分散法　　E. 超声法

33. 制备栓剂可采用 （　　）

34. 制备滴丸可采用 （　　）

问题 35～36

    A. 可可豆脂　　B. 泊洛沙姆　　C. 甘油明胶　　D. 聚乙二醇　　E. 羊毛脂

35. 是一种表面活性剂,可用作栓剂基质 （　　）

36. 是一种高分子聚合物,易溶于水,对黏膜有一定刺激性,可用作栓剂基质 （　　）

问题 37～38

    A. 脂溶性药物　　B. 水溶性药物　　C. 酸性药物　　D. 碱性药物　　E. 难溶性药物

37. pK_a 小于 8.5 有利于直肠黏膜吸收的为 （　　）

38. pK_a 大于 4.0 有利于直肠黏膜吸收的为 （　　）

问题 39～40

    A. CMC-Na　　B. PEG4000　　C. 甘油　　D. 羊毛脂　　E. 吐温类

39. 水性凝胶的基质 （　　）

40. O/W 型乳剂基质的乳化剂 （　　）

问题 41～42

    A. 混悬型软膏剂　　B. 乳膏剂　　C. 凝胶剂　　D. 糊剂　　E. 溶液型软膏剂

41. 药物溶解（或共熔）于基质或基质组分中制成的软膏剂 （　　）

42. 系指药物细粉均匀分散于基质中制成的软膏剂 （　　）

问题 43～44

    A. 促渗透剂　　B. 防腐剂　　C. 保湿剂　　D. 软膏剂油脂性基质　　E. 软膏剂水溶性基质

43. 凡士林 （　　）

44. 羟苯乙酯 （　　）

问题 45～46

    A. 氟氯烷烃类　　B. CMC-Na　　C. 丙二醇　　D. PVA　　E. 枸橼酸钠

45. 可作为溶液型气雾剂中潜溶剂的是 （　　）

46. 涂膜剂常用的成膜材料是　　　　　　　　　　　　　　　　　（　　）

问题 47～48

　　A. 膜剂　　B. 吸入气雾剂　　　C. 涂膜剂　　　D. 栓剂　　　E. 软膏剂

47. 可口服、口含、舌下、阴道给药的是　　　　　　　　　　　　（　　）

48. 经肺部吸收的是　　　　　　　　　　　　　　　　　　　　　（　　）

问题 49～50

　　A. 乳剂型气雾剂　　　B. 混悬型气雾剂　　　C. 溶液型气雾剂　　　D. 吸入粉雾剂

　　E. 喷雾剂

49. 属于二相气雾剂的是　　　　　　　　　　　　　　　　　　　（　　）

50. 采用特制的干粉吸入装置，由病人主动吸入雾化药物的制剂　　（　　）

问题 51～52

　　A. 纯化水　　B. 注射用水　　C. 灭菌注射用水　　　D. 制药用水　　　E. 原水

51. 包括原水、纯化水、注射用水与灭菌注射用水　　　　　　　　（　　）

52. 蒸馏水或离子交换水经蒸馏所得的水，为配制注射剂用的溶剂　（　　）

问题 53～54

　　A. 酸碱法　　B. 反渗透法　　C. 吸附法　　D. 离子交换法　　　E. 超滤法

53. 常用活性炭、硅藻土处理，以除去热原的方法　　　　　　　　（　　）

54. 采用阴离子、阳离子交换树脂除去热原的方法　　　　　　　　（　　）

问题 55～56

　　A. 酸值　　B. 碘值　　C. 皂化值　　D. 水值　　　E. 碱值

55. 表明注射用油中游离脂肪酸的多少的是　　　　　　　　　　　（　　）

56. 表明注射用油中不饱和键的多少的是　　　　　　　　　　　　（　　）

问题 57～58

　　A. 剂量不准　　B. 焦头　　C. 泡头　　D. 尖头　　　E. 瘪头

57. 灌装时安瓿瓶颈沾有药液，熔封时炭化可致　　　　　　　　　（　　）

58. 熔封时火焰过大，拉丝时丝头过长可致　　　　　　　　　　　（　　）

问题 59～60

　　A. 抗氧剂　　B. 局部麻醉剂　　C. 抑菌剂　　D. 等渗调节剂　　　E. 乳化剂

59. 利多卡因属于　　　　　　　　　　　　　　　　　　　　　　（　　）

60. 葡萄糖属于　　　　　　　　　　　　　　　　　　　　　　　（　　）

问题 61～62

　　A. 火焰灭菌法　　B. 干热空气灭菌　　　C. 流通蒸汽灭菌　　　D. 热压灭菌

　　E. 紫外线灭菌

61. 无菌室空气的灭菌　　　　　　　　　　　　　　　　　　　　（　　）

62. 右旋糖酐注射液的灭菌　　　　　　　　　　　　　　　　　　（　　）

问题 63～64

　　A. 分散相大小＜1nm　　B. 分散相大小 1～100nm　　C. 分散相大小＜
100nm　　D. 分散相大小＞100nm　　　E. 分散相大小＞500nm

63. 高分子溶液剂　　　　　　　　　　　　　　　　　　　　　　（　　）

64. 乳剂　　　　　　　　　　　　　　　　　　　　　　　（　　）

问题 65～66

　　A. 普朗尼克　　　B. 单硬脂酸甘油酯　　　C. 卵磷脂　　　D. 十二烷基硫酸钠
　　E. 卖泽

65. 属于阳离子表面活性剂的是　　　　　　　　　　　　　（　　）

66. 属于阴离子表面活性剂的是　　　　　　　　　　　　　（　　）

问题 67～68

　　A. 增溶剂　　B. O/W 型乳化剂　　　C. W/O 型乳化剂　　　D. 润湿剂
　　E. 消泡剂

67. HLB 值在 7～9 的表面活性剂适合用作　　　　　　　　（　　）

68. HLB 值在 13～18 的表面活性剂适合用作　　　　　　　（　　）

问题 69～70

　　A. 低分子溶液剂　　B. 高分子溶液剂　　C. 溶胶剂　　D. 乳剂　　E. 混悬
剂

69. 复方碘溶液属于　　　　　　　　　　　　　　　　　　（　　）

70. 复方硫黄洗剂属于　　　　　　　　　　　　　　　　　（　　）

问题 71～72

　　A. 防止药物水解　　B. 防止药物氧化　　　C. 降低介电常数使注射液稳定
　　D. 防止药物聚合　　E. 防止药物脱羧

71. 巴比妥钠注射剂中加有 60％丙二醇的目的是　　　　　（　　）

72. 青霉素 G 钾制成粉针剂的目的是　　　　　　　　　　　（　　）

问题 73～74

　　A. 高温试验　　B. 高湿度试验　　C. 加速试验　　D. 长期试验　　E. 强光
照射试验

73. 供试品开口置适宜的洁净容器中，在温度 60℃的条件下放置 10 天属于　　（　　）

74. 供试品开口置恒湿密闭容器中，在 25℃，相对湿度 90％±5％的条件下放置 10 天
属于　　　　　　　　　　　　　　　　　　　　　　　　（　　）

问题 75～76

　　A. 盐酸普鲁卡因　　B. 吗啡　　C. 维生素 C　　D. 右旋糖酐　　E. 硝普钠

75. 易发生光化降解反应的是　　　　　　　　　　　　　　（　　）

76. 易发生水解反应的是　　　　　　　　　　　　　　　　（　　）

问题 77～78

　　A. 聚乙二醇类　　B. 丙烯酸树脂Ⅱ型　　　C. β-环糊精　　D. 淀粉
　　E. HPMCP

77. 可作水溶性固体分散体载体材料的是　　　　　　　　　（　　）

78. 最常用的普通包合材料是　　　　　　　　　　　　　　（　　）

问题 79～80

　　A. β-环糊精　　B. α-环糊精　　　C. γ-环糊精　　D. 葡糖基-β-环糊精
　　E. 乙基化-β-环糊精

79. 可用作注射用包合材料的是 （　）
80. 可用作缓释作用的包合材料的是 （　）

问题 81～84

　　A. 明胶　　B. 丙烯酸树脂Ⅱ型　　C. β环糊精　　D. 聚维酮　　E. 明胶-阿拉伯胶

81. 制成缓释固体分散体可选择载体材料为 （　）
82. 若要制成速释固体分散体可选择载体材料为 （　）
83. 单凝聚法制备微囊可用囊材为 （　）
84. 复凝聚法制备微囊可用囊材为 （　）

问题 85～86

　　A. 单凝聚法　　B. 复凝聚法　　C. 溶剂-非溶剂法　　D. 改变温度法　　E. 液中干燥法

85. 利用两种具有相反电荷的高分子做囊材的方法是 （　）
86. 从乳状液中除去分散相中的挥发性溶剂以制备微囊的方法是 （　）

问题 87～88

　　A. 薄膜分散法　　B. 研磨法　　C. 熔融法　　D. 溶剂-非溶剂法　　E. 界面缩聚法

87. 可用于包合物的方法为 （　）
88. 可用于制备脂质体的方法是 （　）

问题 89～90

　　A. 置换价　　B. 渗透压　　C. 固体分散技术　　D. 热原　　E. 真密度

89. 药物在载体中成为高度分散状态的一种固体分散物的方法是 （　）
90. 药物的重量与同体积基质的重量之比为 （　）

问题 91～92

　　A. 4～9　　B. 4～6　　C. 4～7　　D. 4～8　　E. 4～4.5

91. 用复凝聚法，以明胶-阿拉伯胶为囊材制备微囊时一般应调节 pH 值为 （　）
92. 注射剂允许的 pH 值范围是 （　）

问题 93～96

　　A. 熔融法　　B. 超声波分散法　　C. 天然高分子法　　D. 离子交换法　　E. 一步乳化法

93. 制备单相脂质体用 （　）
94. 制备多相脂质体用 （　）
95. 制备微囊用 （　）
96. 制备复乳用 （　）

问题 97～100

　　A. 将药物分散于囊材的水溶液中，以电解质或强亲水性非电解质为凝聚剂，使囊材凝聚包封于药物表面而形成微囊　　B. 利用两种具有相反电荷的高分子材料作囊材，将囊心物分散在囊材的水溶液中，在一定条件下相反电荷的高分子材料互相交联后，溶解度降低，自溶液中凝聚析出成囊的方法　　C. 在溶液中单体或高分子通过聚合反应或缩合反应产生囊膜而形成微囊　　D. 将固体或液体药物在气相中做囊化的方法　　E. 将药物分散于环糊精的饱和水溶液中，搅拌，喷雾干燥，即得

97. 复凝聚法是　　　　　　　　　　　　　　　　　　　　（　　）
98. 界面凝聚法是　　　　　　　　　　　　　　　　　　　　（　　）
99. 悬浮包衣法是　　　　　　　　　　　　　　　　　　　　（　　）
100. 单凝聚法是　　　　　　　　　　　　　　　　　　　　（　　）

问题 101～104
　　A. 速效制剂　　B. 缓释制剂　　C. 控释制剂　　D. 靶向制剂　　E. 前体药物制剂
101. 在人体中经生物转化，释放出母体药物的制剂属　　　　（　　）
102. 渗透泵型片剂属　　　　　　　　　　　　　　　　　　　（　　）
103. 胃内漂浮片剂属　　　　　　　　　　　　　　　　　　　（　　）
104. 水溶性骨架片剂属　　　　　　　　　　　　　　　　　　（　　）

问题 105～106
　　A. 甘油　　B. 聚乙二醇 4000　　C. 甲基纤维素　　D. 乙基纤维素　　E. 单棕榈酸甘油酯
105. 可用于亲水性凝胶骨架片的材料为　　　　　　　　　　（　　）
106. 可用于溶蚀性骨架片的材料为　　　　　　　　　　　　（　　）

问题 107～108
　　A. 单棕榈酸甘油脂　　B. 聚乙二醇 6000　　C. 甲基纤维素　　D. 甘油　　E. 乙基纤维素
107. 可用于不溶性骨架片的材料为　　　　　　　　　　　　（　　）
108. 可用于膜控片的致孔剂为　　　　　　　　　　　　　　（　　）

问题 109～112
　　A. 聚乙烯醇　　B. HPMC　　C. 蜡类　　D. 醋酸纤维素　　E. 聚乙烯
109. 亲水性凝胶骨架片的材料为　　　　　　　　　　　　　（　　）
110. 可用于控释膜包衣材料为　　　　　　　　　　　　　　（　　）
111. 不溶性骨架片的材料为　　　　　　　　　　　　　　　（　　）
112. 片剂薄膜包衣材料为　　　　　　　　　　　　　　　　（　　）

问题 113～114
　　A. 膜控释小丸　　B. 渗透泵片　　C. 微球　　D. 纳米球　　E. 溶蚀性骨架片
113. 以延缓溶出速率为原理的缓、控释制剂的是　　　　　　（　　）
114. 以控制扩散速率为原理的缓、控释制剂的是　　　　　　（　　）

问题 115～116
　　A. 药物　　B. 表皮　　C. 真皮　　D. 皮下脂肪　　E. 皮肤附属器
115. 大分子和离子型药物转运的途径是　　　　　　　　　　（　　）
116. 具有皮肤血液循环系统的是　　　　　　　　　　　　　（　　）

问题 117～118

    A. 塑料膜   B. 水凝胶   C. EVA   D. 透皮吸收促进剂   E. 压敏胶

117. 膜控释型经皮给药制剂可作药物储库的是   （   ）

118. 在经皮给药系统中用作控释膜材料的是   （   ）

问题 119～120

    A. 被动靶向制剂   B. 主动靶向制剂   C. 物理化学靶向制剂   D. 热敏免疫脂质体   E. 前体药物

119. 用某些物理或化学方法使药物在特定部位发挥药效的靶向制剂的是   （   ）

120. 在体内使活性的母体药物再生而发挥其治疗作用的是   （   ）

问题 121～122

    A. 被动靶向制剂   B. pH 靶向制剂   C. 栓塞靶向制剂   D. 热敏免疫脂质体   E. 前体药物

121. 同时具有物理化学靶向和主动靶向的双重作用的是   （   ）

122. 进入体内的载药微粒被巨噬细胞作为外来异物吞噬而实现靶向的制剂的是（   ）

问题 123～124

    A. 乳剂   B. 片剂   C. 胶囊   D. 免疫微囊与微球   E. 热敏脂质体

123. 属于被动靶向制剂的是   （   ）

124. 属于主动靶向制剂的是   （   ）

问题 125～126

    A. 乳剂   B. 脂质体   C. 微囊   D. 免疫脂质体   E. 热敏脂质体

125. 属于物理化学靶向制剂的是   （   ）

126. 属于主动靶向制剂的是   （   ）

问题 127～128

    A. k_a B. CL C. k_e D. k_m E. k

127. 吸收速率常数的简写是   （   ）

128. 总消除速率常数的简写是   （   ）

问题 129～130

    A. K_a B. AUC C. K_e D. K_m E. K_0

129. 尿药排泄速率常数的简写是   （   ）

130. 代谢速率常数的简写是   （   ）

问题 131～132

    A. $t_{1/2}$ B. V_d C. CL D. C_{ss} E. t_m

131. 生物半衰期的简写是   （   ）

132. 表观分布容积的简写是   （   ）

问题 133～134

    A. t_m B. V_d C. CL D. AUC E. F

133. 清除率的简写是   （   ）

134. 吸收系数的简写是   （   ）

问题 135～136

    A. y^∞ B. $t_{0.9}$ C. t_d D. t_{max} E. C_{ss}

135. 累积溶出最大量的简写是   ( )

136. 累积溶出百分比最高的时间的简写是   ( )

问题 137～138

    A. AUC^∞ B. V_d C. t_d D. C_{max} E. t_x

137. 溶出某百分比的时间的简写是   ( )

138. 表示溶出 63.2% 的时间的简写是   ( )

问题 139～140

    A. 生物半衰期   B. AUC C. 表面分布容积   D. 生物利用度   E. 药物的分布

139. 体内药物达动态平衡时，体内药量与血药浓度比值称为   ( )

140. 药物被吸收后，向体内组织、器官转运的过程称为   ( )

问题 141～142

    A. 生物半衰期   B. 血药浓度峰值   C. C_{max} D. 生物利用度   E. 达峰时间

141. 主药被吸收进入血循环的速度和程度称为   ( )

142. 体内药量下降一半所需的时间称为   ( )

问题 143～144

    A. 胞饮作用   B. 膜孔转运   C. 主动转运   D. 被动扩散   E. 促进扩散

143. 药物由高浓度区域向低浓度区域扩散   ( )

144. 小于膜孔的药物分子通过膜孔进入细胞膜   ( )

问题 145～146

    A. 药物由低浓度区域向高浓度区域扩散   B. 需要能量   C. 借助于载体使非脂溶性药物由高浓度区域向低浓度区域扩散   D. 不需要能量   E. 黏附于细胞膜上的某些药物随着细胞膜向内凹陷而进入细胞内

145. 促进扩散是指   ( )

146. 胞饮作用是指   ( )

问题 147～148

    A. 吸收   B. 分布   C. 代谢   D. 排泄   E. 生物利用度

147. 药物从一种化学结构转变为另一种化学结构的过程称为   ( )

148. 体内原型药物或其他代谢产物排除体内的过程称为   ( )

问题 149～150

    A. AUC B. 吸收   C. 分布   D. 代谢   E. 排泄

149. 药物从给药部位进入体循环的过程称为   ( )

150. 药物由血液向组织脏器转运的过程称为   ( )

问题 151～152

    A. 50%   B. 81.5%   C. 93.8%   D. 98.5%   E. 99.3%

151. 药物经过 3 个半衰期，体内累积蓄积量为 （　　）
152. 药物经过 7 个半衰期，体内累积蓄积量为 （　　）

问题 153～154

    A. 被动扩散　　B. 主动转运　　C. 促进扩散　　D. 胞饮　　E. 吸收

153. 有载体的参加，有饱和现象，不消耗能量的称为 （　　）
154. 有载体的参加，有饱和现象，消耗能量的称为 （　　）

问题 155～156

    A. 被动扩散　　B. 主动转运　　C. 促进扩散　　D. 胞饮　　E. 吞噬

155. 大多数药物的吸收方式为 （　　）
156. 细胞膜可以主动变形而将某些物质摄入细胞内的为 （　　）

问题 157～158

    A. 口服给药　　B. 肺部吸入给药　　C. 经皮全身给药　　D. 静脉注射给药
    E. 软膏剂

157. 有首过效应的是 （　　）
158. 没有吸收过程的是 （　　）

问题 159～160

    A. 口服片剂　　B. 肺部吸入给药　　C. 经皮全身给药　　D. 肌内注射给药
    E. 软膏剂

159. 控制释药的是 （　　）
160. 起效速度同静脉注射的是 （　　）

问题 161～162

    A. 肠肝循环　　B. 稳态血药浓度　　C. 生物半衰期　　D. 表观分布容积
    E. 单室模型

161. 药物在体内消除一半的时间称为 （　　）
162. 药物在体内各组织器官中迅速分布并迅速达到动态分布平衡称为 （　　）

问题 163～164

    A. 肠肝循环　　B. 生物利用度　　C. 生物半衰期　　D. 表观分布容积
    E. 双室模型

163. 药物随胆汁进入小肠后被小肠重新吸收的现象称为 （　　）
164. 体内药量 X 与血药浓度 C 的比值称为 （　　）

问题 165～166

    A. C_{ss}　　B. $t_{1/2}=0.693/K$　　C. $CL=KV$　　D. $V=X_0/C_0$　　E. AUC

165. 表示生物半衰期的是 （　　）
166. 表示曲线下的面积的是 （　　）

问题 167～168

    A. $CL=KV$　　B. $t_{1/2}=0.693/K$　　C. C_{ss}　　D. $V=X_0/C_0$　　E. AUC

167. 表示表观分布容积的是 （　　）
168. 表示清除率的是 （　　）

问题 169～170

    A. 清除率　　B. 表观分布容积　　C. 双室模型　　D. 单室模型　　E. 多室

模型

169. 药物在体内各组织器官中迅速分布并迅速达到动态分布平衡称为 （ ）
170. 反映药物消除的快慢的是 （ ）

问题 171~172

    A. $C=C_0 \cdot e^{-kt}$ B. $C=K_aFX_0/V(K_a-K) \cdot (e^{-Kt}-e^{-Kat})$ C. $\gamma=(1-e^{-nk\tau})/(1-e^{-k\tau})$ D. $C=K_0/K_v(1-e^{-k\tau})$ E. $C=C_0 \cdot (1-e^{-Kt})$

171. 单室单剂量血管外给药 C-t 关系式是 （ ）
172. 单室单剂量静脉注射给药 C-t 关系式是 （ ）

问题 173~174

    A. 变色   B. 析出沉淀   C. 分散状态变化   D. 潮解、液化和结块   E. 粒径变化

173. 化学配伍变化的是 （ ）
174. 中药颗粒剂最容易出现的现象是 （ ）

问题 175~176

    A. 一级结构   B. 二级结构   C. 三级结构   D. 四级结构   E. 五级结构

175. 多肽键中氨基酸的排列顺序为 （ ）
176. 螺旋或折叠的肽链的空间排列组合方式 （ ）

问题 177~178

    A. 鼻腔制剂   B. 肺部制剂   C. 口服制剂   D. 口腔制剂   E. 经皮制剂

177. MDI 装置主要用于 （ ）
178. 超声波导入技术主要用于 （ ）

问题 179~180

    A. 枸橼酸钠/枸橼酸缓冲对   B. 十二烷基硫酸钠   C. 海藻糖和甘油   D. 甘氨酸   E. 生理盐水

179. 对蛋白多肽药物的稳定性和溶解度均有重要影响的是 （ ）
180. 可增加蛋白质药物在水中的稳定性的是 （ ）

问题 181~184

    A. 多肽链中氨基酸的排列顺序   B. 决定蛋白质的空间结构   C. 多肽链的折叠方式   D. 螺旋或折叠的肽链的空间排列组合方式   E. 两个以上的亚基通过非共价键连接而形成的空间排列组合方式

181. 三级结构属于 （ ）
182. 二级结构属于 （ ）

    A. 鼻腔制剂   B. 肺部制剂   C. 静脉注射脂质体   D. 口腔制剂   E. 经皮制剂

183. 蛋白多肽药物制剂无吸收过程的是 （ ）
184. 蛋白多肽药物制剂经嗅上皮细胞进入脑脊液的是 （ ）

【X 型题】

1. 下列属于药剂学的任务是 （ ）

A. 新剂型的研究与开发 　　 B. 研制制剂新机械和新设备 　　 C. 寻找新的药物分析方法 　　 D. 合成新药 　　 E. 新辅料的研究和开发

2. 药典收载的药物及其制剂为 （ 　 ）

A. 疗效确切 　 B. 质量稳定 　 C. 副作用小 　 D. 单方 　 E. 家传秘方

3. 我国已出版的药典有 （ 　 ）

A. 1953 年版 　 B. 1977 年版 　 C. 1985 年版 　 D. 1990 年版 　 E. 2000 年版

4. 按分散系统分类，药物剂型可分为 （ 　 ）

A. 溶液型 　 B. 乳剂型 　 C. 混悬型 　 D. 气体分散型 　 E. 固体分散型

5. 下列属于液体制剂的是 （ 　 ）

A. 复方碘溶液 　 B. 磷酸可待因糖浆 　 C. 胃蛋白酶合剂 　 D. 氯霉素滴耳液 　 E. 鱼肝油乳剂

6. 倍散的稀释倍数有 （ 　 ）

A. 10 倍 　 B. 100 倍 　 C. 1000 倍 　 D. 10000 倍 　 E. 1 倍

7. 颗粒剂的特点为 （ 　 ）

A. 飞散性和聚结性均较小 　　 B. 附着性较散剂大 　　 C. 流动性好，有利于分剂量 　　 D. 服用方便，可适当加入矫味剂、着色剂等 　　 E. 必要时可对颗粒进行包衣

8. 在散剂的制备过程中，目前常用的混合方法有 （ 　 ）

A. 过筛混合 　 B. 搅拌混合 　 C. 对流混合 　 D. 研磨混合 　 E. 扩散混合

9. 以下哪些因素可影响药物的过筛效率 （ 　 ）

A. 药粉的水分含量 　　 B. 药粉的运动方式和速度 　　 C. 过筛设备的类型和构造 　　 D. 筛孔的大小及形状 　　 E. 震动强度和频率

10. 2005 年版药典中颗粒剂的质量检查项目包括 （ 　 ）

A. 外观 　 B. 粒度 　 C. 干燥失重 　 D. 溶化性 　 E. 装量差异

11. 粉体的性质包括 （ 　 ）

A. 触变性 　 B. 粒度大小与分布 　 C. 比表面积 　 D. 吸湿性 　 E. 流动性

12. 以下关于药筛的叙述正确的是 （ 　 ）

A. 药筛分为药典标准筛和工业用标准筛 　　 B. 药典标准筛的规格以"号"表示，筛号越大，筛的孔径越小 　　 C. 工业用标准筛的规格以"目数"表示，目数越大，筛的孔径越大 　　 D. 冲眼筛系在金属板上冲出圆形的筛孔而成，其筛孔坚固，不易变形 　　 E. 工业用标准筛的目数越大，对应药典标准筛的筛号越小

13. 2005 年版药典中散剂的主要质量检查项目有 （ 　 ）

A. 外观均匀度 　 B. 粒度 　 C. 干燥失重 　 D. 溶化性 　 E. 装量差异

14. 可以避免肝脏首过效应的片剂是 （ 　 ）

A. 分散片 　 B. 咀嚼片 　 C. 植入片 　 D. 口含片 　 E. 舌下片

15. 关于片剂包衣的目的，描述正确的是 （ 　 ）

A. 避光、防潮，提高药物的稳定性 　　 B. 掩盖药物的不良气味 　　 C. 隔离配

伍禁忌成分　　D. 采用不同颜色包衣,增加药物的识别能力,增加用药的安全性
E. 改变药物释放的位置和速度

16. 以下关于粉末直接压片的描述正确的是　　　　　　　　　　　　（　　）
A. 简单、方便　　B. 适用于湿、热不稳定的药物　　C. 要求粉末的流动性和
可压性好　　D. 不经制粒直接把药物和辅料的混合物进行压片的方法　　E. 微
晶纤维素、可压性淀粉可作为粉末直接压片的辅料

17. 片剂制颗粒的目的是　　　　　　　　　　　　　　　　　　　　　（　　）
A. 增加片剂的重量和体积　　B. 增加物料的流动性　　C. 防止物料压片时分
层　　D. 减少片剂吸附和容存的空气　　E. 防止物料压片时粉尘飞扬

18. 包肠溶衣的物料有　　　　　　　　　　　　　　　　　　　　　　（　　）
A. 虫胶　　B. 丙烯酸树脂Ⅳ(Eudragit E)　　C. 丙烯酸树脂Ⅱ　　D. CAP
E. HPC

19. 润滑剂的作用有　　　　　　　　　　　　　　　　　　　　　　　（　　）
A. 助溶　　B. 助流　　C. 润湿　　D. 润滑　　E. 抗黏附

20. 下列属于湿法制粒的方法有　　　　　　　　　　　　　　　　　　（　　）
A. 滚压法　　B. 挤压制粒　　C. 流化床制粒　　D. 喷雾制粒　　E. 高速搅
拌制粒

21. 下列辅料中,不具有崩解作用的是　　　　　　　　　　　　　　　（　　）
A. PVPP　　B. PVP　　C. L-HPC　　D. CMS-Na　　E. MC

22. 下列哪组中全部为片剂中常用的填充剂　　　　　　　　　　　　　（　　）
A. 淀粉、CMS-Na、HPMC　　B. 淀粉、糖粉、微晶纤维素　　C. HPMC、糖
粉、糊精　　D. 淀粉、乳糖、糊精　　E. 硫酸钙、微晶纤维素、乳糖

23. 下列对压片机的描述正确的是　　　　　　　　　　　　　　　　　（　　）
A. 单冲压片机生产效率高　　B. 单冲压片机的压力调节器用以调节上冲下降的
高度　　C. 单冲压片机片面受压均匀　　D. 多冲压片机的机台分为三层,上层
装上冲,中层装模圈、下层装下冲　　E. 多冲压片机按冲数可分为16冲、19冲、
27冲、33冲等多种型号

24. 以下药物不宜制成胶囊剂的是　　　　　　　　　　　　　　　　　（　　）
A. 药物的稀乙醇溶液　　B. 易溶性的刺激性药物　　C. 易潮解的药物
D. 易风化的药物　　E. 药物的水溶液

25. 下列关于胶囊剂的特点,叙述正确的是　　　　　　　　　　　　　（　　）
A. 可掩盖药物的不良气味　　B. 液态药物的固体剂型化　　C. 可提高药物的
稳定性　　D. 可延缓药物的释放和定位释药　　E. 生产自动化程度较片剂高,
成本低

26. 下列关于小丸的叙述,正确的是　　　　　　　　　　　　　　　　（　　）
A. 小丸可根据需要制成速释、缓释或控释制剂　　B. 可对小丸进行包衣以提高
药物的稳定性　　C. 小丸在胃肠道的分布面积大,吸收较快　　D. 小丸主要供
内服,也可外用　　E. 小丸可填充入硬质空心胶囊壳中

27. 肠溶胶囊的制备方法有　　　　　　　　　　　　　　　　　　　　（　　）

A. 甲醛浸渍法　　B. 乙醛浸渍法　　C. 在普通硬胶囊外包上肠溶衣料 CAP　　D. 在普通硬胶囊外包上肠溶衣料 PEG　　E. 将溶解好的肠溶材料直接加到明胶液中，再加工制成肠溶空胶囊

28. 保证滴丸圆整成形、丸重差异合格的关键是　　　　　　　　　　　　　（　）

A. 选择适宜的基质　　B. 确定合适的滴管内外口径　　C. 滴制过程中保持恒温　　D. 及时冷凝　　E. 滴制液液压恒定

29. 下列关于硬胶囊剂的叙述，正确的是　　　　　　　　　　　　　　　　（　）

A. 空胶囊共有 8 种规格，但常用的是 0～5 号　　B. 填充药物时，首先按药物的规定剂量所占的容积来选择最小空胶囊　　C. 易风化的药物可使胶囊壳变脆　　D. 为美观和便于识别，制备空胶囊壳时可加入食用色素等着色剂　　E. 目前多使用锁口式胶囊，密闭性良好

30. 下列关于软胶囊剂的叙述，正确的是　　　　　　　　　　　　　　　　（　）

A. 若增塑剂用量过高，则软胶囊剂的囊壁会过硬　　B. 常用的增塑剂有甘油、山梨醇或两者的混合物　　C. 软胶囊的填充物多为液体，如各种油类和液体药物、混悬液，少数为固体物　　D. 液体药物含水 5% 以上不宜制成软胶囊　　E. 水溶性、挥发性、小分子有机物均可制成软胶囊

31. 滴丸的脂溶性基质常用的有　　　　　　　　　　　　　　　　　　　　（　）

A. 硬脂酸　　B. 硬脂酸钠　　C. 氢化植物油　　D. 明胶　　E. 单硬脂酸甘油酯

32. 下列有关栓剂的叙述中，错误的是　　　　　　　　　　　　　　　　　（　）

A. 栓剂使用时塞得越深，生物利用度越高　　B. 局部作用的栓剂应选释放慢的基质　　C. 粪便的存在有利于肛门栓中药物的吸收　　D. 因不受胃肠 pH 值、酶的影响，药物在直肠吸收较口服干扰少　　E. 全身作用的栓剂一般要求迅速释放药物

33. 下列属于栓剂水溶性基质的是　　　　　　　　　　　　　　　　　　　（　）

A. 硬脂酸丙二醇脂　　B. PEG　　C. S-40　　D. 泊洛沙姆　　E. 甘油明胶

34. 下列关于栓剂的特点，叙述正确的是　　　　　　　　　　　　　　　　（　）

A. 药物不受胃肠道 pH 值或酶的破坏而失去活性　　B. 可避免刺激性药物对胃肠道的刺激　　C. 减少药物受肝脏首过作用的破坏，减少药物对肝脏的毒副作用　　D. 便于不能或不愿吞服药物的病人使用　　E. 使用比口服方便

35. 栓剂的处方中根据不同目的，可加入以下的附加剂　　　　　　　　　　（　）

A. 硬化剂　　B. 增稠剂　　C. 吸收促进剂　　D. 抗氧剂　　E. 防腐剂

36. 栓剂在直肠吸收的途径有　　　　　　　　　　　　　　　　　　　　　（　）

A. 直肠上静脉→髂内静脉→下腔静脉→体循环　　B. 直肠下静脉和肛门静脉→门静脉→肝脏→体循环　　C. 直肠下静脉和肛门静脉→髂内静脉→下腔静脉→体循环　　D. 直肠上静脉→门静脉→肝脏→体循环　　E. 直肠淋巴系统

37. 以下关于栓剂包装材料和储藏，叙述正确的是　　　　　　　　　　　　（　）

A. 一般的栓剂应于干燥阴凉处 30℃ 以下储存　　B. 栓剂不必单个包裹　　C. 栓剂可采用蜡纸或锡纸包裹放于纸盒内　　D. 栓剂储藏应防止互相粘连，避

免受压 E. 栓剂的包装材料应无毒性,并不得与药物和基质发生理化作用

38. 以下关于全身作用的栓剂,叙述正确的是 ( )

A. 可采用 Azone 作为吸收促进剂,促进药物被直肠黏膜的吸收 B. 在油脂性基质中加入表面活性剂,可促进药物释放吸收,使用量越大吸收效果越佳 C. 应根据药物性质选择与药物溶解性相反的基质,有利于药物释放,增加吸收 D. 全身作用的栓剂一般要求缓慢释放药物 E. 全身作用的栓剂可减小肝的首过效应

39. 栓剂的给药部位有 ( )

A. 口腔 B. 直肠 C. 舌下 D. 尿道 E. 阴道

40. 下列属于 O/W 型乳化剂的有 ( )

A. 聚山梨酯类 B. 脂肪酸山梨坦类 C. 鲸蜡醇 D. 三乙醇胺皂 E. 十二烷基硫酸钠

41. 下列不能用于制备眼膏剂的基质是 ( )

A. 液状石蜡 B. 石蜡 C. 羊毛脂 D. 凡士林 E. 二甲硅油

42. 需要加入保湿剂和防腐剂的基质是 ( )

A. 水溶性基质 B. 油脂性基质 C. O/W 型乳剂型基质 D. W/O 型乳剂型基质 E. 水性凝胶基质

43. 以下关于软膏剂制备的叙述,正确的是 ( )

A. 乳膏剂采用乳化法制备 B. 应用熔融法时,不溶性药物可直接加到熔融基质中,搅拌至冷却后再研磨 C. 含挥发性或易升华药物,一般应使基质温度降至 60℃左右,再与药物混合 D. 油溶性药物可直接溶解在熔化的油脂性基质中 E. 半固体药物必须用少量液体软化后再与基质混合

44. 以下关于眼膏剂的叙述,错误的是 ( )

A. 眼膏剂应均匀、细腻,易涂布于眼部,对眼部无刺激 B. 眼膏基质常采用热压灭菌 C. 眼膏剂应进行无菌检查 D. 对水不稳定的药物不能制成眼膏剂 E. 制备眼膏剂的不溶性药物应预先制成极细粉

45. 以下关于软膏剂的质量要求,错误的是 ( )

A. 软膏剂应无酸败、异臭、变色、变硬 B. 不得有油水分离及胀气现象 C. 软膏剂的黏稠性越大,其质量越好 D. 软膏中的药物必须能和软膏基质互溶 E. 基质应均匀、细腻、涂于皮肤或黏膜应无刺激性

46. 下列属于眼膏剂的质量检查项目的是 ( )

A. 无菌 B. 粒度 C. 可见异物 D. 重量差异 E. 微生物限度

47. 下列关于水溶性基质的叙述,错误的是 ( )

A. 水溶性基质易清洗,润滑作用好,且不用加保湿剂 B. 水溶性基质释药速度较慢 C. 水溶性基质吸水性强,不能用于糜烂创面 D. 水溶性基质易霉变,需加防腐剂 E. 目前常用的水溶性基质是固体 PEG 与液体 PEG 的混合物

48. 软膏剂制备的方法有 ( )

A. 溶解法 B. 乳化法 C. 研磨法 D. 冷压法 E. 熔融法

49. 关于软膏剂基质的叙述,错误的是 ( )

A. 液状石蜡属于类脂类基质　　B. 二甲硅油无刺激性，是制备眼膏剂的优良基质　　C. 可用固体石蜡来调节凡士林的吸水性　　D. 油脂性基质涂于皮肤形成封闭性油膜，可促进皮肤水合作用　　E. 遇水不稳定的药物应选择乳剂型基质

50. 关于气雾剂的表述，正确的是　　　　　　　　　　　　　　　　（　　）
A. 气雾剂按分散系统可分为溶液型、混悬型、乳剂型气雾剂　　B. 气雾剂按相的组成可分为两相气雾剂、三相气雾剂　　C. O/W 型乳剂型气雾剂又称为泡沫气雾剂　　D. 气雾剂按医疗用途可分为两类，即吸入气雾剂和空间消毒用气雾剂　　E. 气雾剂即可起局部作用，也可起全身作用

51. 下列属于溶液型气雾剂组成的是　　　　　　　　　　　　　　　（　　）
A. 抛射剂　　B. 潜溶剂　　C. 耐压容器　　D. 阀门系统　　E. 润湿剂

52. 下列关于气雾剂的叙述，错误的是　　　　　　　　　　　　　　（　　）
A. 气雾剂主要通过肺部吸收，吸收的速度很快，不亚于静脉注射　　B. 吸入气雾剂的粒径愈小愈好　　C. 小分子化合物易通过肺泡囊表面细胞壁的小孔，因而吸收快　　D. 吸入气雾剂起效迅速的原因主要是由于肺部的吸收面积巨大　　E. 通常吸入气雾剂的药物微粒大小在 $1 \sim 10 \mu m$ 范围内最适宜

53. 气雾剂的组成包括　　　　　　　　　　　　　　　　　　　　　（　　）
A. 抛射剂　　B. 药物与附加剂　　C. 囊材　　D. 耐压容器　　E. 阀门系统

54. 下列关于抛射剂的叙述，正确的是　　　　　　　　　　　　　　（　　）
A. 抛射剂是气雾剂的喷射动力，也兼有药物溶剂作用　　B. 抛射剂在常温下的蒸气压力应低于大气压　　C. 气雾剂喷射能力的强弱决定于抛射剂的用量与蒸气压　　D. 氟氯烷烃类对大气臭氧层具有破坏作用　　E. 气雾剂一般多采用混合抛射剂，以达到调整喷射能力的目的

55. 定量型吸入气雾剂的阀门系统包括　　　　　　　　　　　　　　（　　）
A. 阀杆　　B. 弹簧　　C. 涤纶膜　　D. 定量杯　　E. 橡胶封圈

56. 以下关于吸入粉雾剂的叙述，正确的是　　　　　　　　　　　　（　　）
A. 吸入粉雾剂易吸湿，应置于凉暗处保存　　B. 不受定量阀门的限制，最大剂量一般高于气雾剂　　C. 可加入适宜的载体和润滑剂　　D. 采用特制的干粉吸入装置　　E. 微粉化药物或与载体以胶囊、泡囊或多剂量储库形式

57. 吸入粉雾剂的质量检查项目包括　　　　　　　　　　　　　　　（　　）
A. 微生物限度　　B. 每吸主药含量　　C. 排空率　　D. 含量均匀度与装量差异　　E. 雾滴（粒）分布

58. 以下关于膜剂的叙述，错误的是　　　　　　　　　　　　　　　（　　）
A. 膜剂按结构可分为单层膜、多层膜（复合）与夹心膜等　　B. 一般膜剂的厚度为 $1 \sim 2 \mu m$　　C. 膜剂系指药物溶解或均匀分散于成膜材料中加工成的液体制剂　　D. 膜剂可用于皮肤和黏膜给药，不能用于口服、舌下给药　　E. 膜剂载药量小，只适合于小剂量的药物

59. 膜剂的制备方法有　　　　　　　　　　　　　　　　　　　　　（　　）
A. 搓捏制膜法　　B. 热熔制膜法　　C. 匀浆制膜法　　D. 复合制膜法　　E. 热塑制膜法

60. 注射剂的质量要求包括 （　　）
   A. pH 值　　B. 无菌　　C. 降压物质　　D. 无热原　　E. 澄明度

61. 关于注射剂特点的描述，正确的是 （　　）
   A. 药效迅速、作用可靠　　B. 可用于不宜口服的药物　　C. 适用于不能口服
   给药的病人　　D. 使用方便　　E. 不能产生局部定位作用

62. 关于注射用水的描述，正确的是 （　　）
   A. 注射用水系指蒸馏水或去离子水再经蒸馏而制得的水　　B. 注射用水应于制
   备后 24 小时内使用　　C. 离子交换法是制备注射用水的最经典的方法　　D. 制
   备注射用水的设备有塔式、亭式蒸馏水器、多效蒸馏水器等　　E. 注射用水应在
   80℃以上或灭菌后密封保存

63. 以下关于热原的叙述，正确的是 （　　）
   A. 热原是一种微生物的代谢产物　　B. 热原致热活性中心是磷脂　　C. 一般
   滤器不能截留热原　　D. 热原注射后能引起人体致热反应　　E. 目前各国药典
   法定检查热原的方法是鲎试验法

64. 属于营养输液的是 （　　）
   A. 复方氯化钠注射液　　B. 葡萄糖输液　　C. 复方氨基酸输液　　D. 脂肪乳
   输液　　E. 右旋糖酐输液

65. 以下关于冷冻干燥法制备注射用冻干制品的描述，错误的是 （　　）
   A. 干燥在低温下进行，适用于热敏性物质　　B. 所得产品质地疏松，加水后溶
   解迅速　　C. 含水量高，有利于产品长期储存　　D. 药液在冷冻干燥前，不必
   进行过滤、灌装等处理过程　　E. 制备过程中可能会出现喷瓶、产品外形不饱满
   等问题

66. 输液剂大生产中主要存在的问题是 （　　）
   A. 澄明度问题　　B. 药物水解　　C. 染菌　　D. 分层　　E. 热原问题

67. 热原的组成包括 （　　）
   A. 磷脂　　B. 脂多糖　　C. 蛋白质　　D. 核酸　　E. 胆固醇

68. 处方：精制大豆油 150g；精制大豆磷脂 15g；注射用甘油 25g；注射用水加至
   1000mL。关于该制剂的描述，正确的是 （　　）
   A. 该处方所制备的制剂是静脉注射用乳剂　　B. 精制大豆油是油相　　C. 精
   制大豆磷脂是乳化剂　　D. 注射用甘油是增稠剂　　E. 该制剂可采用热压灭菌
   法进行灭菌

69. 以下关于滴眼剂的生产工艺的叙述，正确的是 （　　）
   A. 主药不耐热的品种，需采用无菌操作法进行制备　　B. 滴眼剂的容器一般为
   中性玻璃瓶，遇光不稳定者可选用棕色瓶　　C. 滴眼剂容器的洗涤方法与注射剂
   容器相同　　D. 滴眼剂的橡胶塞、帽直接与药液接触，无隔离膜隔离　　E. 用
   于眼部手术的滴眼剂必须加入抑菌剂，以保证无菌

70. 以下对液体制剂的质量要求，正确的是 （　　）
   A. 均相液体制剂应为澄明溶液　　B. 外用液体制剂应无刺激性　　C. 分散介
   质最好用有机溶剂　　D. 液体制剂应有一定的防腐能力　　E. 口服液体制剂应

外观良好，口感适宜

71. 以下表示表面活性剂性质的术语有 （ ）
   A. F_0 值　B. HLB 值　C. CMC　D. Krafft 点　E. 昙点

72. 下列关于表面活性剂毒性的叙述，正确的是 （ ）
   A. 一般而言，阴离子表面活性剂毒性最小　B. 一般而言，阳离子表面活性剂毒性最大　C. 一般而言，非离子表面活性剂的毒性最小　D. 表面活性剂用于口服给药的毒性大于静脉给药　E. 阳离子表面活性剂还有较强的溶血作用

73. 关于高分子溶液的制备叙述，正确的是 （ ）
   A. 制备高分子溶液首先要经过溶胀过程　B. 无限溶胀常需结合搅拌或加热等过程才能完成　C. 淀粉遇水立即膨胀，其无限溶胀过程很快，不需加热　D. 将胃蛋白酶撒于水面后，应立即搅拌以利于溶解　E. 甲基纤维素的制备在冷水中即可完成

74. 根据 Stoke's 定律，混悬粒子的沉降速度与之成正比的因素有 （ ）
   A. 混悬微粒的半径　B. 分散介质的密度差　C. 混悬微粒半径的平方　D. 分散介质密度差的平方　E. 分散介质的黏度

75. 以下关于防腐剂的叙述，正确的是 （ ）
   A. 对羟基苯甲酸酯类，商品名为尼泊金，乙酯、丙酯、丁酯等合用有协同作用　B. 对羟基苯甲酸酯类中酸性、中性溶液中均有效，在弱碱性溶液中作用减弱　C. 苯扎溴铵又名新洁尔灭，为阴离子表面活性剂，也可作为防腐剂　D. 苯甲酸在酸性溶液中抑菌效果较好，最适 pH 值是 4　E. 山梨酸起防腐作用的是未解离的分子，在 pH 值为 4 的水溶液中效果较好

76. 下列不是乳剂特点的有 （ ）
   A. 乳剂中液滴的分散度很大，吸收快，生物利用度高　B. 油性药物制成乳剂能保证剂量准确，服用方便　C. 油包水型乳剂可掩盖药物的不良气味　D. 静脉注射乳剂注射后分布较快，但无靶向性　E. 外用乳剂可改善皮肤、黏膜的渗透性，减少刺激性

77. 混悬剂的助悬剂不包括 （ ）
   A. 西黄蓍胶　B. 海藻酸钠　C. 甲基纤维素　D. 吐温 80　E. 枸橼酸盐

78. 乳剂常用的制备方法有 （ ）
   A. 干胶法　B. 湿胶法　C. 溶解法　D. 新生皂法　E. 机械法

79. 液体制剂常用的溶剂有 （ ）
   A. 甲醇　B. 乙醇　C. 水　D. 甘油　E. 聚乙烯醇

80. 药物制剂的降解途径有 （ ）
   A. 水解　B. 氧化　C. 异构化　D. 脱羧　E. 聚合

81. 影响药物制剂稳定性的处方因素有 （ ）
   A. pH 值的影响　B. 溶剂的极性　C. 加入抗氧剂　D. 通入惰性气体　E. 包装材料

82. 以下关于固体制剂稳定性的描述，正确的是 （ ）

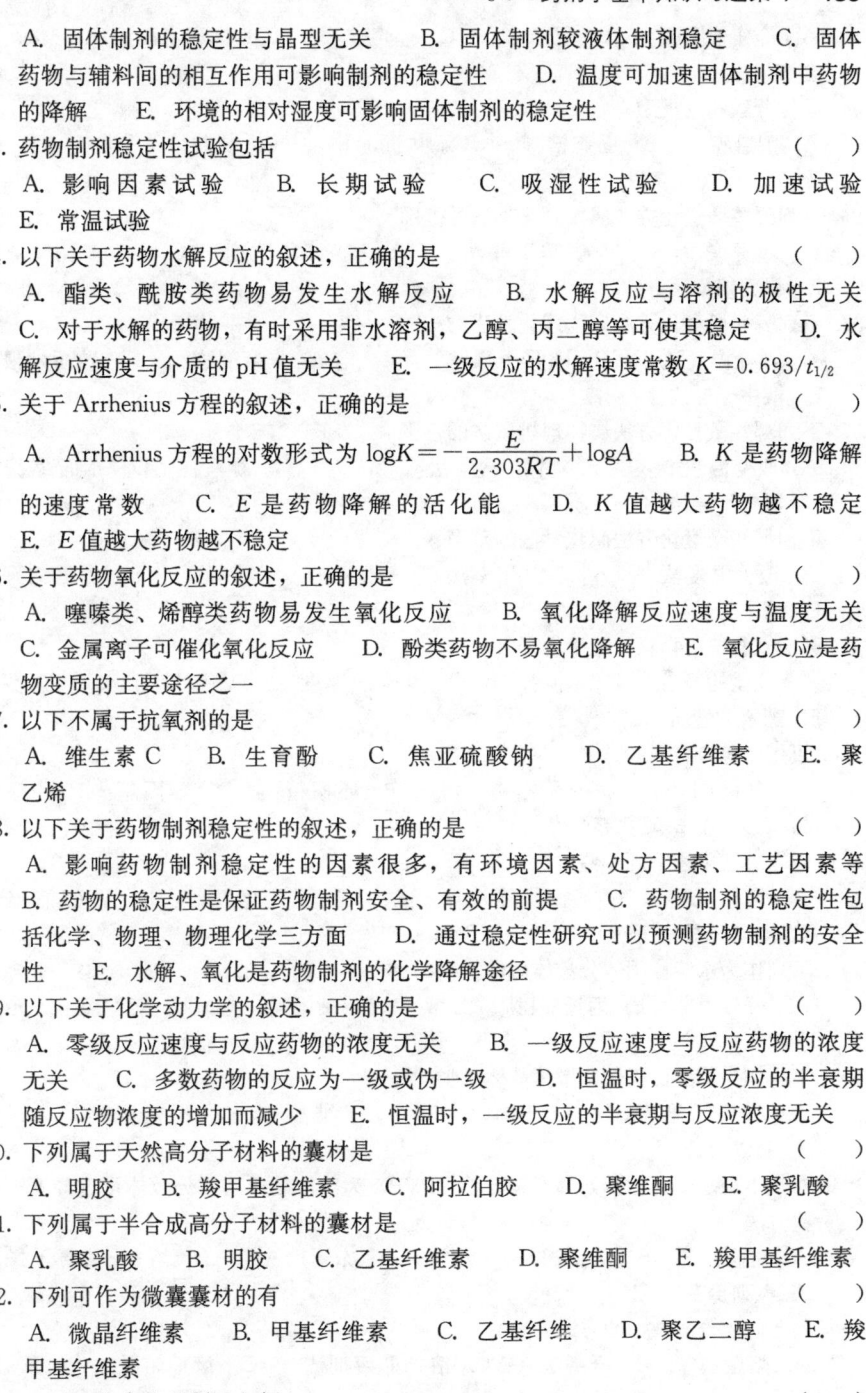

A. 固体制剂的稳定性与晶型无关　　B. 固体制剂较液体制剂稳定　　C. 固体药物与辅料间的相互作用可影响制剂的稳定性　　D. 温度可加速固体制剂中药物的降解　　E. 环境的相对湿度可影响固体制剂的稳定性

83. 药物制剂稳定性试验包括 　　　　　　　　　　　　　　　　　　（　　）

A. 影响因素试验　　B. 长期试验　　C. 吸湿性试验　　D. 加速试验
E. 常温试验

84. 以下关于药物水解反应的叙述，正确的是 　　　　　　　　　　　（　　）

A. 酯类、酰胺类药物易发生水解反应　　B. 水解反应与溶剂的极性无关
C. 对于水解的药物，有时采用非水溶剂，乙醇、丙二醇等可使其稳定　　D. 水解反应速度与介质的 pH 值无关　　E. 一级反应的水解速度常数 $K=0.693/t_{1/2}$

85. 关于 Arrhenius 方程的叙述，正确的是 　　　　　　　　　　　　（　　）

A. Arrhenius 方程的对数形式为 $\log K=-\dfrac{E}{2.303RT}+\log A$　　B. K 是药物降解的速度常数　　C. E 是药物降解的活化能　　D. K 值越大药物越不稳定
E. E 值越大药物越不稳定

86. 关于药物氧化反应的叙述，正确的是 　　　　　　　　　　　　　（　　）

A. 噻嗪类、烯醇类药物易发生氧化反应　　B. 氧化降解反应速度与温度无关
C. 金属离子可催化氧化反应　　D. 酚类药物不易氧化降解　　E. 氧化反应是药物变质的主要途径之一

87. 以下不属于抗氧剂的是 　　　　　　　　　　　　　　　　　　　（　　）

A. 维生素 C　　B. 生育酚　　C. 焦亚硫酸钠　　D. 乙基纤维素　　E. 聚乙烯

88. 以下关于药物制剂稳定性的叙述，正确的是 　　　　　　　　　　（　　）

A. 影响药物制剂稳定性的因素很多，有环境因素、处方因素、工艺因素等
B. 药物的稳定性是保证药物制剂安全、有效的前提　　C. 药物制剂的稳定性包括化学、物理、物理化学三方面　　D. 通过稳定性研究可以预测药物制剂的安全性　　E. 水解、氧化是药物制剂的化学降解途径

89. 以下关于化学动力学的叙述，正确的是 　　　　　　　　　　　　（　　）

A. 零级反应速度与反应药物的浓度无关　　B. 一级反应速度与反应药物的浓度无关　　C. 多数药物的反应为一级或伪一级　　D. 恒温时，零级反应的半衰期随反应物浓度的增加而减少　　E. 恒温时，一级反应的半衰期与反应浓度无关

90. 下列属于天然高分子材料的囊材是 　　　　　　　　　　　　　　（　　）

A. 明胶　　B. 羧甲基纤维素　　C. 阿拉伯胶　　D. 聚维酮　　E. 聚乳酸

91. 下列属于半合成高分子材料的囊材是 　　　　　　　　　　　　　（　　）

A. 聚乳酸　　B. 明胶　　C. 乙基纤维素　　D. 聚维酮　　E. 羧甲基纤维素

92. 下列可作为微囊囊材的有 　　　　　　　　　　　　　　　　　　（　　）

A. 微晶纤维素　　B. 甲基纤维素　　C. 乙基纤维　　D. 聚乙二醇　　E. 羧甲基纤维素

93. β - CD 包合物的制法包括

A. 冷冻干燥法　　B. 研磨法　　C. 超声波法　　D. 饱和水溶液法　　E. 混合溶剂法

94. 固体分散物的类型有　　　　　　　　　　　　　　　　　　　　（　　）

A. 混悬型　　B. 固态溶液　　C. 共沉淀物　　D. 低共熔混合物　　E. 溶胶型

95. 下列哪些微囊化方法属物理化学法的范围　　　　　　　　　　　（　　）

A. 单凝聚法　　B. 喷雾干燥法　　C. 溶剂-非溶剂法　　D. 多孔离心法
E. 界面缩聚法

96. 下列哪些微囊化方法属物理化学法的范围　　　　　　　　　　　（　　）

A. 改变温度法　　B. 喷雾干燥法　　C. 溶剂-非溶剂法　　D. 界面缩聚法
E. 液中干燥法

97. 下列哪些微囊化方法属物理机械法的范围　　　　　　　　　　　（　　）

A. 改变温度法　　B. 喷雾干燥法　　C. 喷雾冻凝法　　D. 界面缩聚法
E. 液中干燥法

98. 下列哪些微囊化方法属化学法的范围　　　　　　　　　　　　　（　　）

A. 改变温度法　　B. 辐射化学法　　C. 溶剂-非溶剂法　　D. 界面缩聚法
E. 液中干燥法

99. 影响微囊中药物释放速率的因素　　　　　　　　　　　　　　　（　　）

A. 微囊的粒径　　B. 搅拌　　C. 囊壁的厚度　　D. 囊壁的物理化学性质
E. 药物的性质

100. 可用作包合材料的是　　　　　　　　　　　　　　　　　　　（　　）

A. 聚维酮　　B. α-环糊精　　C. β-环糊精　　D. 羟丙基-β-环糊精
E. 乙基化-β-环糊精

101. 包合方法常用下列哪些方法　　　　　　　　　　　　　　　　（　　）

A. 饱和水溶液法　　B. 冷冻干燥法　　C. 研磨法　　D. 界面缩聚法
E. 喷雾干燥法

102. 下列作为水溶性固体分散体载体材料的是　　　　　　　　　　（　　）

A. PEG 类　　B. 丙烯酸树脂 RL 型　　C. 聚维酮　　D. 甘露醇　　E. 泊洛沙姆

103. 下列作为不溶性固体分散体载体材料的是　　　　　　　　　　（　　）

A. 乙基纤维素　　B. PEG 类　　C. 聚维酮　　D. 丙烯酸树脂 RL 型
E. HPMCP

104. 对热不稳定的药物，如选择聚维酮（PVP）为载体制成固体分散体可选择下列哪些方法　　　　　　　　　　　　　　　　　　　　　　　　　（　　）

A. 熔融法　　B. 溶剂法　　C. 溶剂-冷冻干燥法　　D. 溶剂-喷雾干燥法
E. 共研磨法

105. 属于固体分散技术的方法有　　　　　　　　　　　　　　　　（　　）

A. 熔融法　　B. 研磨法　　C. 溶剂非溶剂法　　D. 溶剂熔融法　　E. 凝聚法

106. 微囊剂与胶囊剂比较，特殊之处在于 （ ）

　　A. 可使液体药物粉末化　　B. 增加药物稳定性　　C. 提高生物利用度

　　D. 药物释放延缓　　E. 掩盖药物不良气味

107. 以单凝聚法制备微囊时，要 （ ）

　　A. 加电解质　　B. 加絮凝剂　　C. 选择两种具有相反电荷的高分子材料

　　D. 调 pH 值为 3.5～3.8　　E. 调 pH 值 4～4.5

108. 以复凝聚法制备微囊时，应 （ ）

　　A. 加电解质　　B. 加亲水性电解质　　C. 选择两种具有相反电荷的高分子材料　　D. 调 pH 值 7～8　　E. 调 pH 值 4～4.5

109. 关于微型胶囊特点叙述正确的是 （ ）

　　A. 微囊能掩盖药物的不良气味　　B. 制成微囊能提高药物的稳定性　　C. 微囊能防止药物在胃内失活或减少对胃的刺激性　　D. 微囊能使药物浓集于靶区　　E. 微囊使药物高度分散，提高药物溶出速率

110. 关于物理化学法制备微型胶囊下列哪种叙述是错误的 （ ）

　　A. 物理化学法均选择明胶-阿拉伯胶为囊材　　B. 适合于难溶性药物的微囊化　　C. 凝聚法、溶剂-非溶剂法均属于此方法的范畴　　D. 微囊化在液相中进行，囊心物与囊材在一定条件下形成新相析出　　E. 复凝聚法是在高分子囊材溶液中加入凝聚剂以降低高分子溶解度凝聚成囊的方法

111. 关于单凝聚法制备微型胶囊下列哪种叙述是正确的 （ ）

　　A. 可选择明胶-阿拉伯胶为囊材　　B. 单凝法是在高分子囊材溶液中加入凝聚剂以降低高分子溶解度凝聚成囊的方法　　C. 适合于多数药物的微囊化　　D. 囊材是明胶时，制备中加入甲醛为固化剂　　E. 单凝聚法属于相分离法的范畴

112. 关于包合物的叙述正确的是 （ ）

　　A. 包合物能防止药物挥发　　B. 包合物是一种药物被包裹在高分子材料中形成的囊状物　　C. 包合物能掩盖药物的不良气味　　D. 包合物能使液态药物粉末化　　E. 包合物能使药物浓集于靶区

113. 关于固体分散体叙述正确的是 （ ）

　　A. 固体分散体是药物分子包藏在另一种分子的空穴结构内的复合物　　B. 固体分散体采用肠溶性载体，增加难溶性药物的溶解度和溶出速率　　C. 采用难溶性载体，延缓或控制药物释放　　D. 掩盖药物的不良气味和刺激性　　E. 能使液态药物粉末化

114. 下列关于 β-环糊精包合物的叙述正确的有 （ ）

　　A. 液体药物粉末化　　B. 可增加药物溶解度　　C. 减少刺激性　　D. 是一种分子胶囊　　E. 调节释药速度

115. 下列关于微囊的叙述正确的为 （ ）

　　A. 药物微囊化后可改进某些药物的流动性、可压性　　B. 可使液体药物制成固体制剂　　C. 提高药物稳定性　　D. 减少复方配伍禁忌　　E. 掩盖不良气味

116. 微型包囊的方法有 （ ）

A. 冷冻干燥法　　B. 溶剂-非溶剂法　　C. 界面缩聚法　　D. 辐射化学法
E. 喷雾干燥法

117. 下列关于以明胶与阿拉伯胶为囊材，采用复凝聚法制备微囊的叙述中，正确的是（　　）
A. 成囊时温度应为 50℃～55℃　　B. 成囊时 pH 值应调至 8～9　　C. 囊材浓度以 2.5%～5% 为宜　　D. 甲醛固化时温度在 10℃ 以下　　E. 甲醛固化时 pH 值应调至 4.0～4.5

118. 制备前体药物常用的方法有（　　）
A. 酸碱反应法　　B. 复分解反应法　　C. 氧化还原法　　D. 离子交换法
E. 直接络合法

119. 用凝聚法制备微囊时，可以作为固化剂的是（　　）
A. 甲醛　　B. 丙酮　　C. 乙醇　　D. 戊二醇　　E. 强酸性介质

120. 用明胶与阿拉伯胶作囊材制备微囊时，应用明胶的原因是（　　）
A. 为两性蛋白质　　B. 在水溶液中含有—NH_3^+、—COO　　C. pH 值低时，—NH_3^+ 的数目多于—COO^-　　D. 具有等电点　　E. 与带正电荷的阿拉伯胶结合交联形成正负离子络合物

121. 下列关于缓释制剂的叙述正确的为（　　）
A. 需要频繁给药的药物宜制成缓释剂　　B. 生物半衰期很长的药物宜制成缓释制剂　　C. 能在较长时间内维持一定的血药浓度　　D. 可克服血药浓度的峰谷现象　　E. 一般由速释与缓释两部分药物组成

122. 缓释制剂可分为（　　）
A. 骨架分散型缓释制剂　　B. 缓释膜剂　　C. 缓释微囊剂　　D. 缓释乳剂
E. 注射用缓释制剂

123. 下列关于控释制剂的叙述正确的为（　　）
A. 释药速度接近零级速度过程　　B. 可克服血药浓度的峰谷现象　　C. 消除半衰期短的药物宜制成控释制剂　　D. 一般由速释与缓释两部分组成　　E. 对胃肠刺激性大的药物宜制成控释制剂

124. 控释制剂的类型有（　　）
A. 骨架分散型控释制剂　　B. 渗透泵式控释制剂　　C. 膜控释制剂
D. 胃滞留控释制剂　　E. 控释乳剂

125. 影响口服缓控释制剂的设计的理化因素有（　　）
A. 代谢　　B. 剂量大小　　C. 油水分配系数　　D. 生物半衰期
E. pK_a、解离度

126. 影响口服缓、控释制剂设计的药物理化因素（　　）
A. 稳定性　　B. 吸收　　C. pK_a、解离度和水溶性　　D. 分配系数
E. 药物晶型

127. 下列哪些不是影响口服缓释、控释制剂设计的药物理化因素（　　）
A. 分配系数　　B. 熔点　　C. pK_a、解离度和水溶性　　D. 密度　　E. 剂量大小

128. 下列哪些是影响口服缓释、控释制剂设计的生物因素 （ ）
    A. 剂量大小　　B. 生物半衰期　　C. 吸收　　D. 分配系数　　E. 代谢
129. 骨架型缓控释制剂包括 （ ）
    A. 骨架片　　B. 压制片　　C. 生物黏附片　　D. 泡腾片　　E. 骨架型小丸
130. 亲水性凝胶骨架片的材料为 （ ）
    A. 硅橡胶　　B. 蜡类　　C. 海藻酸钠　　D. 聚乙烯　　E. 羧甲基纤维素钠
131. 可用于亲水性凝胶骨架片的材料为 （ ）
    A. 乙基纤维素　　B. 羧甲基纤维素钠　　C. HPMC　　D. 甲基纤维素
    E. 聚维酮
132. 可用于溶蚀性骨架片的材料为 （ ）
    A. 无毒聚氯乙烯　　B. 乙基纤维素　　C. 单棕榈酸甘油酯　　D. 脂肪
    E. 卡波姆
133. 可用于不溶性骨架片的材料为 （ ）
    A. 单棕榈酸甘油脂　　B. 无毒聚氯乙烯　　C. 脂肪类　　D. 甲基纤维素
    E. 乙基纤维素
134. 可用于不溶性骨架片的材料为 （ ）
    A. 聚乙烯　　B. 卡波姆　　C. 硅橡胶　　D. 蜡类　　E. 乙烯-醋酸乙烯共
    聚物
135. 下列属于控制溶出为原理的缓、控释制剂的方法有 （ ）
    A. 制成溶解度小的盐　　B. 控制粒子大小　　C. 制成微囊　　D. 制成不溶
    性骨架片　　E. 制成乳剂
136. 下列哪种属于膜控型缓、控释制剂 （ ）
    A. 渗透泵型片　　B. 膜控释小丸　　C. 生物黏附片　　D. 溶蚀性骨架片
    E. 微孔膜包衣片
137. HPMC 可应用于 （ ）
    A. 薄膜衣料　　B. 助悬剂　　C. 崩解剂　　D. 黏合剂　　E. 亲水凝胶骨架
    材料
138. 下列属于控制扩散为原理的缓、控释制剂的方法 （ ）
    A. 制成微囊　　B. 控制粒子大小　　C. 制成包衣小丸　　D. 用蜡类为基质
    做成溶蚀性骨架片　　E. 制成亲水凝胶骨架片
139. 哪些属于骨架型缓、控释制剂 （ ）
    A. 渗透泵型片　　B. 不溶性骨架片　　C. 亲水凝胶骨架片　　D. 植入剂
    E. 胃内滞留片
140. 关于缓、控释制剂叙述错误的是 （ ）
    A. 缓释制剂系指药物能在设定的时间内自动地以设定的速率释放的制剂
    B. 可以减少服药次数，提高病人顺应性，使用方便　　C. 口服控释制剂，药物
    在规定溶剂中，按要求缓慢地非恒速释放药物　　D. 因增加每次用药剂量，因
    而增加用药的总剂量　　E. 使血液浓度平稳，避免峰谷现象，有利于降低药物
    的毒副作用

141. 以下哪些物质可增加透皮吸收性 （ ）

　　A. 氨基酸　　B. 聚乙二醇　　C. 二甲基亚砜　　D. 薄荷醇　　E. 尿素

142. 影响透皮吸收的因素是 （ ）

　　A. 药物的分子量　　B. 药物的低共熔点　　C. 皮肤的水合作用　　D. 药物晶型　　E. 透皮吸收促进剂

143. 可用作透皮吸收促进剂的有 （ ）

　　A. 液状石蜡　　B. 二甲基亚砜　　C. 硬脂酸　　D. 山梨酸　　E. Azone

144. 经皮给药制剂的基本组成为 （ ）

　　A. 背衬层　　B. 药物储库　　C. 控释膜　　D. 黏附层　　E. 保护膜

145. 皮肤的结构一般由以下哪些构成 （ ）

　　A. 表皮　　B. 真皮　　C. 肌肉　　D. 皮下脂肪组织　　E. 皮肤附属器

146. 影响药物经皮吸收过程的因素有 （ ）

　　A. 药物的性质　　B. 基质的性质　　C. 经皮促进剂的影响　　D. 皮肤因素　　E. 制备方法

147. 下列促进药物经皮吸收的技术中属于物理学方法的是 （ ）

　　A. 角质层去脂质化　　B. 离子渗透法　　C. 皮肤代谢抑制剂的合成　　D. 无针注射系统　　E. 超声波法

148. 以下为影响药物经皮吸收的因素是 （ ）

　　A. 药物的颜色　　B. 用药的部位　　C. 药物的熔点　　D. 药物的脂溶性　　E. 药物的溶解度

149. 经皮给药制剂中常见的压敏胶的类型有 （ ）

　　A. 硅酮类　　B. 氮酮类　　C. 聚异丁烯类　　D. 丙烯酸树脂类　　E. 硬脂酸类

150. 下列关于经皮给药制剂叙述正确的是 （ ）

　　A. 只能起到局部治疗作用　　B. 对皮肤有刺激性和过敏性的药物不宜设计成TDDS　　C. 水溶性药物皮肤通过率低，可通过多次给药来增加通过程度　　D. 药物经皮吸收主要途径为通过角质层和表皮进入真皮，扩散入毛细血管　　E. 与口服制剂相比，TDDS可提高药物的相对生物利用度

151. 不具有靶向性的制剂是 （ ）

　　A. 静脉乳剂　　B. 毫微粒注射液　　C. 混悬型注射液　　D. 脂质体注射液　　E. 口服芳香水剂

152. 脂质体的特点 （ ）

　　A. 具有靶向性　　B. 具有缓释性　　C. 具有细胞亲和性与组织相容性　　D. 增加药物毒性　　E. 降低药物稳定性

153. 制备脂质体的材料有 （ ）

　　A. 甘油脂肪酸酯　　B. 磷脂　　C. 纤维素　　D. 胆固醇　　E. 硬酯醇

154. 属于靶向给药的制剂有 （ ）

　　A. 脂质体　　B. 毫微囊　　C. 微囊　　D. 微丸　　E. 磁性制剂

155. 下列关于靶向制剂的叙述正确的为 （ ）

A. 减少用药剂量　　B. 提高疗效　　C. 降低药物的毒副作用　　D. 增强药物对靶组织的特异性　　E. 靶区内药物浓度高于正常组织的给药体系

156. 下列有关靶向给药系统的叙述中，错误的是　　　　　　　　　　（　　）
A. 药物制成毫微粒后，难以透过角膜，降低眼用药物的疗效　　B. 常用超声波分散法制备微球　　C. 药物包封于脂质体后，可在体内延缓释放，延长作用时间　　D. 白蛋白是制备脂质体的主要材料之一　　E. 药物包封于脂质体中，可增加稳定性

157. 靶向制剂可分为哪几类　　　　　　　　　　　　　　　　　　（　　）
A. 主动靶向制剂　　B. 被动靶向制剂　　C. 物理化学靶向制剂　　D. 热敏感靶向制剂　　E. 磁性靶向制剂

158. 下列属于主动靶向制剂的是　　　　　　　　　　　　　　　　（　　）
A. 脂质体　　B. 长循环脂质体　　C. 热敏脂质体　　D. 糖基修饰脂质体　　E. 免疫脂质体

159. 下列哪些靶向制剂属于被动靶向制剂　　　　　　　　　　　　（　　）
A. 纳米粒　　B. 微球　　C. 脂质体　　D. pH 敏感脂质体　　E. 长循环脂质体

160. 属于主动靶向的制剂有　　　　　　　　　　　　　　　　　　（　　）
A. 纳米囊　　B. 修饰纳米粒　　C. 聚乳酸微球　　D. 糖基修饰脂质体　　E. pH 敏感脂质体

161. 下列哪些靶向制剂属于物理化学靶向制剂　　　　　　　　　　（　　）
A. pH 敏感脂质体　　B. 脂质体　　C. 热敏脂质体　　D. 长循环脂质体　　E. 热免疫脂质体

162. 关于纳米粒具有哪些作用　　　　　　　　　　　　　　　　　（　　）
A. 缓释性　　B. 保护药物　　C. 具有靶向性　　D. 增加药物溶解度　　E. 提高药效，降低毒副作用

163. 脂质体的特点有　　　　　　　　　　　　　　　　　　　　　（　　）
A. 具有靶向性　　B. 具有缓释性　　C. 降低药物稳定性　　D. 增加药物毒性　　E. 具有细胞亲和性与组织相容性

164. 我国药典收载的溶出度法定测定方法为　　　　　　　　　　　（　　）
A. 转篮法　　B. 桨法　　C. 小杯法　　D. 循环法　　E. 扩散池法

165. 药物吸收的方式有　　　　　　　　　　　　　　　　　　　　（　　）
A. 被动扩散　　B. 主动转运　　C. 促进扩散　　D. 胞饮　　E. 吞噬

166. 药物的排泄途径有　　　　　　　　　　　　　　　　　　　　（　　）
A. 尿液　　B. 胆汁　　C. 唾液　　D. 汗腺　　E. 乳汁

167. 下列关于影响药物吸收的因素叙述正确的有　　　　　　　　　（　　）
A. 胃空速率越快，药物越易吸收　　B. 一般稳定型结晶较亚稳定型结晶吸收好　　C. 药物水溶性越大，越易吸收　　D. 制剂工艺及赋形剂不同，疗效不同　　E. 难溶性固体药物粒径越小，越易吸收

168. 关于溶出度的叙述正确的为　　　　　　　　　　　　　　　　（　　）

A. 检查溶出度的制剂也进行崩解时限的检查　　B. 溶出度测定方法有转篮法、浆法、小杯法、循环法　　C. 循环法是我国药典收载的法定方法　　D. 溶出度是指制剂中某主药有效成分在水中溶出的速度与程度　　E. 溶出度测定目的是探索其与体内生物利用度的关系

169. 需要测定溶出度的中药制剂有　　　　　　　　　　　　　　　（　　）
　　A. 主药成分不易从制剂中释放的药物　　B. 在消化液中溶解缓慢的药物
　　C. 药理作用强烈的药物　　D. 安全系数小，剂量曲线陡峭的药物　　E. 溶出速度过快的药物

170. 影响胃排空速率的主要因素有　　　　　　　　　　　　　　　（　　）
　　A. 胃内容物　　B. 食物的类型　　C. 身体位置　　D. 胃肠的 pH 值
　　E. 药物

171. 药物的脂溶性与解离度对药物吸收的影响　　　　　　　　　　（　　）
　　A. 脂溶性大的药物易于透过细胞膜　　B. 未解离型的药物易于透过细胞膜
　　C. 未解离型药物的比例取决于吸收部位的 pH 值　　D. 弱酸型药物在 pH 值低的胃液中吸收增加　　E. 药物分子型比例是由吸收部位的 pH 值和药物本身决定的

172. 促进难溶性固体药物制剂吸收的方法有　　　　　　　　　　　（　　）
　　A. 减小药物粒径　　B. 制成盐类　　C. 多晶型药物的晶型转换　　D. 固体分散技术　　E. 制成稳定的晶型

173. 影响药物口服吸收的主要因素有　　　　　　　　　　　　　　（　　）
　　A. 生理因素　　B. 药物因素　　C. 剂型因素　　D. 处方因素　　E. 药物与组织的亲和力

174. 肾小管的重吸收与下列哪些因素有关　　　　　　　　　　　　（　　）
　　A. 药物的脂溶性　　B. 药物的 pK_a　　C. 药物的粒度　　D. 尿液的 pH 值
　　E. 尿液量

175. 溶出度测定的目的　　　　　　　　　　　　　　　　　　　　（　　）
　　A. 研究药物粒径与溶出度的关系　　B. 探索制剂体外溶出度与体内生物利用度的关系　　C. 比较剂型的优劣　　D. 考察附形剂对溶出度的影响　　E. 考察制备工艺对溶出度的影响

176. 关于生物利用度叙述正确的是　　　　　　　　　　　　　　　（　　）
　　A. 系指药物被吸收进入血液循环的程度　　B. 相对生物利用度是试验制剂与静脉注射制剂相比较　　C. 绝对生物利用度是试验制剂与参比制剂相比较
　　D. 生物利用程度常用 AUC 表示　　E. 研究所用的参比制剂必须安全有效

177. 生物利用度试验方法包括　　　　　　　　　　　　　　　　　（　　）
　　A. 受试者的选择　　B. 确定参比制剂　　C. 确定试验制剂及给药剂量
　　D. 确定给药方法　　E. 取血、血药浓度的测定、计算

178. 下述制剂中属速效制剂的是　　　　　　　　　　　　　　　　（　　）
　　A. 异丙肾上腺素气雾剂　　B. 硝苯地平控释微丸　　C. 肾上腺素注射剂
　　D. 硝酸甘油舌下片　　E. 磺胺嘧啶混悬剂

179. 尿药排泄数据法中亏量法的特点有　　　　　　　　　　（　　）

A. 误差小　　B. 误差大　　C. 需求 X_u　　D. 不需求 X_u　　E. 集尿时间约为药物的 7 个 $t_{1/2}$

180. 某药肝脏首过作用较大，可选用适宜的剂型是　　　　　　（　　）

A. 肠溶片剂　　B. 舌下片剂　　C. 口服乳剂　　D. 透皮给药系统　　E. 气雾剂

181. 下述制剂中属于速释制剂的有　　　　　　　　　　　　（　　）

A. 气雾剂　　B. 舌下片　　C. 经皮吸收制剂　　D. 鼻黏膜给药　　E. 静脉滴注给药

182. 与药物吸收有关的生理因素是　　　　　　　　　　　　（　　）

A. 胃肠道的 pH 值　　B. 药物的 pK_a　　C. 食物中的脂肪量　　D. 药物的分配系数　　E. 药物在胃肠道的代谢

183. 可减少或避免肝脏首过效应的给药途径或剂型是　　　　　（　　）

A. 舌下片给药　　B. 口服胶囊　　C. 栓剂　　D. 静脉注射　　E. 透皮吸收给药

184. 影响胃排空速度的因素是　　　　　　　　　　　　　　（　　）

A. 空腹与饱腹　　B. 药物因素　　C. 药物的组成和性质　　D. 药物的多晶体　　E. 药物的油水分配系统

185. 以下哪几条具被动扩散特征　　　　　　　　　　　　　（　　）

A. 不消耗能量　　B. 有饱和状态　　C. 由高浓度向低浓度转运　　D. 借助载体进行转运　　E. 有结构和部位专属性

186. 下述制剂中属速效制剂的是　　　　　　　　　　　　　（　　）

A. 肾上腺素注射剂　　B. 硝苯地平控释微丸　　C. 硝酸甘油舌下片　　D. 异丙肾上腺素气雾剂　　E. 磺胺嘧啶混悬液

187. 药物按一级动力学消除具有以下哪些特点　　　　　　　（　　）

A. 不受肾功能改变的影响　　B. 药物消除速度恒定不变　　C. 消除速度常数恒定不变　　D. 不受肝功能改变的影响　　E. 血浆半衰期恒定不变

188. 下面是有关甲氧苄啶（TMP）临床应用的一些情况，判断哪些是错误的（　　）

A. 加倍量服用，可使达峰值时间缩短一半　　B. 按一日 2 次服用，经过 5 个半衰期血药浓度可达峰值　　C. 加大剂量，不缩短达峰值时间，但可使峰浓度提高　　D. 首次加倍量服药，可使达峰值时间提前　　E. 首次加倍量服药，可提高峰血药浓度，加强疗效

189. 一病人静脉注射某药，此药的 $t_{1/2}$ 为 8 小时，今欲使病人体内药物最低量保持在 300mg 左右，最高为 600mg 左右，可采用下列何种方案　　　　（　　）

A. 150mg，每 8 小时 1 次　　B. 300mg，每 8 小时 1 次　　C. 500mg，每 8 小时 1 次　　D. 800mg，每 8 小时 1 次　　E. 首次 600mg，以后每 8 小时给药 300mg

190. 下列有关药物尿清除率（CL）的叙述中，哪些是错误的　　（　　）

A. 如果药物在肾小管完全吸收，则其尿清除率约等于零　　B. 尿清除率高的药

物,排泄快,清除速度常数 K 大,其 $t_{1/2}$ 必然就短　C. 药物清除速度常数 K 的大小与尿清除率呈反比,并和表观分布容积呈正比　D. 尿清除率是指单位时间内有多少体液(mL)内的药物被清除,常用的单位为 mL/min　E. 尿清除率与肾功能密切相关,因此具体到每个人,不论用什么药,其尿清除率是大致接近的

191. 影响生物利用度的因素是　　　　　　　　　　　　　　　　　(　　)

A. 药物的化学稳定性　B. 药物在胃肠道中的分解　C. 肝脏的首过效应
D. 制剂处方组成　E. 非线性特征药物

192. 下列关于消化道的叙述中,哪些是正确的　　　　　　　　　(　　)

A. 舌下含片的吸收不受食物的影响　B. 胃内滞留时间是影响药物吸收的重要因素　C. 胃黏膜不表现出脂质膜的性质,而小肠黏膜却显示脂质膜的性质
D. 缓释制剂的药物吸收不受食物的影响　E. 使用栓剂,可提高在消化道或吸收后在肝脏容易被代谢的药物的生物利用度

193. 生物药剂学研究中的剂型因素是指　　　　　　　　　　　　(　　)

A. 药物的类型(如酯或盐、复盐等)　B. 药物的理化性质(如粒径、晶型等)　C. 处方中所加的各种辅料的性质与用量　D. 药物剂型的种类及用法
E. 药物剂型的工艺过程、操作条件等

194. 下列叙述错误的是　　　　　　　　　　　　　　　　　　　(　　)

A. 生物药剂学是研究药物吸收、分布、代谢与排泄的经时过程及其与药效之间关系的科学　B. 大多数药物通过这种方式透过生物膜,即高浓度向低浓度区域转运的过程称促进扩散　C. 主动转运是一些生命必需的物质和有机酸、碱等弱电解质的离子型等,借助载体或酶促系统从低浓度区域向高浓度区域转运的过程　D. 被动扩散一些物质在细胞膜载体的帮助下,由高浓度向低浓度区域转运的过程　E. 细胞膜可以主动变形而将某些物质摄入细胞内或从细胞内释放到细胞外,称为胞饮

195. 药物通过生物膜转运机制有　　　　　　　　　　　　　　　(　　)

A. 主动转运　B. 促进扩散　C. 主动扩散　D. 胞饮作用　E. 被动扩散

196. 以下哪项是被动扩散的特征　　　　　　　　　　　　　　　(　　)

A. 不消耗能量　B. 有部位特异性　C. 由高浓度区域向低浓度区域转运
D. 须借助载体进行转运　E. 无饱和现象和竞争抑制现象

197. 以下哪项是主动转运的特征　　　　　　　　　　　　　　　(　　)

A. 消耗能量　B. 可与结构类似的物质发生竞争现象　C. 由高浓度向低浓度转运　D. 不须载体进行转运　E. 有饱和状态

198. 维生素 B_2(核黄素)属于主动转运而吸收的药物,因此,应该　(　　)

A. 饭后服用　B. 饭前服用　C. 大剂量一次性服用　D. 小剂量分次服用　E. 有肠肝循环现象

199. 关于胃肠道吸收下列哪些叙述是正确的　　　　　　　　　　(　　)

A. 大多数脂溶性药物以被动扩散为主要转运方式吸收　B. 一些生命必需的物

质如氨基酸等的吸收通过主动转运来完成 C. 一般情况下，弱碱性药物在胃中容易吸收 D. 当胃空速率增加时，多数药物吸收加快 E. 脂溶性、离子型药物容易透过细胞膜

200. 药物理化性质对药物胃肠道吸收的影响因素是 （ ）
A. 溶出速率 B. 粒度 C. 多晶型 D. 解离常数 E. 消除速率常数

201. 影响药物胃肠道吸收的生理因素
A. 药物的给药途径 B. 胃肠道蠕动 C. 循环系统 D. 药物在胃肠道中的稳定性 E. 胃排空速率

202. 下列有关生物利用度的描述正确的是 （ ）
A. 饭后服用维生素 B_2 将使生物利用度提高 B. 无定形药物的生物利用度大于稳定型的生物利用度 C. 药物微粉化后都能增加生物利用度 D. 药物脂溶性越大，生物利用度越差 E. 药物水溶性越大，生物利用度越好

203. 下列有关药物表观分布容积地叙述中，叙述正确的是 （ ）
A. 表观分布容积大，表明药物在血浆中浓度小 B. 表观分布容积表明药物在体内分布的实际容积 C. 表观分布容积有可能超过体液量 D. 表观分布容积的单位是升（L）或升/千克（L/kg） E. 表观分布容积具有生理学意义

204. 可完全避免肝脏首过效应的是 （ ）
A. 舌下给药 B. 口服肠溶片 C. 静脉滴注给药 D. 栓剂直肠给药 E. 鼻黏膜给药

205. 关于药物动力学中用"速度法"从尿药数据求算药物动力学的有关参数的正确描述是 （ ）
A. 至少有一部分药物从肾排泄而消除 B. 须采用中间时间 t 中来计算 C. 必须收集全部尿量（7 个半衰期，不得有损失） D. 误差因素比较敏感，试验数据波动大 E. 所需时间比"亏量法"短

206. 关于隔室模型的概念正确的有 （ ）
A. 可用 AIC 法和拟合度法来判别隔室模型 B. 一室模型是指药物在机体内迅速分布，成为动态平衡的均一体 C. 是最常用的动力学模型 D. 一室模型中药物在各个器官和组织中的男均相等 E. 隔室概念比较抽象，有生理学和解剖学的直观性

207. 用于表达生物利用度的参数有 （ ）
A. AUC B. CL C. T_m D. K E. C_m

208. 非线性动力学中两个最基本的参数是 （ ）
A. K B. V C. CL D. K_m E. V_m

209. 关于生物利用度测定方法叙述正确的有 （ ）
A. 采用双周期随机交叉试验设计 B. 洗净期为药物的 3～5 个半衰期 C. 整个采样时间至少 7 个半衰期 D. 多剂量给药计划要连续测定 3 天的峰浓度 E. 所用剂量不得超过临床最大剂量

210. 药物动力学模型的识别方法有 （ ）
A. 图形法 B. 拟合度法 C. AIC 判断法 D. F 检验 E. 亏量法

211. 生物半衰期是指 （　）

A. 吸收一半所需的时间　　B. 药效下降一半所需时间　　C. 血药浓度下降一半所需时间　　D. 体内药量减少一般所需时间　　E. 与血浆蛋白结合一半所需时间

212. 影响达峰值时间 t_m 的药物动力学参数有 （　）

A. K　　B. t_m　　C. X_0　　D. F　　E. K_a

213. 药物产生化学配伍变化的表现是 （　）

A. 变色　　B. 出现混浊与沉淀　　C. 产生结块　　D. 有气体产生　　E. 药物的效价降低

214. 属于化学配伍变化的是 （　）

A. 粒径变化　　B. 有关物质增多　　C. pH值改变导致的沉淀　　D. 潮解、液化　　E. 变色

215. 属于化学配伍变化的是 （　）

A. 产气　　B. 分解破坏、疗效下降　　C. 析出沉淀　　D. 发生爆炸　　E. 分散状态变化

216. 属于物理配伍变化的是 （　）

A. 化学反应导致的沉淀　　B. 产气　　C. 分散状态变化　　D. 潮解　　E. 粒子积聚

217. 属于物理配伍变化的是 （　）

A. 结块　　B. 析出沉淀　　C. 硫酸锌在弱碱性溶液中，析出沉淀　　D. 潮解、液化　　E. 粒子积聚

218. 属于化学配伍变化的是 （　）

A. 潮解　　B. 产气　　C. 析出沉淀　　D. 两种物质配伍时发生爆炸　　E. 分散状态变化

219. 引起变色的药物配伍有 （　）

A. 多巴胺注射液与碳酸氢钠注射液　　B. 碳酸氢钠与大黄粉　　C. 氨茶碱与乳糖　　D. 乙酰唑胺与蔗糖粉　　E. 氯化钠与水杨酸钠

220. 研究药物配伍变化的目的是 （　）

A. 保证用药的安全有效　　B. 防止生产质量与医疗事故的发生　　C. 对可能产生的配伍变化作有预见性探讨　　D. 产生配伍变化的原因和正确处理或防止的方法　　E. 根据药物与制剂中成分的理化性质与药理作用合理设计处方

221. 药物配伍使用的目的是 （　）

A. 预期某些药物产生协同作用　　B. 减少药物的用量　　C. 利用药物间的拮抗作用以克服某些副作用　　D. 为预防或治疗合并症而加用其他药物　　E. 高疗效、减少副作用、减少或延缓耐药性的发生等

222. 关于生物技术的叙述，正确的有 （　）

A. 生物技术又称生物工程　　B. 现代生物技术与传统生物技术的区别是以细胞工程为核心　　C. 生物技术包括基因工程、细胞工程、发酵工程和酶工程　　D. 在生物技术中所涉及的生物有机体包括动物、植物和微生物　　E. 生物技术

是利用生物有机体或其组成部分发展各种生物新产品或新工艺的一种技术

223. 增加药物经皮吸收的方法有 （　　）
A. 微纳米技术　　B. 电穿孔技术　　C. 离子导入技术　　D. 传递体输送技术　　E. 超声波导入技术

224. 多肽和蛋白质类药物的稳定剂有 （　　）
A. 糖　　B. 氨基酸　　C. 多元醇　　D. 缓冲剂　　E. 血清蛋白

225. 制备蛋白多肽缓释微球的最常用的方法有 （　　）
A. 相分离法　　B. 喷雾干燥法　　C. 熔融挤出法　　D. 复乳液中干燥法　　E. 低温喷雾提取

226. 蛋白多肽类药物的给药途径包括 （　　）
A. 口服　　B. 直肠　　C. 皮肤　　D. 鼻腔　　E. 肺

227. 蛋白质药物的冻干型注射剂中常用的填充剂有 （　　）
A. 山梨醇　　B. 蔗糖　　C. 葡萄糖　　D. 右旋糖酐　　E. 聚山梨酯

228. 维系蛋白药物高级结构的化学键包括 （　　）
A. 氢键和范德华力　　B. 离子键　　C. 疏水键　　D. 二硫键　　E. 配位键

229. 属于生物技术药物的是 （　　）
A. 采用现代生物技术，借助某些微生物、植物或动物来生产所需的药品　　B. 利用 DNA 重组技术生产的酶　　C. 利用单克隆抗体技术生产的蛋白质、多肽　　D. 化学药物在体内的代谢产物　　E. 利用 DNA 重组技术生产的细胞生长因子

230. 缓释、控释植入剂的特点有 （　　）
A. 可注射给药，无须手术　　B. 副作用比微球制剂小　　C. 制备简单　　D. 一般用 PLGA 作药物载体　　E. 有很好的长效作用

231. 生物技术药物的特点有 （　　）
A. 临床使用剂量大　　B. 药理活性高　　C. 稳定性差　　D. 分子量大　　E. 血浆半衰期长

二、是非判断题

1. 药品生产质量管理规范简称 GLP。 （　　）
2. 常见的固体剂型有散剂、颗粒剂、合剂、胶囊剂等。 （　　）
3. 常见的液体剂型有汤剂、合剂、散剂、糖浆剂、药酒、注射剂等。 （　　）
4. 工业药剂学的主要任务是为临床提供安全、有效、稳定和便于使用的优质产品。 （　　）
5. 《中国药典》2010 年版规定，颗粒剂的粒度范围是大于一号筛的粗粒和小于五号筛的细粒的总和不能超过 12%。 （　　）
6. 流化床制粒可在一台机器内完成混合、制粒、干燥，因此称之为"一步制粒"。 （　　）
7. 制备颗粒剂时，一般根据经验，以"手握成团，轻压即散"为原则掌握软材的质量。 （　　）

8. 为有效地防止散剂吸潮，应将生产、储存环境的相对湿度控制在其 CRH 值以上。
（　　）

9. 制备散剂时，如处方中含液体药物，可用处方中其他固体组分或吸收剂来吸附该液体至不润湿为止。
（　　）

10. 散剂的粉碎方法有干法粉碎、湿法粉碎、单独粉碎、混合粉碎、低温粉碎等。
（　　）

11. 外用散剂的覆盖面积大，但不具有保护、收敛作用。（　　）

12. 西药颗粒中也有肠溶颗粒剂、缓释颗粒剂和控释颗粒剂等。（　　）

13. 药物与适宜的辅料制成的干燥粉末状制剂称为颗粒剂。（　　）

14. 湿法制粒是目前制备颗粒剂的主要方法。（　　）

15. 舌下含片主要用于治疗口腔溃疡、咽喉炎等局部疾病。（　　）

16. 片剂脆碎度＜2% 为合格。（　　）

17. 片剂制备过程中都必须将药物制成颗粒后才能压片。（　　）

18. 咀嚼片常用甘露醇作为稀释剂，一般情况下不加崩解剂。（　　）

19. 孟山都硬度计、片剂四用测定仪都可以定量测定片剂的硬度。（　　）

20. 渗透泵型片剂是一种控释片。（　　）

21. 2010 年版中国药典规定，平均片重小于 0.3g 的片剂，片重差异限度为±7.5%。
（　　）

22. 片剂的稀释剂是用来增加片剂的体积和片重。（　　）

23. 薄膜衣片应在包薄膜衣材料前检查重量差异并符合规定。（　　）

24. 压制包衣法是最常用的片剂包衣方法。（　　）

25. 软胶囊囊壁的可塑性和弹性与明胶、增塑剂、水的比例有关，三者的比例通常是 1:(0.4~0.6):1。
（　　）

26. 含油高的药物或液态药物不宜制成胶囊剂。（　　）

27. 采用固体分散技术制备的滴丸具有起效迅速、生物利用度高的特点。（　　）

28. 制备空胶囊时加入甘油，其作用是增塑剂。（　　）

29. 滴丸剂常用的基质分为水溶性基质、脂溶性基质和乳剂型基质。（　　）

30. 硬胶囊和软胶囊壳的材料都是明胶、甘油、水以及其他的药用材料组成，其比例相同、制备方法不同。
（　　）

31. 易风干、易吸潮的药物制成胶囊剂，有利于提高药物的稳定性。（　　）

32. 肠溶胶囊不溶于胃液，但能在肠液中崩解并释放活性成分。（　　）

33. 凡检查含量均匀度的胶囊剂，可不进行装量差异的检查。（　　）

34. 压制法制备的软胶囊形状可为椭圆形、球形或其他形状。（　　）

35. 肛门栓通过直肠给药，不能起全身作用。（　　）

36. 栓剂油脂性基质的熔点与凝固点之差要大。（　　）

37. 上半部为空白基质的双层栓，因减少药物经直肠上静脉的吸收，可提高药物的生物利用度。
（　　）

38. 栓剂的基质可影响药物在腔道中的吸收。（　　）

39. 同一药物在不同基质中的置换价是相同的。（　　）

40. 制备可可豆脂栓剂时,应该加温使之完全熔化,再与药物混合。　　　（　　）
41. 平均重量为 1.0g 以下的栓剂,重量差异限度为±7.5%。　　　　　（　　）
42. 微囊栓剂是一种长效栓剂。　　　　　　　　　　　　　　　　（　　）
43. 渗透泵型栓剂是一种控释型栓剂。　　　　　　　　　　　　　（　　）
44. 凡规定检查含量均匀度的栓剂,一般不再进行重量差异检查。　　（　　）
45. 以凡士林为基质的软膏适用于有多量渗出液的皮肤患部。　　　（　　）
46. 羊毛脂吸水性好,有利于药物的渗透,常单独作软膏基质使用。　（　　）
47. 用于眼部手术或创伤的眼膏剂应灭菌或无菌操作,且应添加抑菌剂。（　　）
48. 凝胶剂有单相凝胶和双相凝胶之分。单相凝胶又分为水性凝胶和油性凝胶。
　　　　　　　　　　　　　　　　　　　　　　　　　　　（　　）
49. 凡士林又称软石蜡,有黄、白两种,后者经漂白而成。　　　　（　　）
50. 软膏剂属于无菌制剂,必须在无菌条件下制备。　　　　　　　（　　）
51. 卡波姆系丙烯酸与丙烯基蔗糖交联的高分子聚合物,按黏度不同常分为 934、940、
　　941 等规格。　　　　　　　　　　　　　　　　　　　　　（　　）
52. 甲基纤维素和羧甲基纤维素钠都是油性凝胶基质,两者均较易失水和霉变。
　　　　　　　　　　　　　　　　　　　　　　　　　　　（　　）
53. 软膏剂按分散系统分为溶液型、混悬型和乳剂型。　　　　　　（　　）
54. 软膏剂具有热敏性和触变性的特点。　　　　　　　　　　　　（　　）
55. 气雾剂的用药剂量难以控制。　　　　　　　　　　　　　　　（　　）
56. 膜剂常用的成膜材料有天然高分子化合物、聚乙二醇和乙烯-醋酸乙烯共聚物。
　　　　　　　　　　　　　　　　　　　　　　　　　　　（　　）
57. 膜剂的面积很小,通常面积为 1cm^2 的可供口服,0.5cm^2 的供眼用。（　　）
58. 涂膜剂一般用于无渗出液的损害性皮肤病等。　　　　　　　　（　　）
59. 通常吸入气雾剂的微粒大小以在 0.5~5μm 范围内最适宜。　　（　　）
60. 气雾剂的制备过程分为容器阀门系统的处理与装配,药物配制与分装,充填抛射剂
　　三部分。　　　　　　　　　　　　　　　　　　　　　　　（　　）
61. 液体和固体药物均可制备气雾剂。　　　　　　　　　　　　　（　　）
62. 气雾剂具有速效、定位、使用方便、生产成本低等优点。　　　（　　）
63. 阴道黏膜用的气雾剂常为 O/W 型泡沫气雾剂。　　　　　　　（　　）
64. 喷雾剂系借助抛射剂的压力将内容物以雾状形态喷出。　　　　（　　）
65. 焦亚硫酸钠是一种常用的抗氧剂,其适用于偏酸性溶液。　　　（　　）
66. 卵磷脂和 Pluronic F-68 均可用作静脉注射用乳剂的乳化剂。　（　　）
67. 与红细胞膜渗透压相等的溶液称为等渗溶液。　　　　　　　　（　　）
68. 静脉注射或脊椎腔注射的注射剂一律不得添加抑菌剂。　　　　（　　）
69. 垂熔玻璃滤器 3 号多用于常压滤过,4 号可用于减压或加压滤过。（　　）
70. 0.22μm 的微孔滤膜一般做注射剂的精滤使用。　　　　　　　（　　）
71. 注射剂生产中常加入适量活性炭,其目的是吸附热原、脱色等。（　　）
72. 注射剂生产中一般是采用灭菌和检漏两用的灭菌锅进行生产。　（　　）
73. 抗氧剂、金属离子螯合剂和惰性气体均可防止注射剂中药物的氧化,但三者不能联

合使用。　　　　　　　　　　　　　　　　　　　　　　　（　　）

74. 氯霉素滴眼液中硼酸的主要作用是作为缓冲剂。　　　　（　　）

75. 0.9％的氯化钠既等渗又等张。　　　　　　　　　　　　（　　）

76. 滴眼剂的质量要求包括 pH 值、渗透压、无菌、无热原、无可见异物、黏度等。　　　　　　　　　　　　　　　　　　（　　）

77. 注射用油的灭菌方法可采用干热灭菌法。　　　　　　　　（　　）

78. 制备维生素 C 注射液时，应通入气体驱氧，最佳选择的气体是氮气。（　　）

79. 层流净化分为水平层流和垂直层流，层流洁净技术可以达到 100 级。（　　）

80. 表面活性剂的 HLB 值愈高，其亲水性愈强。　　　　　　（　　）

81. 所有含聚氧乙烯基的表面活性剂都有昙点。　　　　　　　（　　）

82. 毒剧药或剂量小的药物不宜制成混悬剂。　　　　　　　　（　　）

83. 乳剂的酸败和破裂均属于可逆现象。　　　　　　　　　　（　　）

84. 甘油剂系指药物溶于甘油中制成的可供外用和内服的溶液剂。（　　）

85. 凡用于制备芳香水剂的药物一般都可以制成醑剂。　　　　（　　）

86. 根据乳滴的大小，乳剂可分为普通乳、亚微乳、纳米乳。　（　　）

87. 甘油是液体制剂常用的极性溶剂，含甘油 20％以上具有防腐作用。（　　）

88. 混悬剂系指难溶性固体药物以微粒状态分散于分散介质中形成的非均相液体制剂。　　　　　　　　　　　　　　　　　　（　　）

89. 咖啡因在苯甲酸钠的存在下溶解度由 1：50 增大到 1：1.2，苯甲酸钠的作用是助溶。　　　　　　　　　　　　　　　　　　　　　　（　　）

90. 药物的水解反应可受 H^+ 或 OH^- 的催化。　　　　　　（　　）

91. 对于一级反应，药物降解的半衰期与初始浓度有关。　　　（　　）

92. 反应常数 K 值越大，制剂稳定性就越好。　　　　　　　（　　）

93. 亚硫酸钠可用作维生素 C 注射液的抗氧剂。　　　　　　（　　）

94. 对伪一级反应来说，如果以 $\ln C$ 对 t 作图，将得到直线。（　　）

95. Aspirin 水溶液的 pH 值下降说明其发生了氧化反应。　　（　　）

96. 若测得某药物在 60℃，K 为 0.346/h，则其 $t_{1/2}$ 是 2 小时。（　　）

97. 温度升高时，绝大多数化学反应速率增大。　　　　　　　（　　）

98. 塑料容器有一定的透气透湿性，会影响药物制剂的稳定性。（　　）

99. 晶型的转变属于药物的化学稳定性。　　　　　　　　　　（　　）

100. 固体分散技术做成的制剂都是速效制剂。　　　　　　　（　　）

101. 药物在固态溶液中是以分子状态分散。　　　　　　　　（　　）

102. 药物制成微囊后可提高其稳定性。　　　　　　　　　　（　　）

103. 包合过程实际上是发生了化学反应。　　　　　　　　　（　　）

104. CAP、HPMCP、CMEC 是肠溶性载体材料。　　　　　（　　）

105. 超声波法、冷冻干燥法可以用于制备 β-环糊精包合物。（　　）

106. β-环糊精是由 6 个 D-葡萄糖分子以 1，4-糖苷键连接的环状低聚糖化合物。（　　）

107. 单凝聚法制备微囊必须要用带相反电荷的两种高分子材料作为囊材。（　　）

108. 微囊也可用于制备速释制剂。 （　　）
109. 纳米乳可以自发（经轻度振摇）形成。 （　　）
110. 用不溶于水或水溶性很小的材料与药物混合制成的骨架片称为亲水凝胶骨架片。

（　　）
111. 单室渗透片为药物与渗透促进剂，辅料压制成一固体片心，外包渗透膜的片剂。（　　）
112. 为了提高胃内滞留片在胃里的滞留时间，可以添加疏水性、相对密度比较小的脂
类、脂肪、醇类、蜡类等。 （　　）
113. 缓释制剂主要是一级速度释放药物，控释制剂以零级速度释放药物。 （　　）
114. 剂量大于 1g 的药物不宜制成缓释、控释制剂。 （　　）
115. 所有的药物均可以采用适当的药剂学手段制成缓、控释制剂。 （　　）
116. 抗生素类药物不适宜制成缓控释制剂。 （　　）
117. 渗透泵型片中药物释放速度为零级，并与 pH 值无关。 （　　）
118. 维生素 B_2 通过主动转运吸收，可制成缓释制剂，以提高其在小肠的吸收。

（　　）
119. 溶解度极差的药物不适合制成缓释、控释制剂。 （　　）
120. 丙二醇可用作经皮吸收促进剂。 （　　）
121. 凡士林对皮肤具有渗透促进作用。 （　　）
122. 皮肤的水合作用会影响药物的经皮吸收。 （　　）
123. 经皮吸收给药后血药浓度平稳持久，没有波峰波谷现象。 （　　）
124. 经皮吸收制剂的生物利用度应与口服制剂接近。 （　　）
125. 经皮给药制剂的制备方法有骨架黏合工艺、超声分散工艺、逆相蒸发工艺。

（　　）
126. 使用前体药物可以实现组织定位靶向。 （　　）
127. 药物的靶向从到达的部位可以分为三级。 （　　）
128. 主动靶向制剂进入体内的靶向性由机体本身的性质决定。 （　　）
129. 采用磁性材料将药物制成磁导向制剂，是物理化学靶向制剂。 （　　）
130. 淋巴靶向性是脂质体的主要特征之一。 （　　）
131. 被动靶向的微粒静脉注射后，在体内的分布只取决于粒子的大小。 （　　）
132. 当药物合用时，药物只可能对代谢酶产生促进作用。 （　　）
133. 葛根素与血浆蛋白结合率为 24%，黄豆苷元与血浆蛋白结合率为 42%，因此前者
比后者消除慢。 （　　）
134. AIC 法常用于生物等效的判别。 （　　）
135. 达坪分数系指 n 次给药后的血药浓度与第 1 次给药后的血药浓度之比。 （　　）
136. 单室模型单剂量给药静注血药浓度经时变化曲线下全面积等于多剂量给药稳态后
一个剂量间隔范围内的血药浓度时间曲线下面积。 （　　）
137. 食物会延缓或减少所有药物的吸收。 （　　）
138. 药物通过胎盘屏障的机制为被动转运和主动转运。 （　　）
139. 平均稳态血药浓度，等于 $(Css_{max}+Css_{min})/2$。 （　　）

140. 不稳定晶型、亚稳定晶型、无定型药物溶出快、吸收好。 （　）
141. 与蛋白质结合的药物和血浆中的全部药物的比例，称血浆蛋白质结合率 β。
（　）
142. 给药开始至血液中开始出现药物的那段时间，称为 t_{max}。 （　）
143. 促进扩散和主动转运的共同点是不耗能、有饱和现象、需要依赖载体媒介才能顺利进行。 （　）
144. 药物制剂的配伍可使某些药物产生协同作用。 （　）
145. 吗啡镇痛时常配阿托品主要是提高疗效、减少副作用。 （　）
146. 混浊和沉淀属于药物的物理配伍变化。 （　）
147. 物理配伍变化往往导致制剂出现产气现象。 （　）
148. 药物配伍后在体内相互作用，产生不利于治疗的变化，属于疗效配伍禁忌。
（　）
149. 生物技术药物结构不稳定，容易变质。 （　）
150. 蛋白质结构中，一二级结构为初级结构，三四级结构为高级结构。 （　）
151. 生物技术药物对酶比较敏感，一般只能注射给药。 （　）
152. 鼻黏膜给药常会产生肝脏首过效应。 （　）

三、填空题

1.《中华人民共和国药典》2010 年版的一部为＿＿＿＿，二部为＿＿＿＿，三部为＿＿＿＿。
2. GMP 是保证生产优良药品的一整套系统的、科学的管理规范，是药品＿＿＿＿和＿＿＿＿的基本准则。
3. 药典是一个国家记载＿＿＿＿的法典，一般由＿＿＿＿编纂，并由＿＿＿＿颁布、执行，具有法律的约束力。
4.《中华人民共和国药典》最早颁布于＿＿＿＿。
5. 按给药途径分类，剂型可分为＿＿＿＿和＿＿＿＿。
6. 某些药物具有"轻质"和"重质"之分，主要是因为其＿＿＿＿不同。
7. 颗粒剂按其溶解性能和溶解状态可分为可溶性颗粒剂、混悬性颗粒剂和＿＿＿＿。
8. 颗粒剂质量检查的项目一般有＿＿＿＿、＿＿＿＿、溶化性、装量差异及微生物限度检查等。
9. 散剂制备的混合过程中，当两组分的比例相差悬殊时，应采用＿＿＿＿混合法。
10. 颗粒剂一般采用＿＿＿＿的办法进行整粒和分级。
11. 单位重量粉粒所具有的表面积称为＿＿＿＿。
12. 常用的粒子径的测定方法有＿＿＿＿、＿＿＿＿、沉降法、比表面积法、筛分法等。
13. 通常物料的休止角小于＿＿＿＿时，物料的流动性好。
14. ＿＿＿＿也称为捏合，是湿法制粒的关键技术。
15. 眼用散应全部通过＿＿＿＿号筛。
16. 根据包衣材料的不同，包衣片可分为糖衣片、＿＿＿＿和＿＿＿＿。

17. 单冲压片机的三个调节器为压力调节器、_____和出片调节器。

18. CMS-Na 是_____的缩写，该物料吸水后膨胀率为原体积的 300 倍，是片剂优良的_____。

19. 蒸馏水和_____是片剂制粒过程中常用的润湿剂。

20. 干法制粒有压片法和_____两种。

21. 小剂量片剂必须测定_____，难溶性药物必须测定_____。

22. 微粉硅胶常作为粉末直接压片的_____。

23. 淀粉可作为片剂的_____、_____、_____。

24. 片剂的松片主要通过_____、_____的措施来解决。

25. 丙烯酸树脂Ⅳ号是_____型薄膜衣材料。

26. 制备空胶囊的主要原料是_____。

27. 制备软胶囊的方法有_____和_____。

28. 硬胶囊的制备一般分为_____的制备和_____的制备、填充、封口等工艺过程。

29. A 型明胶的等电点 pH 为_____，B 型明胶的等电点 pH 为 4.7～5.2。

30. 空胶囊共有 8 种规格，随着号数由小到大，容积则由_____。

31. 依据胶囊的溶解与释放特性，胶囊剂可分为硬胶囊、软胶囊、_____、_____和肠溶胶囊。

32. 制备滴丸剂常用的水溶性基质有_____、_____、_____及_____等。

33. 药物填充应按药物剂量所占容积选用最_____的空胶囊。

34. 生产空胶囊的环境洁净度应达_____级，温度_____，相对湿度_____。

35. 制备滴丸常用的冷凝液有_____、_____、二甲硅油和水等。

36. 为避免肝首过效应，栓剂在应用时塞入距肛门口约_____处为宜。

37. 可可豆脂为同质多晶型，其中_____较稳定，熔点为 34℃。

38. _____与_____之比称为置换价。

39. 栓剂的制备方法有_____和_____。

40. 栓剂的基质分为_____和_____两大类。

41. 栓剂因施用腔道的不同，分为_____、_____和尿道栓等。

42. 栓剂常温下为_____，塞入人体腔道后，在体温下迅速软化、熔融或溶解于分泌液，逐渐释放药物而产生_____或_____作用。

43. 供制栓剂用的固体药物，除另有规定外，应预先用适宜方法制成细粉，并全部通过_____号筛。

44. 制备油脂性基质的栓剂，所用的润滑剂常用_____、_____各 1 份与 95%_____5 份混合制得。

45. 根据药物的释放要求，按特殊工艺可将栓剂制成_____、_____、_____渗透泵栓剂等新型栓剂。

46. 软膏剂基质分为_____、乳剂型基质和_____三种类型。

47. 眼膏剂的制备一般应在_____或_____中进行。

48. 水性凝胶剂常用的基质是_____。

49. 乳剂型基质是由水相、油相与_____组成，分为_____与_____两类。

50. O/W 型基质中含有大量水分，储存过程中易霉变，故常加入_____；同时，水分也易蒸发失散而使软膏变硬，故常需加入_____。

51. 软膏剂可采用_____、_____和_____方法制备。

52. 眼膏剂常用的基质，一般用凡士林8份，_____、_____各1份混合而成。

53. 三乙醇胺与硬脂酸作用生成的新生皂是_____价皂乳化剂，常用于制备_____型的乳剂型基质。

54. 眼膏剂的基质应严格灭菌，常采用_____℃干热灭菌_____小时。

55. 药物溶解或分散于乳状液型基质中形成的均匀的半固体外用制剂称为_____。

56. 气雾剂是由_____、_____、_____和_____组成。

57. 2010 年版中国药典规定三相气雾剂药物的粒度应控制在_____ 以下，其中大多数应为_____左右。

58. 填充抛射剂的方法主要有_____和_____两种。

59. 气雾剂喷射药物的动力是_____。

60. 气雾剂按分散系统分为_____、_____、_____。

61. 由于喷雾剂的雾粒粒径较大，因此，不适用于_____，多用于_____、_____给药。

62. 吸入粉雾剂系指_____药物或与_____以胶囊、泡囊或多剂量储库形式，采用特制的干粉吸入装置，由病人主动吸入雾化药物至肺部的制剂。

63. 膜剂常用的成膜材料有天然高分子化物、_____、_____等。

64. 膜剂的制备可采用_____制膜法、_____制膜法和复合制膜法。

65. 涂膜剂系指药物溶解或分散于含_____溶剂中，涂布患处后形成_____的外用液体制剂。

66. 热原的基本性质包括_____、_____、_____、_____等。

67. 中国药典中热原的检查方法有_____、_____。

68. 注射剂的 pH 值一般应控制在_____范围内。

69. 依靠外加电场的作用，使原水中含有的离子发生定向迁移，并通过具有选择透过性阴、阳离子交换膜，使原水得到净化的方法称为_____。

70. 渗透压的调整方法有冰点降低数据法和_____。

71. 注射液的精滤通常用 G4 垂熔玻璃滤器和_____。

72. 一般 1～5mL 的安瓿注射剂，可采用通 100℃蒸汽灭菌_____分钟。

73. 血浆代用液又称血浆扩张剂，一般是指与血浆等渗而无毒的_____。

74. 粉针剂的制备方法有无菌粉末直接分装法和_____。

75. 注射剂的质量要求包括_____、_____、_____、_____、渗透压、pH值、稳定性、降压物质。

76. 热原是微生物产生的一种内毒素，其主要成分是_____，去除的方法有_____、_____、_____等。

77. 输液剂主要分为电解质输液、_____、_____和_____四类。

78. 由冷冻干燥原理可知，冻干粉末的制备工艺可以分为_____、_____、

_____、_____等几个过程。

79. 在评价注射用油的质量的指标值中，_____反映油脂中不饱和键的多寡；_____表示游离脂肪酸和结合成酯的脂肪酸总量。

80. _____系将药物配成一定浓度的灭菌水溶液，供眼部冲洗、清洁用，如生理盐水等、2%酸溶液等。

81. 常用的助滤剂有_____、_____、滑石粉、纸浆等。

82. 最经典也是我国药典规定制备注射用水的方法是_____。

83. 用于眼部外伤或术后的眼用制剂要求_____，多采用_____包装并不得加入_____。

84. 注射液的灌封分为_____和_____两种。

85. 在注射容器中，分装注射用无菌粉末药物可采用_____；对需要遮光的药物，可采用_____。

86. 表面活性剂通常按其解离情况分为_____和_____两大类。

87. 离子型表面活性剂可分为_____、_____和_____等。

88. 聚山梨酯类，商品名为_____。常用于_____型乳剂的乳化剂，还可用作_____、_____等。

89. 表面活性剂亲水亲油的强弱，可以用_____表示。

90. ζ 电位的降低一定程度后，混悬剂中的微粒形成疏松的聚集体，此过程称为_____。

91. 乳剂的不稳定现象有_____、_____、_____、_____、_____等。

92. 醑剂系指挥发性药物的浓乙醇溶液。乙醇浓度一般为_____。

93. 制备高分子溶液要经过的两个过程是_____和_____。

94. 溶液剂的制备方法为_____和_____两种方法。

95. 液体制剂常用的附加剂主要有_____、_____、_____、_____、矫味剂、着色剂等。

96. 纯蔗糖的近饱和水溶液称为单糖浆，其浓度为_____ g/mL 或_____ g/g。

97. 混悬剂的稳定剂包括_____、_____、_____等。

98. 药物制剂的稳定性一般包括_____、_____和_____三个方面。

99. 药物制剂稳定性试验包括_____、_____和_____。

100. 药物降解的两个主要途径是_____和_____。

101. 影响药物制剂稳定性的外界因素主要有_____、_____、_____、湿度和水分、包装材料等。

102. Arrhenius 指数定律定量地描述了_____与_____之间的关系。

103. 药物的半衰期是药物降解一半所需要的时间，记作_____。

104. 光敏感的药物制剂，在制备过程中要避光操作，这类药物制剂宜采用_____玻璃瓶包装或容器内衬垫黑纸。

105. 影响因素试验包括_____、_____和_____。

106. 易水解的药物主要有_____、_____等。

107. 酚类、烯醇类、芳胺类药物较易_____。

108. 根据药物分散状态的不同，固体分散体可分为_____、_____、_____、_____等类型。其中以_____类型的固体分散体的溶出速度最快。

109. 药物在固体分散体中存在的状态有_____、_____、_____和_____。

110. 肠溶性固体分散体中药物的溶出部位为_____。

111. 单凝聚法制备微囊是在高分子囊材溶液中加入_____以降低高分子材料的溶解度而凝聚成囊。

112. 微囊包囊制备方法有物理化学法、物理机械法、_____。

113. 复凝聚法制备微囊的基本原理是正负两种胶体的电荷中和而导致_____析出成囊。

114. 脂质体膜材主要由_____和胆固醇等构成。

115. 常见的环糊精（α、β、γ-CD）是由_____个葡萄糖分子通过_____连接而成的低聚糖化合物。

116. 包合物的制备方法有_____、_____、_____等方法。

117. β-CD 由_____个葡萄糖分子组成。

118. 微型包囊的囊材按来源分为_____和_____。

119. 制备固体分散体常用的水溶性载体材料有_____、_____、_____等。

120. 复凝聚法制备微囊常用的经典囊材是_____和_____。

121. 将药物包封于磷脂双分子层内形成的微小囊泡称为_____。

122. 渗漏率表示脂质体在储藏过程中的_____的变化情况，是脂质体_____的主要指标。

123. 常用的肠溶性材料有_____、_____、_____。

124. 固体分散中常用的聚乙二醇材料有_____、_____。

125. 单凝聚法制备微囊时，影响高分子囊材胶凝的主要因素是_____、_____。

126. 缓释制剂药物在体内的释放速度为_____级；控释制剂是指在预定时间内以_____或接近_____速度释放药物。

127. 缓释制剂按原理可以分为_____、_____、_____、_____等类型。

128. 渗透泵型片剂可分为_____片，目前最常用的半透膜材料是_____。双室渗透泵片适于制备_____或_____药物的渗透泵片。

129. 骨架型缓释片剂可以分为_____、_____、_____三种类型。

130. 胃滞留片由药物与_____及其他辅料一起制备而成，实际上是一种不崩解的亲水性骨架片。

131. 缓释、控释制剂主要有_____型和_____型两种。药物以分子或微晶、微粒的形式均匀分散在各种载体材料中，则形成_____型缓释、控释制剂；药物被包裹在高分子聚合物膜内则形成_____型缓释、控释制剂。

132. 渗透泵型片剂片芯的吸水速度决定于膜的_____和片芯的_____。

133. 制备渗透泵型片剂的主要关键因素是_____、_____、_____和_____。

134. 渗透泵片是由_____、_____、_____和_____等组成。

135. 缓、控释制剂所涉及的释药原理主要有_____、_____、_____、

＿＿＿＿＿＿或＿＿＿＿＿＿作用。

136. 控释小丸或膜控释片剂的包衣中加入 PEG 的目的是＿＿＿＿＿＿。

137. 影响口服缓释、控释制剂设计的理化因素有＿＿＿＿＿＿、＿＿＿＿＿＿、＿＿＿＿＿＿、＿＿＿＿＿＿、＿＿＿＿＿＿。

138. 影响口服缓释、控释制剂设计的生物因素有＿＿＿＿＿＿、＿＿＿＿＿＿、＿＿＿＿＿＿。

139. 渗透泵片剂能以＿＿＿＿＿＿级速度释放药物，而且释药速率与＿＿＿＿＿＿无关，在整个胃肠道中释药速度＿＿＿＿＿＿。

140. 缓释、控释制剂的相对生物利用度一般应在普通制剂＿＿＿＿＿＿范围内。若药物吸收部位主要在胃与小肠，宜设计成每＿＿＿＿＿＿小时服 1 次，若药物在整个肠道均有吸收，则可考虑设计成每＿＿＿＿＿＿小时服 1 次。

141. 膜控释型经皮给药制剂主要由＿＿＿＿＿＿、＿＿＿＿＿＿、＿＿＿＿＿＿、＿＿＿＿＿＿和＿＿＿＿＿＿五部分组成。

142. 皮肤的基本结构主要分为＿＿＿＿＿＿、＿＿＿＿＿＿、＿＿＿＿＿＿、＿＿＿＿＿＿四个层次。

143. 对于离子型药物及水溶性大分子药物来说＿＿＿＿＿＿是主要的吸收途径。

144. 分子量大于＿＿＿＿＿＿的药物较难通过角质层；熔点高的水溶性或亲水性的药物，在角质层的通过率＿＿＿＿＿＿。

145. 经皮吸收制剂的首选药物一般是＿＿＿＿＿＿、＿＿＿＿＿＿药物，日剂量不应超过＿＿＿＿＿＿ mg。一般对皮肤有＿＿＿＿＿＿、＿＿＿＿＿＿的药物不宜设计成经皮给药制剂。

146. 根据目前生产及临床应用现状，经皮吸收制剂大致可分为＿＿＿＿＿＿、＿＿＿＿＿＿、＿＿＿＿＿＿、＿＿＿＿＿＿四类。

147. 靶向制剂可以分为：＿＿＿＿＿＿、＿＿＿＿＿＿、＿＿＿＿＿＿。

148. 物理化学靶向制剂有＿＿＿＿＿＿、＿＿＿＿＿＿和＿＿＿＿＿＿。

149. 被动靶向制剂是由于机体的＿＿＿＿＿＿而形成的＿＿＿＿＿＿自然分布的靶向作用。

150. 靶向制剂的靶向性评价参数是＿＿＿＿＿＿、＿＿＿＿＿＿、＿＿＿＿＿＿。

151. 被动靶向制剂的载体可以是＿＿＿＿＿＿、＿＿＿＿＿＿、＿＿＿＿＿＿和＿＿＿＿＿＿等。

152. 乳剂的靶向性特点在于它＿＿＿＿＿＿。乳剂在肠道吸收后经＿＿＿＿＿＿转运，避免了＿＿＿＿＿＿，可以提高＿＿＿＿＿＿。

153. 物理化学靶向制剂包括＿＿＿＿＿＿、＿＿＿＿＿＿以及＿＿＿＿＿＿。

154. 某些药物可提高肝微粒体酶的活性，使另一些药物代谢速度＿＿＿＿＿＿称＿＿＿＿＿＿作用。

155. 药物的＿＿＿＿＿＿、＿＿＿＿＿＿和＿＿＿＿＿＿过程统称为转运。

156. 药物代谢部位主要是＿＿＿＿＿＿，排泄途经主要是＿＿＿＿＿＿。

157. 生物半衰期愈小，药物代谢速度愈＿＿＿＿＿＿，给药的间隔时间应＿＿＿＿＿＿。

158. 体内药物按一级消除，若消除 95％需要＿＿＿＿＿＿ $t_{1/2}$，消除 99.22％需要＿＿＿＿＿＿ $t_{1/2}$。

159. 生物利用度的三个参数为＿＿＿＿＿＿、＿＿＿＿＿＿、＿＿＿＿＿＿。

160. 两室模型中 β 可从 $t \to \infty$ 时，由＿＿＿＿＿＿求得；α 可通过＿＿＿＿＿＿求得。

161. 根据 pH 分配理论，药物的脂溶性＿＿＿＿＿＿、在胃肠道环境中离子型所占比例

_____，越有利于吸收。

162. 某药静脉注射后可立即在脏器组织中达到分布平衡，此药属_____室模型药物，其 logC 与时间 t 具有_____关系。

163. 固体制剂体外溶出实验《中国药典》收载的方法有 _____、_____、_____。

164. 生物膜的性质有膜的流动性、_____、_____。

165. 三室模型包括中央室、_____、_____。

166. 某些药可降低肝微粒体酶的活性，使另一些药物代谢速度_____ 称_____作用。

167. 药物从胆汁排泄机制有_____、_____。

168. 二室模型中的混杂参数 α 称为_____、β 称为_____。

169. 生物利用度研究中采样点的确定一般在药时曲线峰前部分至少取_____ 个点、峰后部分取_____ 个点，采样时间持续到血药浓度峰值 C_{max} 的_____ 以后。

170. _____、_____ 性质的药物从淋巴途经转运。

171. W-N 法求 K_a 只适用于_____室模型药物，L-R 法求 K_a 适用于_____ 室膜型。

172. 药物的配伍变化可分为：_____、_____、_____配伍变化三个方面。

173. 物理的配伍变化常见的有_____、_____和_____等。

174. 化学的配伍变化常见的有_____、_____、_____、_____等。

175. 现代生物技术主要包括：_____、_____、_____、_____工程。

176. 目前临床上应用的蛋白质类药物注射剂，一类为_____注射剂，另一类是_____注射剂。

177. 蛋白质类药物冻干过程中常加入某些冻干保护剂来改善产品的外观和稳定性如_____、_____、蔗糖、_____、右旋糖酐等。

178. 蛋白质和多肽类药物的非注射给药方式包括_____、_____、_____、口腔、_____和_____给药。

179. _____是应用生物体（包括微生物、动物细胞、植物细胞）或其组成部分（细胞器和酶），在最适条件下，生产有价值的产物或进行有益过程的技术。

180. _____是指采用现代生物技术，借助某些微生物、植物或动物来生产所需的药品。

四、名词解释题

1. 药物剂型　　2. 药物制剂　　3. 药典　　4. 真密度　　5. 休止角　　6. 散剂
7. 粉碎　　8. 堆密度　　9. 湿法制粒　　10. 分散片　　11. 粉末直接压片
12. 崩解度　13. 稀释剂　14. 干法制粒压片　15. 硬胶囊　16. 软胶囊
17. 基质吸附率　18. 滴丸剂　19. 栓剂　20. 置换价　21. 软膏剂　22. 眼膏剂　23. 乳膏剂　24. 凝胶剂　25. 气雾剂　26. 喷雾剂　27. 吸入粉雾剂　28. 膜剂　29. 涂膜剂　30. 热原　31. 等渗溶液　32. 等张溶液

33. 注射用水　　34. 粉针剂　　35. 滴眼剂　　36. 输液剂　　37. 表面活性剂　38. 增溶　　39. 液体制剂　　40. HLB 值　　41. 乳剂　　42. 混悬剂　　43. 有效期　　44. 半衰期　　45. pH_m　　47. 固体分散体　　48. β-环糊精　　49. 包合技术　　50. 微囊　　51. 单凝聚法　　52. 复凝聚法　　53. 脂质体　　54. 渗漏率　55. 缓释制剂　　56. 前体药物　　57. 控释制剂　　58. 胃内滞留片　　59. 生物黏附片　　60. 生物利用度　　61. 经皮给药制剂　　62. 离子导入技术　　63. 压敏胶　64. 渗透促进剂　　65. 靶向制剂　　66. 被动靶向制剂　　67. 主动靶向制剂　68. 物理化学靶向制剂　　69. 栓塞靶向制剂　　70. 肠肝循环　　71. 蓄积因子　72. 单室模型　　73. 配置（或处置）　　74. 首过效应　　75. 滞后时间　　76. 转运　　77. 胃空速率　　78. 洗净期　　79. 生物等效　　80. 酶诱导剂　　81. 药物的配伍变化　　82. 物理的配伍变化　　83. 药理的配伍变化　　84. 生物技术　85. 生物技术药物　　86. 蛋白质的一级结构

五、简答题

1. 如何选择药物剂型？

2. 药剂学有哪些分支学科？

3. 简述颗粒剂湿法制粒的工艺流程。

4. 请描述以下处方所制备的药物性状，并分析其处方组成。

　　维生素 C 颗粒

　　处方：维生素 C ……………………………… 1.0g

　　　　　糊精 …………………………………… 10.0g

　　　　　糖粉 …………………………………… 9.0g

　　　　　酒石酸 ………………………………… 0.1g

　　　　　50%乙醇 ……………………………… 适量

　　　　　共制 10 包。

5. 简述散剂的特点。

6. 表示粉体流动性的参数有哪些？怎样改善粉体的流动性？

7. 片剂常用的辅料的分为哪几类？请举例说明。

8. 请写出以下维生素 B_2 片剂处方中各成分的作用并简述其制备工艺。

　　维生素 B_2 片剂的处方（1 万片的用量）：

维生素 B_2	50g	淀粉	360g
糊精	250g	羧甲基淀粉钠	10g
10%淀粉浆	600g	硬脂酸镁	8g

9. 简述片剂的特点。

10. 简述片剂松片与裂片可能发生的原因及解决办法。

11. 简述湿法制粒压片的工艺流程。

12. 简述滴丸剂的制备工艺流程。

13. 胶囊剂有哪些特点？

14. 哪些药物不宜制成胶囊剂？

15. 滴丸剂常用的基质分为哪几类？请举例说明。

16. 什么是小丸？简述小丸的特点。

17. 简述栓剂的质量要求。

18. 与口服制剂比较，说明栓剂发挥全身作用的特点。

19. 栓剂的基质分为哪几类？请举例说明。

20. 简述栓剂的定义，并写出热熔法制备栓剂的工艺过程。

21. 眼膏剂是灭菌制剂，在制备有何特殊要求？

22. 请写出以下水杨酸乳膏剂处方中各成分的作用。

水杨酸乳膏剂的处方：

水杨酸	1.0g	硬脂酸	1.0g
硬脂酸甘油酯	1.5g	白凡士林	0.5g
液状石蜡	2.5g	羊毛脂	2.0g
三乙醇胺	0.2g	十二烷基硫酸钠	1.0g
甘油	1.2g	蒸馏水	加至 40g

23. 软膏剂常用的基质分为哪几类？请举例说明。

24. 简述气雾剂速效的原理。

25. 气雾剂有哪些优点、缺点？

26. 气雾剂的组成分为哪几部分？常用的抛射剂有哪些？

27. 请写出以下硝酸甘油膜剂处方中各成分的作用。

处方：

硝酸甘油	10g	PVA(17－88)	78g
甘油	5g	二氧化钛	3g
10%乙醇	适量	蒸馏水	400mL

28. 简述注射剂一般的制备工艺流程。

29. 简述热原的定义、性质及除去热原的方法。

30. 指出下列附加剂在注射剂中的作用。

(1) 吐温-80；　　　　(2) 氯化钠；

(3) 三氯叔丁醇；　　　(4) 磷酸二氢钠与磷酸氢二钠；

(5) 焦亚硫酸钠；　　　(6) EDTA－2Na。

31. 简述输液的分类并举例。

32. 注射剂的质量要求有哪些？

33. 什么是液体制剂？按分散系统对液体制剂如何分类？

34. 液体制剂的质量要求有哪些？

35. 什么是表面活性剂？简述表面活性剂的分类，并举例说明。

36. 影响混悬剂稳定性的因素有哪些？简述混悬剂稳定剂的分类，并举例说明。

37. 乳剂常发生的稳定性问题有哪些？

38. 什么是反应速度常数、半衰期、有效期？与稳定性有何关系？

39. 简述经典恒温法预测药物有效期的步骤。

40. 简述影响药物制剂稳定性的因素。

41. 对易氧化和易水解的药物分别可采取哪些稳定化措施？
42. 什么是固体分散体？有何应用特点？固体分散体中药物以什么状态存在？
43. 固体分散体常用的载体材料有哪些？
44. 固体分散体常用的制备方法有哪些？并简述其适用范围。
45. 固体分散体为什么能提高药物的溶出速率？
46. 什么情况下药物制成固体分散体具有缓释作用？其缓释原理是什么？
47. 什么是包合物？常用包合材料是什么？有何应用特点？
48. 什么是环糊精？常用的是哪几种类型？
49. 包合物常用的制备方法有哪些？
50. 什么是微囊？药物微囊化有何特点？微囊制备方法有哪些？
51. 微囊与微球有何区别？
52. 药物微囊化在药剂学中有何应用？
53. 简述单凝聚法和复制凝聚法制备微囊的原理。
54. 简述控制微囊（微球）粒径大小的必要性并说明影响微囊微、球粒径大小的因素。
55. 简述微囊中药物的释放机制及影响释放因素。
56. 什么是缓释制剂和控释制剂？两者有何区别？
57. 缓释制剂和控释制剂的特点分别是什么？
58. 哪些药物不适宜制成缓释或控释制剂？
59. 缓释、控释制剂的设计有什么要求？
60. 根据溶出原理，药物释放受溶出限制，那么可通过什么方法使药物缓慢释药，达到长效目的？
61. 控释制剂通常由哪几部分组成？你认为哪部分最为关键？
62. 渗透泵型控释片剂由哪几部分组成？并简述每部分作用及常用的材料。
63. 简述渗透泵型控释片剂控释原理及制备关键。
64. 简述经皮吸收制剂的优缺点。
65. 何谓经皮给药制剂？并简述其基本组成和作用。
66. 简述经皮吸收制剂的分类和影响药物经皮吸收的因素。
67. 简述药物经皮吸收的过程及途径。
68. 简述影响药物经皮吸收的因素。
69. 何谓靶向制剂？有哪些类型？
70. 何谓被动靶向制剂和主动靶向制剂？举例说明。
71. 何谓前体药物制剂？有何特点？常见的前体药物类型有哪些？
72. 什么是脂质体？有何特点？何谓相变温度？它对脂质体的质量有何影响？
73. 常用脂质体包封材料有哪些？常见的脂质体制备方法有哪些？
74. 影响脂质体中药物包封率的因素有哪些？
75. 什么是生物药剂学？何为剂型因素与生物因素？
76. 药物有哪几种吸收方式？特点怎样？
77. 药物的脂溶性与解离度对药物通过生物膜有何影响？
78. 药物的多晶型与药物吸收有什么关系？

79. 药物的排泄有哪些途径？其中主要途径是什么？

80. 什么是药物动力学？什么是隔室模型、表观分布容积、生物半衰期及清除率？

81. 什么是生物利用度？哪些药物必须测定生物利用度？

82. 生物利用度与固体制剂溶出度有何关系？

83. 给某病人静脉注射某药 20mg，同时以 20mg/h 速度静脉滴注该药，问经过 4 小时，体内血药浓度是多少？（$t_{1/2}=40h$，$V=50L$）

84. 什么是药物的配伍变化？注射剂配伍变化的主要原因是什么？

85. 研究药物配伍变化的目的是什么？

86. 简述配伍变化的处理原则。

87. 什么是生物技术药物制剂？有何特点？

88. 举例说明蛋白质类药物的稳定剂的分类。

六、计算题

1. 已知鞣酸的置换价为 1.6，制备每粒含鞣酸 0.2g 的栓剂，使用可可豆脂空白栓重 2g 的栓模，每粒栓剂所需可可豆脂的用量为多少克？

2. 配制 0.5% 的盐酸普鲁卡因溶液 400mL，需加氯化钠多少克，才能使其成为等渗溶液？（1%盐酸普鲁卡因溶液的冰点下降度为 0.12℃，1%氯化钠溶液的冰点下降度为 0.58℃）

3. 配制 2% 噻孢霉素钠滴眼液 1000mL，需加多少克氯化钠或葡萄糖？（噻孢霉素钠的氯化钠等渗当量为 0.24，无水葡萄糖的氯化钠等渗当量为 0.18）

4. 配制浓度为 100μg/mL 某药物溶液，已知该药物分解为一级反应，室温（25℃）时，$K=0.0095$ 天$^{-1}$。请问：①60 天后，该药物溶液的含量为多少？②该药物降解 10% 所需时间是多少？

参考答案

一、选择题

【A 型题】

1. C	2. E	3. A	4. D	5. B	6. A	7. C	8. A	9. B	10. B
11. A	12. B	13. A	14. E	15. C	16. C	17. C	18. A	19. A	20. E
21. A	22. B	23. C	24. A	25. E	26. E	27. E	28. E	29. A	30. B
31. C	32. C	33. C	34. C	35. A	36. E	37. A	38. D	39. C	40. C
41. E	42. B	43. B	44. E	45. B	46. C	47. D	48. D	49. A	50. A
51. D	52. B	53. A	54. C	55. B	56. B	57. E	58. B	59. A	60. D
61. E	62. B	63. E	64. D	65. C	66. E	67. E	68. D	69. E	70. D
71. C	72. D	73. D	74. E	75. E	76. A	77. C	78. A	79. E	80. D
81. E	82. B	83. C	84. A	85. C	86. L	87. D	88. E	89. E	90. C
91. E	92. B	93. A	94. B	95. D	96. C	97. A	98. C	99. B	100. D

101. C 102. B 103. B 104. A 105. C 106. A 107. C 108. E 109. C 110. D
111. B 112. C 113. A 114. E 115. B 116. B 117. B 118. D 119. B 120. C
121. D 122. E 123. B 124. B 125. E 126. E 127. E 128. B 129. D 130. A
131. E 132. C 133. E 134. C 135. A 136. B 137. E 138. B 139. A 140. C
141. B 142. B 143. B 144. E 145. B 146. D 147. D 148. A 149. D 150. D
151. A 152. D 153. C 154. A 155. B 156. D 157. B 158. B 159. E 160. A
161. D 162. E 163. B 164. D 165. D 166. E 167. B 168. C 169. A 170. E
171. B 172. E 173. C 174. B 175. C 176. E 177. C 178. D 179. D 180. E
181. C 182. C 183. C 184. C 185. D 186. B 187. E 188. D 189. C 190. D
191. A 192. C 193. A 194. E 195. D 196. A 197. B 198. C 199. A 200. C
201. E 202. D 203. C 204. A 205. A 206. E 207. B 208. C 209. B 210. B
211. E 212. D 213. C 214. B 215. A 216. B 217. C 218. D 219. D 220. E
221. B 222. B 223. C 224. B 225. B 226. C 227. B 228. B 229. A 230. D
231. D 232. E 233. E 234. E 235. A 236. E 237. C 238. A 239. D 240. D
241. C 242. B 243. C 244. A 245. D 246. B 247. A 248. D 249. E 250. D
251. E 252. C 253. E 254. A 255. A 256. D 257. A 258. E 259. D 260. E
261. E 262. C 263. D 264. D 265. B 266. C 267. A 268. B 269. C 270. D
271. D 272. C 273. B 274. D 275. D 276. C 277. E 278. D 279. A 280. A
281. A 282. B 283. C 284. D 285. E 286. B 287. B 288. B 289. B 290. B
291. A 292. B 293. A 294. D 295. D 296. A 297. E 298. E 299. C 300. C
301. A 302. B 303. E 304. B 305. A 306. D 307. E 308. B 309. B 310. A
311. E 312. C 313. D 314. D 315. A 316. C

【B 型题】

1. B   2. C   3. C   4. B   5. A   6. B   7. D   8. B   9. A   10. D
11. A 12. B 13. E 14. B 15. A 16. D 17. B 18. D 19. B 20. A
21. D 22. A 23. E 24. D 25. A 26. B 27. B 28. D 29. E 30. D
31. E 32. D 33. C 34. A 35. B 36. D 37. D 38. C 39. A 40. E
41. E 42. A 43. D 44. B 45. C 46. D 47. A 48. B 49. C 50. D
51. D 52. B 53. C 54. D 55. A 56. B 57. B 58. D 59. B 60. D
61. E 62. D 63. C 64. D 65. C 66. D 67. D 68. A 69. A 70. E
71. C 72. A 73. A 74. B 75. E 76. A 77. B 78. C 79. D 80. B
81. B 82. D 83. A 84. E 85. B 86. E 87. B 88. A 89. C 90. A
91. E 92. A 93. B 94. A 95. C 96. E 97. B 98. C 99. D 100. A
101. E 102. C 103. C 104. B 105. C 106. E 107. E 108. B 109. B 110. D
111. E 112. B 113. E 114. A 115. E 116. C 117. B 118. C 119. C 120. E
121. D 122. A 123. A 124. D 125. E 126. D 127. A 128. E 129. C 130. D
131. A 132. B 133. C 134. E 135. A 136. D 137. E 138. B 139. C 140. E
141. D 142. A 143. D 144. B 145. C 146. E 147. C 148. D 149. B 150. C
151. B 152. E 153. C 154. B 155. A 156. D 157. A 158. D 159. C 160. B

161. C 162. E 163. A 164. D 165. B 166. E 167. D 168. A 169. D 170. A
171. B 172. A 173. A 174. D 175. A 176. C 177. B 178. E 179. A 180. C
181. D 182. C 183. C 184. A

【X型题】

1. ABE	2. ABC	3. ABCDE	4. ABCDE	5. ABCDE
6. ABCD	7. ACDE	8. ABD	9. ABCDE	10. ABCDE
11. BCDE	12. ABD	13. ABCE	14. CE	15. ABCDE
16. ABCDE	17. BCDE	18. ACD	19. BDE	20. BCDE
21. BE	22. BDE	23. BDE	24. ABCDE	25. ABCD
26. ABCE	27. ACE	28. ABCDE	29. ABDE	30. BCD
31. ACE	32. AC	33. BCDE	34. ABCD	35. ABCDE
36. CDE	37. ACDE	38. ACE	39. BDE	40. ADE
41. BE	42. ACDE	43. ACD	44. BD	45. CD
46. ABCDE	47. ABC	48. BCE	49. ABCE	50. ABCE
51. ABCD	52. BE	53. ABDE	54. ACDE	55. ABDE
56. ABCDE	57. ABCDE	58. BCD	59. CDE	60. ABCDE
61. ABC	62. ADE	63. AC	64. BCD	65. CD
66. ACE	67. ABC	68. ABCE	69. ABCD	70. ABDE
71. BCDE	72. BCE	73. ABE	74. BC	75. ABDE
76. CD	77. DE	78. ABDE	79. BCD	80. ABCDE
81. ABC	82. BCDE	83. ABD	84. ACE	85. ABCD
86. ACE	87. DE	88. ABE	89. ACE	90. AC
91. CE	92. BCE	93. ABCD	94. BCD	95. AC
96. ACE	97. BC	98. BD	99. ACDE	100. CDE
101. ABCE	102. ACDE	103. DE	104. BCDE	105. ABD
106. ABDE	107. AD	108. CE	109. ABCDE	110. ABE
111. BCDE	112. ABCD	113. ABCDE	114. ABCDE	115. ABCDE
116. BCDE	117. ACD	118. ABDE	119. ADE	120. ABCD
121. ACDE	122. ABCDE	123. ABCE	124. BCD	125. BCE
126. ACDE	127. BD	128. BCE	129. ACE	130. CE
131. BCDE	132. CD	133. BE	134. ACE	135. AB
136. BE	137. ABDE	138. ACE	139. BCE	140. ACD
141. ACDE	142. ACE	143. DE	144. ABCDE	145. ABDE
146. ABCD	147. BDE	148. BCDE	149. ACD	150. BD
151. CE	152. ABC	153. BD	154. ABE	155. ABCDE
156. ABD	157. ABC	158. BDE	159. ABC	160. BD
161. ACE	162. ABCE	163. ABE	164. ABCD	165. ABCDE
166. ABCDE	167. ADE	168. BCDE	169. ABCDE	170. ABCE
171. ABCDE	172. ABCD	173. ABCD	174. ABDE	175. ABCDE

176. DE	177. ABCDE	178. ACD	179. ACE	180. BDE
181. ABDE	182. ACE	183. ACDE	184. ABC	185. AC
186. ACD	187. CE	188. AE	189. BE	190. BE
191. BCDE	192. ABE	193. ABCDE	194. ABD	195. ABDE
196. ACE	197. ABE	198. AD	199. ABD	200. ABCD
201. BCE	202. ABC	203. ACD	204. ACE	205. ABDE
206. AB	207. ACE	208. DE	209. AE	210. ABCD
211. CD	212. AE	213. ABDE	214. BCE	215. ABD
216. CDE	217. ABDE	218. BD	219. ABC	220. ABCDE
221. ACDE	222. ACDE	223. ABCDE	224. ABCDE	225. DE
226. ABCDE	227. ABCD	228. ABCDE	229. ABCE	230. ACDE
231. BCD				

二、是非判断题

1. ×	2. ×	3. ×	4. √	5. ×	6. √	7. √	8. ×	9. √	10. √
11. ×	12. √	13. ×	14. √	15. ×	16. ×	17. ×	18. √	19. √	20. √
21. √	22. √	23. ×	24. ×	25. √	26. ×	27. √	28. √	29. ×	30. ×
31. ×	32. √	33. √	34. ×	35. ×	36. ×	37. √	38. √	39. √	40. ×
41. ×	42. √	43. √	44. √	45. ×	46. ×	47. √	48. ×	49. √	50. √
51. √	52. ×	53. √	54. √	55. √	56. ×	57. √	58. ×	59. √	60. √
61. √	62. √	63. √	64. √	65. √	66. √	67. √	68. ×	69. √	70. √
71. √	72. √	73. ×	74. √	75. √	76. ×	77. √	78. ×	79. √	80. ×
81. ×	82. √	83. √	84. ×	85. √	86. √	87. √	88. √	89. √	90. √
91. ×	92. √	93. √	94. √	95. ×	96. √	97. √	98. √	99. ×	100. ×
101. √	102. √	103. ×	104. √	105. √	106. ×	107. √	108. √	109. √	110. ×
111. ×	112. √	113. √	114. √	115. ×	116. √	117. √	118. √	119. √	120. √
121. ×	122. √	123. √	124. ×	125. ×	126. √	127. √	128. √	129. √	130. √
131. √	132. √	133. √	134. √	135. √	136. √	137. √	138. √	139. ×	140. √
141. √	142. ×	143. ×	144. √	145. ×	146. √	147. √	148. √	149. √	150. ×
151. √	152. ×								

三、填空题

1. 中药 化学药 生物药品　2. 生产 管理　3. 药品标准、规格 国家药典委员会组织 政府　4. 1953 年　5. 经胃肠道给药剂型 非经胃肠道给药剂型
6. 堆密度　7. 泡腾性颗粒　8. 粒度 水分　9. 等量递增　10. 过筛
11. 比表面积　12. 显微镜法 库尔特计数法　13. 30°　14. 制软材　15. 九
16. 薄膜衣片 肠溶衣片　17. 片重调节器　18. 羧甲基淀粉钠 崩解剂
19. 乙醇　20. 滚压法　21. 含量均匀度 溶出度　22. 助流剂　23. 稀释剂
崩解剂 黏合剂　24. 增加压力 增加黏合剂的量或浓度　25. 胃溶　26. 明胶

27. 压制法 滴制法 28. 空胶囊 填充物料 29. 7~9 30. 大变小 31. 缓释胶囊 控释胶囊 32. PEG 类 肥皂类 硬脂酸钠 甘油明胶 33. 小 34. 10000 10℃~20℃ 35%~45% 35. 液状石蜡 植物油 36. 2cm 37. β型 38. 药物的重量 同体积基质的重量 39. 冷压法 热熔法 40. 油脂性基质 水溶性基质 41. 肛门栓 阴道栓 42. 固体 局部 全身 43. 六 44. 软肥皂 甘油 乙醇 45. 双层栓剂 中空栓剂 微囊栓剂 46. 水溶性基质 油脂性基质 47. 净化操作室 净化操作台 48. 卡波姆 49. 乳化剂 O/W 型 W/O 型 50. 防腐剂 保湿剂 51. 研磨法 熔融法 乳化法 52. 液状石蜡 羊毛脂 53. 一 O/W 54. 150 1~2 55. 乳膏剂 56. 抛射剂 药物与附加剂 耐压容器 阀门系统 57. 10μm 5μm 58. 压灌法 冷灌法 59. 抛射剂 60. 溶液型气雾剂 混悬型气雾剂 乳剂型气雾剂 61. 肺部吸入 舌下 鼻黏膜 62. 微粉化 载体 63. PVA EVA 64. 匀浆 热塑 65. 成膜材料 薄膜 66. 水溶性 耐热性 滤过性 不挥发性 67. 家兔法 鲎试验法 68. 4~9 69. 电渗析法 70. 氯化钠等渗当量法 71. 微孔滤膜滤器 72. 30 73. 输液剂 74. 无菌水溶液冷冻干燥法 75. 无菌 无热原 澄明度 安全性 76. 脂多糖 高温法 酸碱法 离子交换法 77. 营养输液 胶体输液 含药输液 78. 预冻 减压 升华 干燥 79. 碘值 皂化值 80. 洗眼剂 81. 活性炭 硅藻土 82. 蒸馏法 83. 绝对无菌 单剂量 抑菌剂 84. 拉封 顶封 85. 粉末安瓿 琥珀色玻璃安瓿 86. 离子表面活性剂 非离子表面活性剂 87. 阴离子表面活性剂 阳离子表面活性剂 两性离子表面活性剂 88. 吐温 (Tween) O/W 增溶剂 润湿剂 89. HLB 值 90. 絮凝 91. 分层 絮凝 转相 合并与破裂 酸败 92. 60%~90% 93. 有限溶胀 无限溶胀 94. 溶解法 稀释法 95. 增溶剂 助溶剂 潜溶剂 防腐剂 96. 85% 64.7% 97. 助悬剂 润湿剂 絮凝剂和反絮凝剂 98. 物理学 化学 生物学 99. 影响因素试验 加速试验 长期试验 100. 水解 氧化 101. 温度 光线 空气 (氧) 金属离子 102. 温度 反应速度 103. $t_{1/2}$ 104. 棕色 105. 高温试验 高湿度试验 强光照射试验 106. 酯类 酰胺类 107. 氧化 108. 简单低共熔混合物 固体溶液 玻璃体溶液 共沉淀物 固体溶液 109. 分子 胶态 微晶 未定型 110. 肠道 111. 凝聚剂 112. 化学方法 113. 高分子材料 114. 磷脂 115. 6~8 1,4-糖苷键 116. 饱和水溶液法 研磨法 冷等干燥法 117. 7 118. 天然高分子材料 合成高分子材料 119. 聚乙二醇类 聚维酮类 表面活性剂类 120. 明胶 阿拉伯胶 121. 脂质体 122. 包封率 不稳定性 123. 纤维素类 聚丙烯类树脂类 124. PEG4000 PEG6000 125. 浓度 温度 电解质 126. 一级 零级 零级 127. 骨架型 胃滞留型 渗透泵型 包衣缓释型 128. 单室渗透与双室渗透 醋酸纤维素（乙基纤维素） 水溶性大 难溶于水的药物 129. 不溶性骨架片 溶蚀性骨架片 亲水凝胶骨架片 130. 亲水性胶体 131. 骨架型 储库型 骨架型 储库型 132. 渗透性能 渗透压 133. 片芯的处方组成 包衣膜的通透性 包衣膜的厚度 释药小孔的大小 134. 药物 半透膜材料 渗透压活性物质 推进剂 135. 溶出 扩散 溶蚀 渗透压离子交换

136. 调节释药速度　　137. 剂量大小　pK_a　解离度和水溶性　分配系数　稳定性
138. 生物半衰期　吸收　代谢　139. 零级　pH 值　相等（或不变）
140. 80%～120%　12　24　141. 背衬层　药物储库　控释膜　黏胶层　防黏层
142. 角质层　活性表皮　真皮　皮下脂肪组织　143. 皮肤附属器　144. 600　小
145. 剂量小　作用强　10～15　刺激性　过敏性　146. 膜控释型　黏胶分散型　骨
架扩散型　微储库型　147. 被动靶向制剂　主动靶向制剂　物理化学靶向制剂
148. 磁性靶向制剂　栓塞靶向制剂　热敏靶向制剂　149. 不同生理学特性的器官
（组织　细胞）　对大小不同微粒不同的阻留性　150. 相对摄取率　靶向效率　峰浓
度比　151. 乳剂　脂质体　微球　纳米粒　152. 对淋巴的亲和性　淋巴　经肝的
首过效应　生物利用度　153. 磁性靶向制剂　栓塞靶向制剂　热敏靶向制剂　pH
敏感的靶向制剂　154. 加快　酶诱导　155. 吸收　分布　排泄　156. 肝　肾排
泄　157. 快　短　158. 4.32　7　159. AUC　C_{max}　t_{max}　160. 尾端曲线斜
率　残数的斜率　161. 大　小　162. 单或一　线性　163. 浆法　转篮法　小杯
法　164. 膜结构的不对称性　膜结构的半透性　165. 浅外室　深外室　166. 减
慢　酶抑制　167. 主动转运　被动转运　168. 分布速度常数　消除速度常数
169. 4　6 个或 6 个以上　1/10　170. 大分子　脂溶性　171. 单室　双
172. 物理的　化学的　药理的　173. 溶解度改变　潮解、液化　结块　分散状态或
粒径变化　174. 变色　混浊和沉淀　产气　分解破坏及疗效下降　发生爆炸
175. 基因　细胞　酶　发酵　生化　176. 溶液型　冻干粉　177. 甘露醇　山
梨醇　葡萄糖　178. 鼻腔　口服　直肠　透皮　肺部　179. 生物技术
180. 生物技术药物

四、名词解释题

1. 为适应治疗或预防的需要而制备的药物应用形式称为药物剂型。

2. 根据药典等标准，为适应治疗或预防需要而制备的药物应用形式的具体品种称为药物制剂。

3. 药典是一个国家记载药品标准、规格的法典，一般由国家药典委员会组织编纂，并由政府颁布、执行，具有法律约束力。

4. 真密度是指粉体质量除以不包含颗粒内外空隙的体积求得的密度。

5. 休止角是指粉体堆积层的自由斜面在静止状态时与水平面所形成的最大角。

6. 散剂系指一种或数种药物均匀混合而制成的粉末状制剂。

7. 将大块物料借助机械力破碎成适宜大小的颗粒或细粉的操作称为粉碎。

8. 堆密度系指粉体质量除以该粉体所占容器的体积求得的密度，亦称松密度。

9. 湿法制粒是将药物和辅料的粉末混合均匀后加入液体黏合剂制备颗粒的方法。

10. 分散片是指遇水迅速崩解并均匀分散的片剂。

11. 粉末直接压片是指药物粉末与必要的辅料混合均匀后直接压制成片剂。

12. 崩解度是指片剂在规定的液体介质中，崩碎成能通过直径 2mm 筛孔的颗粒或粉末所需的时间。

13. 稀释剂是指用来增加片剂的重量或体积，从而便于压片的辅料。

14. 干法制粒压片即将药物原粉与适量粉状填充剂、润滑剂或黏合剂等混合均匀后，用适宜的设备压成块状或大片状，然后再将其破碎成大小适宜的颗粒进行压片。

15. 硬胶囊系采用适宜的制剂技术，将药物或加适宜辅料制成粉末、颗粒、小片或小丸等充填于空心胶囊中的胶囊剂。

16. 软胶囊系将一定量的液体药物直接包封，或将固体药物溶解或分散在适宜的赋形剂中制成溶液、混悬液、乳液或半固体，采用滴制法或压制法，密封于球形或椭圆形的软质囊材中的胶囊剂。

17. 基质吸附率系指 1g 固体药物制成填充胶囊的混悬液时所需液体基质的克数。

18. 滴丸剂系指固体或液体药物与适当物质（基质）加热熔化混匀后，滴入不相混溶的冷凝液中、收缩冷凝而制成的小丸状制剂，主要供口服使用。

19. 栓剂系将药物和适宜的基质制成的具有一定形状供腔道给药的固体形外用制剂。

20. 置换价系指药物的重量与同体积基质重量的比值。

21. 软膏剂系指药物与适宜基质混合制成的均匀的半固体外用制剂。

22. 眼膏剂系指药物与适宜基质制成供眼用的灭菌软膏剂。

23. 乳膏剂系指药物溶解或分散于乳状液型基质中形成的均匀的半固体外用制剂。

24. 凝胶剂系指药物与能形成凝胶的辅料制成均一、混悬或乳状液型的稠厚液体或半固体制剂。

25. 气雾剂系指含药溶液、乳状液或混悬液与适宜的抛射剂共同封装于具有特制阀门的耐压容器中制成的制剂。

26. 喷雾剂系指含药溶液、乳状液或混悬液填充于特制的装置中，使用时借助手动泵的压力、高压气体、超声振动或其他方法将内容物以雾状等形态喷出的制剂。

27. 吸入粉雾剂系指微粉化药物或与载体以胶囊、泡囊或多剂量储库形式，采用特制的干粉吸入装置，由病人主动吸入雾化药物至肺部的制剂。

28. 膜剂系指药物溶解或均匀分散于成膜材料中加工成的薄膜制剂。

29. 涂膜剂系指药物溶解或分散于含成膜材料溶剂中，涂布患处后形成薄膜的外用液体制剂。

30. 热原指能引起恒温动物体温异常升高的致热物质。

31. 等渗溶液系指渗透压与血浆渗透压相等的溶液。

32. 等张溶液系指与红细胞膜张力相等的溶液。

33. 注射用水系指纯化水经蒸馏所得的蒸馏水。

34. 粉针为注射用无菌粉末的简称，将无菌粉末状药物分装在安瓿或其他适宜的容器中，临用前用灭菌注射用水使之溶解或混悬，供注射专用。

35. 滴眼剂系指供滴眼用的澄清溶液或混悬液。

36. 输液剂是指由静脉滴注输入体内的大剂量注射液，俗称大输液。

37. 表面活性剂是指那些具有很强的表面活性、能使液体的表面张力显著下降的物质。

38. 表面活性剂在水溶液中达到 CMC 后，一些水不溶性或微溶性物质在胶束溶液中的溶解度可显著增加，形成透明胶体溶液，这种作用称为增溶。

39. 液体制剂系指药物分散在适宜的分散介质中制成的可供内服或外用的液体形态的制剂。

40. 表面活性剂分子中亲水和亲油基团对油或水的综合亲和力称为亲水亲油平衡值（HLB 值）。

41. 乳剂系指互不相溶的两种液体混合，其中一相液体以液滴状态分散于另一相液体中形成的非均相液体分散体系。

42. 混悬剂系指难溶性固体药物以微粒状态分散于介质中形成的非均相液体制剂。

43. 有效期为药物降解 10% 所需的时间，用 $t_{0.9}$ 表示。

44. 半衰期为药物降解 50% 所需的时间，用 $t_{1/2}$ 表示。

45. pH_m 是指最稳 pH，在 pH -药物降解速率曲线图最低点所对应的横坐标，即为 pH_m。

47. 固体分散体指药物与载体混合这成的高度分散的固体分散体。

48. β-环糊精是淀粉在由芽胞杆菌产生的环糊精葡萄糖基转移酶作用下生成的环状低聚糖化合物，通常含有 6～12 个 D-吡喃葡萄糖单元。其中含有 7 个葡萄糖单元的分子称为 β-环糊精。

49. 一种分子被包嵌于另一种分子的空穴结构内，形成包合物的技术，称为包合技术。包合物由主分子和客分子组成。主分子具有较大的空穴结构，足以将可分子容纳在内，形成分子胶囊。

50. 微囊是指以天然的或合成的高分子材料为囊材，将固体或液体药物作囊心物包裹而成的微小胶囊。

51. 单凝聚法是将药物分散与囊材的水溶液中，以电解质或强亲水性非电解质为凝聚剂，使囊材凝聚包封于药物表面而形成微囊。

52. 复凝聚法是指利用两种具有相反电荷的高分子材料做囊材，将囊心物分散在囊材的水溶液中，在一定条件下，相反电荷的高分子材料相互交联后，溶解度降低，自溶液中凝聚析出成囊。

53. 脂质体是指将药物包封于类脂质双分子层内而形成的微型小囊。

54. 渗漏率是指脂质体在液态介质中储存期间包封率的变化。渗漏率＝(储存一定时间后渗漏到介质中的药量/储存前包封的药量)×100%。

55. 缓释制剂系指口服药物在规定溶剂中，按要求缓慢地非恒速释放，且每天用药次数与相应的普通制剂比较至少减少一次或用药的间隔时间有所延长的制剂。

56. 前体药物是指活性药物衍生化成药理惰性物质，该惰性物质在体内经化学反应或酶反应后，又回复到母体药物，发挥治疗作用。

57. 控释制剂系指药物能在设定的时间内自动地以设定速度释放的制剂，药物释放主要是按零级或接近零级速率规律释放，可得到更平稳的血药浓度。

58. 胃内滞留片系指一类能滞留于胃液中，延长药物在消化道内的释放时间，改善药物吸收，有利于提高药物生物利用度的片剂。它一般可在胃内滞留达 5～6 小时。

59. 生物黏附片系采用生物黏附性的聚合物作为辅料制备的片剂，这种片剂能黏附于生物黏膜，缓慢释放药物并由黏膜吸收以达到治疗目的。

60. 生物利用度是指剂型中药物吸收进入人体血液循环的速度和程度。

61. 经皮给药制剂系指经皮肤敷贴方式用药，药物透过皮肤由毛细血管吸收进入全身血液循环达到有效血药浓度，起治疗或预防疾病的作用的制剂。

62. 离子导入技术是利用直流电流将药物离子经由电极定位导入皮肤或黏膜,进入局部组织或血液循环的一种生物物理方法。

63. 压敏胶是一类具有对压力有敏感性的胶黏剂,在轻微压力下即可实现粘贴同时又容易剥离的一类黏胶材料。

64. 渗透促进剂是指那些能提高或加速药物渗透穿过皮肤的物质。

65. 靶向制剂系指借助载体、配体或抗体将药物通过局部给药、胃肠道或全身血液循环而选择性地浓集定位于靶组织、靶器官、靶细胞或细胞内结构的给药系统。

66. 被动靶向制剂又称为淋巴系统靶向性。是依据机体不同生理学特性的器官(组织、细胞)对不同大小的微粒不同的阻留性,采用各种材料制成的各种类型的胶体或混悬微粒制剂。利用脂质体进入体内即被巨噬细胞作为异物吞噬特点形成天然倾向的富集作用。脂质体为可以包裹药物的脂微球。

67. 主动靶向制剂系指用经过修饰的药物载体作为"导弹",将药物定向地运送到靶区浓集发挥药效。

68. 物理化学靶向制剂是指应用某些物理化学方法使靶向制剂在特定部位发挥药效。

69. 栓塞靶向制剂是指通过插入动脉的导管将栓塞物输送到组织或靶器官。

70. 肠肝循环指在胆汁中排泄的药物或其代谢物在小肠中移动期间重新被吸收返回肝门静脉,并经肝脏重新进入全身循环,然后再分泌,直至最终从尿中排出的现象。

71. 蓄积因子系坪浓度与第一次给药后的浓度的比值。

72. 有些药物通过各种途径进入体内后,能够迅速向全身的组织及器官分布,使药物在个体组织、器官中很快达到分布上的动态平衡,此时,整个机体可视为一个隔室,即单室模型。

73. 配置(或处置)是指药物的分布、代谢与排泄过程。

74. 首过效应是指在吸收过程中,药物在消化道和肝脏中发生的生物转化作用,使部分药物被代谢,最终进入体循环的原型药物量减少的现象。

75. 口服制剂给药开始至血液中出现药物的那段时间称为滞后时间。

76. 药物的吸收、分布和排泄过程统称转运。

77. 胃空速率是指胃排空的快慢。

78. 洗净期是指两次试验周期之间的间隔时间或交叉试验时,各次用药间隔的时间。

79. 生物等效是指药物临床疗效、不良反应与毒性的一致性。

80. 酶诱导剂是指能使代谢加快的物质。

81. 多种药物或其制剂配合在一起使用时,常引起药物的物理化学性质和生理效应等方面产生变化,这些变化统称为药物的配伍变化。

82. 物理的配伍变化是指药物配伍时发生了分散状态或其他物理性质的改变,如发生沉淀、潮解、液化、结块和粒径变化等,而造成药物制剂不符合质量和医疗要求。

83. 药理的配伍变化即药物相互作用,也称为疗效的配伍变化,是指药物配伍使用后,在体内过程互相影响,而使其药理作用的性质、强度、毒副作用发生变化的现象。药物的这些相互作用有些有利于治疗,有些则不利于治疗。

84. 生物技术是应用生物体(包括微生物、动物细胞、植物细胞)或其组成部分(细胞器和酶),在最适条件下,生产有价值的产物或进行有益过程的技术。

85. 生物技术药物是指采用现代生物技术，借助某些微生物、植物或动物来生产所需的药品。采用 DNA 重组技术或其他生物技术研制的蛋白质或核酸类药物。

86. 蛋白质的一级结构指蛋白质多肽链中的氨基酸排列顺序，包括肽链数目和二硫键位置。一级结构为初级结构。

五、简答题

1. 答：①根据防治疾病需要选择。②根据药物本身性质选择：药物成分溶解性、稳定性与刺激性，如：难溶性药物，含挥发油或油脂较多的药物，具特殊臭味的方药，有效成分在水中不稳定的方药，不宜做成口服液；又如胰酶宜制成肠溶制剂。③根据原方不同剂型的生物药剂学和药动学特性选择。④根据生产条件和五方便的要求选择。

2. 答：随着药剂学的内容的发展，已形成了工业药剂学、物理药剂学、生物药剂学、药物动力学、临床药剂学、药用高分子材料学等分支学科。

3. 答：颗粒剂的制备工艺流程为：药物＋辅料→粉碎→过筛→混合→制软材→制粒→干燥→整粒→质量检查→分剂量→包装。

4. 答：黄色可溶颗粒，味甜酸。维生素 C 为主药，糊精为稀释剂，糖粉为稀释剂和矫味剂，酒石酸为稳定剂，50％乙醇为润湿剂。

5. 答：散剂的特点为易分散、起效快；外用覆盖面大，具有保护、改敛等作用；制备工艺简单；储存、运输、携带方便。

6. 答：表示粉体流动性的参数主要有休止角、流出速度等。可采取以下措施改善粉体的流动性：增大粒子大小；改善粒子的形态及表面粗糙度；适当干燥，控制粉体的含湿量；加入助流剂等。

7. 答：片剂的辅料一般分为以下几类：
   (1) 稀释剂：如淀粉、糊精、乳糖等。
   (2) 润湿剂与黏合剂：润湿剂常用的有水、乙醇溶液。黏合剂常用的有淀粉浆、糖浆、纤维素衍生物等。
   (3) 崩解剂：如干淀粉、L-HPC、CMS-Na 等。
   (4) 润滑剂：如微粉硅胶、滑石粉、硬脂酸镁等。

8. 答：处方中各成分的作用：维生素 B_2 为主药；淀粉、糊精为稀释剂；羧甲基淀粉钠为崩解剂；10％淀粉浆为黏合剂；硬脂酸镁为润滑剂。
   制备工艺是将维生素 B_2、淀粉、糊精混合均匀，加入 10％淀粉浆制软材，过筛制备湿颗粒，干燥，整粒，加羧甲基淀粉钠、硬脂酸镁混合均匀，压片。

9. 答：①剂量准确，含量均匀。②化学稳定性较好。③生产机械化、自动化程度高，成本低。④可以制成不同类型的片剂。⑤婴、幼儿和昏迷病人不易吞服。⑥有时出现溶出度和生物利用度方面的问题。

10. 答：(1) 裂片：压力分布不均及物料的压缩成型性差是裂片的主要原因。解决的主要办法是选用弹性小、塑性大的辅料；选用适宜的压片机和操作参数。
    (2) 松片：主要原因是黏性力不够，压缩力不足。解决的措施是增加黏合剂的用量或更换适宜的黏合剂。

11. 答：片剂湿法制粒压片法的工艺流程：主药＋辅料→粉碎→过筛→混合 $\xrightarrow{\text{黏合剂}\ \text{崩解剂}}$

制粒→干燥→整粒 $\xrightarrow{\text{润滑剂}}$ 混合→压片。

12. 答：药物与基质加热熔融混匀→滴入冷却剂→冷却→洗丸→干燥→选丸→（包衣）→质检→分装。

13. 答：可掩盖药物的不良气味、提高药物的稳定性；液态药物的固体剂型化；可延缓药物的释放和定位释药。

14. 答：①药物的水溶液或稀的乙醇溶液，因可使胶囊壁溶化。②易风干的药物，因可使胶囊壁软化。③易潮解的药物，因可使胶囊壁脆裂。④易溶性的刺激性药物，因用药后可增强局部刺激性。

15. 答：（1）水溶性基质：常用的有 PEG 类、肥皂类、硬脂酸钠及甘油明胶等。

（2）脂溶性基质：常用的有硬脂酸、单硬脂酸甘油酯、氢化植物油及虫蜡等。

16. 答：小丸是药物与辅料构成的直径小于 2.5mm 的实心球状制剂。相比于其他丸剂，小丸具有以下特点：可以直接吞服，较普通丸剂服用方便，药效迅速；可以装入硬胶囊中制成胶囊剂使用；便于药物的配伍，减少药物的配伍变化；小丸可包衣，达到缓释和控释的目的。

17. 答：栓剂的质量要求是：药物与基质混合均匀，外形圆整光滑，无刺激性；硬度适宜，塞入腔道后应能融化、软化或溶化，并与分泌液混合，逐渐释放药物。

18. 答：与口服制剂比较，全身作用栓剂具有以下特点：药物不受胃肠 pH 值或酶的影响；避免药物对胃肠道的刺激；用药方法得当，可避免肝脏首过效应，提高药物的生物利用度；适于不能口服和不愿口服的病人。

19. 答：（1）油脂性基质：可可豆脂、半合成脂肪酸甘油酯（如椰油酯、山苍子油酯、棕榈油酯）、合成脂肪酸酯。

（2）水溶性基质：甘油明胶、聚乙二醇类（PEG）、非离子型表面活性剂类。

20. 答：栓剂是药物和适宜基质制成专供腔道给药固体制剂。

热熔法工艺流程：基质加热熔化→加入药物混匀→注模（预先涂好润滑剂）→冷却→刮削（切除溢出部分）→启模。

21. 答：眼膏剂是灭菌制剂，在制备上要求：①应在无菌条件下制备。一般在无菌操作室或无菌操作台中进行。②所用基质、药物、配置器械及包装容器等应严格灭菌，避免细菌污染。③基质加热熔合后用细布保温滤过，置于 150℃ 干热灭菌 1～2 小时。④不溶性药物应粉碎成极细粉，减少刺激性。

22. 答：处方中各成分的作用：水杨酸为主药，液状石蜡、白凡士林和羊毛脂作为油相，部分的硬脂酸与三乙醇胺反应生成新生铵皂，作为 O/W 型乳化剂，剩余的硬脂酸为油相，硬脂酸甘油酯为油相并作为辅助乳化剂，十二烷基硫酸钠为 O/W 型乳化剂，甘油为保湿剂，蒸馏水为水相。

23. 答：（1）油脂性基质：烃类（凡士林、固体石蜡、液状石蜡等）、油脂类（植物油、氢化植物油等）、类脂类（羊毛脂、蜂蜡等）、二甲硅油。

（2）乳剂型基质：O/W 型 和 W/O 型乳剂型基质。

（3）水溶性基质：甘油明胶、聚乙二醇类（PEG）。

24. 答：①肺泡管为很薄的结缔组织，肺泡由单层细胞构成，因此药物极易透过肺泡。
②肺泡总数达 3 亿～4 亿个，总表面积为 70～100m²，而肺泡的毛细血管总面积达
100m²，吸收面积很大。

25. 答：优点：具有速效和定位作用；能增加药物的稳定性；使用方便，药物可避免胃
肠道的破坏和肝脏首过作用；可以用定量阀门准确控制剂量；可减少对创面的刺
激性。

　　缺点：由于气雾剂需要特制的耐压容器、阀门系统和生产设备，因此生产成本
高；易发生炸瓶；抛射剂有高度挥发性，多次使用于受伤皮肤上可引起不适与刺
激；氟氯烷烃类抛射剂在动物或人体内达一定浓度可造成心律失常。

26. 答：气雾剂是由抛射剂、药物与附加剂、耐压容器和特制的阀门系统组成。常用的
抛射剂有氟氯烷烃类（如二氯二氟甲烷、三氯一氟甲烷等）、氢氟烷烃、碳氢化合
物（如丙烷、正丁烷等）及压缩气体等。

27. 答：处方中各成分的作用：硝酸甘油为主药，因硝酸甘油稍溶于水，易溶于乙醇，
故将硝酸甘油用少量 10％乙醇溶解；PVA（17－88）为成膜材料；蒸馏水为溶剂；
甘油为增塑剂；二氧化钛为着色剂。

28. 答：注射剂一般的制备工艺流程：

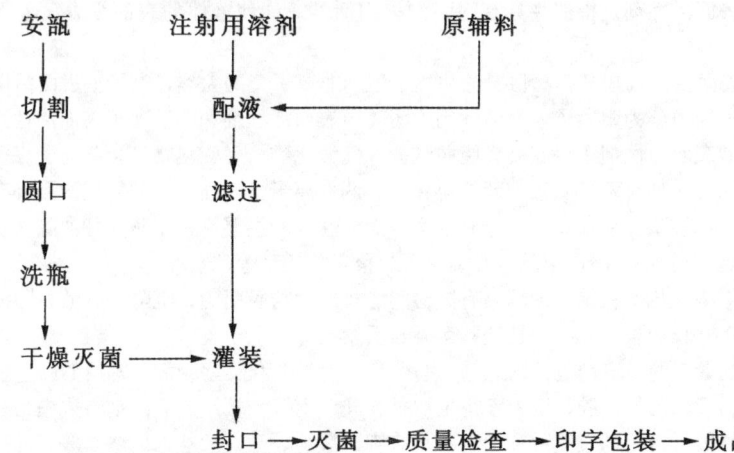

29. 答：注射后能引起人体致热反应的物质，称为热原。热原是微生物的一种内毒素，
由磷脂、脂多糖和蛋白质组成，其中主要成分是脂多糖。热原具有耐热性、过滤
性、水溶性、不挥发性以及其他性质（能被强酸强碱破坏，强氧化剂、超声波及某
些表面活性剂也能使之失活）。

　　热原的除去方法包括高温法、酸碱法、吸附法、离子交换法、凝胶过滤法、反
渗透法、超滤法、其他方法（采用二次以上湿热灭菌法或适当提高灭菌温度和时
间、微波灭菌）。

30. 答：（1）吐温-80：增溶剂。

（2）氯化钠：等渗调节剂。

（3）三氯叔丁醇：抑菌剂、止痛剂。

(4) 磷酸二氢钠与磷酸氢二钠：pH 值调节剂。

(5) 焦亚硫酸钠：抗氧剂。

(6) EDTA-2Na：金属离子螯合剂。

31. 答：(1) 电解质输液：如氯化钠注射液、乳酸钠注射液等。

(2) 营养输液：如葡萄糖注射液、复方氨基酸注射液等。

(3) 胶体输液：右旋糖酐输液等。

(4) 含药输液：替硝唑输液等。

32. 答：无菌、无热原、澄明度、pH 值、渗透压、安全性、稳定性。

33. 答：液体制剂系指药物分散在适宜的分散介质中制成的可供内服或外用的液体形态的制剂。按分散系统分类，液体制剂可分为均相液体制剂和非均相液体制剂。均相液体制剂分为低分子溶液剂和高分子溶液剂。非均相液体制剂包括溶胶剂、乳剂和混悬剂。

34. 答：均相液体制剂应是澄明溶液；非均相液体制剂的药物粒子应均匀分散，浓度准确，口服的液体制剂应外观良好，口感适宜；外用的液体制剂应无刺激性；液体制剂应有一定的防腐能力，保存和使用过程不应发生霉变；包装容器适宜，方便病人携带和使用。

35. 答：表面活性剂是指那些具有很强的表面活性、能使液体的表面张力显著下降的物质。

表面活性剂按其解离情况分为离子型和非离子型两大类，离子型表面活性剂又按离子种类分为阳离子表面活性剂、阴离子表面活性剂和两性离子表面活性剂。阴离子型表面活性剂主要有高级脂肪酸盐、硫酸化物、磺酸化物等。阳离子表面活性剂常用的品种有苯扎氯铵和苯扎溴铵等。两性离子型表面活性剂常用的品种有卵磷脂、氨基酸型和甜菜碱型。非离子型表面活性剂的主要品种脂肪酸甘油酯、脂肪酸山梨坦（司盘）、聚山梨酯（吐温）等、聚氧乙烯型等。

36. 答：影响混悬剂稳定性的因素有微粒间的排斥力与吸引力；沉降；分散相的浓度和温度；微粒成长与晶型的转变；絮凝与反絮凝等。

混悬剂的稳定剂包括助悬剂、润湿剂、絮凝剂和反絮凝剂。常用的助悬剂有甘油、糖浆、阿拉伯胶、纤维素衍生物类、硅皂土等。常用的润湿剂有聚山梨酯、泊洛沙姆等。常用的絮凝剂和反絮凝剂有枸橼酸盐、酒石酸盐、磷酸盐等。同一种电解质既可作絮凝剂也可作反絮凝剂。

37. 答：乳剂常发生以下变化：分层、絮凝、转相、合并与破裂、酸败。

38. 答：反应速度常数 K 表示在反应中，反应物的浓度等于 1moL 浓度时的反应速度；半衰期表示药物降解到原来浓度一半时所用的时间；有效期一般是指药物浓度降解 10% 时所用的时间；K 值越大，半衰期与有效期就越小，稳定性就越差。

39. 答：步骤：建立稳定性指标的测定方法；设计实验温度与取样时间，一般四个以上的取样点；求每个温度下，反应物温度随时间的变化曲线；判断反应级数；求每个温度下反应物浓度随时间变化的回归方程，从而求得 K 值；由反应常数 K 的对数对 $1/T$ 的曲线，求得回归方程，由该回归方程求出 25℃ 的 K 值；最后求出有效期。

40. 答：①处方因素：pH值的影响、广义酸碱催化的影响、溶剂的影响、离子强度的影响、表面活性剂的影响、处方中基质或赋形剂的影响。②外界因素：温度的影响、光线的影响、空气（氧）的影响、金属离子的影响、湿度和水分的影响、包装材料的影响等。

41. 答：(1) 延缓药物水解的方法有：①控制温度，降低温度可使水解反应减慢。②调节 pH 值。③改变溶剂。④制成难溶性的盐。⑤制成固体制剂。

(2) 增加易于氧化的药物稳定性的方法有：①控制氧含量，蒸馏水新煮沸、通入 CO_2 或 N_2。②加入抗氧剂。③调节 pH 值。④加入螯合剂，常用的螯合剂有乙二胺四乙酸及其盐、二羟乙基甘氨酸、酒石酸等。⑤低温、避光保存。

42. 答：固体分散体是指药物与载体混合制成的高度分散的固体分散物。固体分散体可利用不同性质的载体达到速效、缓释、控释的目的。固体分散物中药物一般以分子状态、胶体状态、亚稳定态、微晶态以及无定形存在于载体材料中。

43. 答：固体分散体常用的载体材料主要有三类：①水溶性载体材料，能增加难溶性药物的溶解度和溶出速率，主要材料有聚乙二醇类（PEG）、聚维酮类（PVP）、表面活性剂类、有机酸类、糖类与醇类、纤维素衍生物类等。②难溶性载体材料，可延缓药物释放，主要材料有乙基纤维素（EC）、聚丙烯酸树脂类（含季铵基的聚丙烯酸树脂 Eudragit）、其他如胆固醇、β-谷甾醇等。③肠溶性载体材料：控制药物在小肠释放，主要材料有纤维素类［纤维醋法酯（CAP）、邻苯二甲酸羟丙甲纤维素（HPMCP）、羧甲乙纤维素（CMEC）等］、聚丙烯酸树脂类（常用 Eudragit L100 和 Eudragit S100）。

44. 答：固体分散体常用的制备方法有：熔融法、溶剂法、溶剂-熔融法、溶剂-喷雾（冷冻）干燥法、研磨法、双螺旋挤压法等。熔融法适合于对热稳定的药物和载体；溶剂法适合于对热不稳定或易挥发的药物；溶剂-熔融法适合于液态药物或剂量小于 50mg 的固体药物；溶剂-喷雾（冷冻）干燥法适合于易分解或氧化、对热不稳定的药物。

45. 答：(1) 药物的高度分散状态有利于药物的快速释放：药物在固体分散物中所处的状态是影响药物溶出速率的重要因素。药物一般以分子状态、胶体状态、亚稳定态、微晶态以及无定形存在于载体材料中，载体材料可以阻止已分散的药物再聚集粗化。

(2) 载体材料对药物溶出的促进作用：①水溶性载体可提高药物的可润湿性。②载体保证了药物的高度分散性。③载体材料对药物有抑晶性。

46. 答：药物采用疏水的或脂质类载体材料制成的固体分散体均具有缓释作用。其缓释原理是载体材料形成网状骨架结构，药物以分子或微晶状态分散于骨架内，药物的溶出必须首先通过载体材料的网状骨架扩散，故释放缓慢。

47. 答：包合物是指一种药物分子被全部或部分包入另一种物质的分子腔道中而形成的独特形式的络合物。常用的包合材料有环糊精及其衍生物、胆酸、淀粉、纤维素、蛋白质、核酸等。药物被包合后可增加药物的稳定性，增加药物的溶解度，液体药物可粉末化，可掩盖不良气味，减少刺激性及毒副作用，调节释药速度，提高药物的生物利用度。

48. 答：环糊精（CYD）系指淀粉用嗜碱性芽胞杆菌经培养得到的环糊精葡萄糖转位酶作用后形成的由 6～12 个 D-葡萄糖分子以 1，4-糖苷键连接而成的环状低聚糖化合物。常用的环糊精类型主要是 α、β、γ 三种，其结构中分别含 6、7、8 个 D-葡萄糖分子。

49. 答：包合物常用的制备方法有饱和水溶液法、研磨法、冷冻干燥法、喷雾干燥法、超声法等。

50. 答：微囊是指以天然的或合成的高分子材料为囊材，将固体或液体药物作囊心物包裹而成的微小胶囊。药物微囊化后可以提高药物的稳定性，掩盖不良气味及口感，防止药物对胃的刺激性，减少复方的配伍变化，制成微囊使药物达控释或靶向作用，可改善某些药物的物理特性，可使液态药物固体化，还可将活性细胞或生物活性物质包囊，使在体内发挥生物活性作用，且具有良好的生物相容性和稳定性。

　　微囊的制备方法有。①物理化学法，包括单凝聚法、复凝聚法、溶剂-非溶剂法、改变温度法和液中干燥法。②物理机械法，包括喷雾干燥法、喷雾凝结法、流化床包衣法、多孔离心法、超临界流体法。③化学法，包括界面缩聚法、辐射交联法。

51. 答：利用天然的或合成的高分子材料作为囊膜，将固态或液态药物包裹而成的直径在 1～5000μm 的微小药库型胶囊，称为微囊。药物溶解或分散在高分子材料中，形成骨架型微小球状实体，称为微球，通常微球的粒径范围为 1～250μm。微囊和微球粒径同属微米级，有时微囊和微球没有严格区分，可统称微粒。

52. 答：药物微囊化在中药药剂学中的应用：可以提高药物的稳定性，掩盖不良气味及口感，防止药物对胃的刺激性，减少复方的配伍变化，制成微囊使药物达控释或靶向作用，可改善某些药物的物理特性，可使液态药物固体化，还可将活性细胞或生物活性物质包囊，使在体内发挥生物活性作用，且具有良好的生物相容性和稳定性。

53. 答：单凝聚法是指将药物分散与囊材的水溶液中，以电解质或强亲水性非电解质为凝聚剂，使囊材凝聚包封于药物表面形成微囊。复凝聚法是指利用两种具有相反电荷的高分子材料做囊材，将囊心物分散在囊材的水溶液中，在一定条件下，相反电荷的高分子材料相互交联后，溶解度降低，自溶液中凝聚析出成囊。

54. 答：粒径是微囊、微球的重要质量指标。口服粒径小于 200μm 的微囊或微球时，在口腔内无异物感。粒径还直接影响药物的释放、生物利用度、载药量、有机溶剂残留量以及体内分布与靶向性等。影响微囊微球粒径大小的因素有：①药物的粒径。②载体材料的用量。③制备方法。④制备温度。⑤制备的搅拌速度。⑥附加剂的浓度。⑦材料相的黏度。

55. 答：微囊中药物释放的机制通常有以下三种：①扩散。微囊进入体内后，体液向其中渗透而逐渐使其中药物溶解并扩散出来，囊壁不溶解。②囊膜的溶解或破裂。③囊壁的消化与降解。

　　影响微囊药物释放的因素有：①微囊的粒径。②囊壁的厚度。③囊壁的物理化学性质。④药物的性质。⑤附加剂的影响。⑥微囊的制备工艺条件。⑦pH 值的影响。⑧溶出介质离子强度的影响。

56. 答：缓释制剂系指用药后能在较长时间内持续释放药物以达到延长药效目的的制剂。控释制剂系指药物能在设定的时间内自动地以设定速度释放的制剂。两者区别是：缓释制剂是在规定介质中，要求缓慢地非恒速释放药物，药物释放主要是一级速度过程。控释制剂是在规定介质中，要求缓慢恒速或接近恒速释放药物，药物释放主要是按零级或接近零级速率规律释放，可得更平稳的血药浓度。

57. 答：缓释制剂的特点是减少服药次数，减少用药总剂量；保持平稳的血药浓度，避免峰谷现象。控释制剂的特点是恒速释药，减少了服药次数；保持稳态血药浓度，避免峰谷现象；可避免某些药物引起中毒。

58. 答：以下药物不宜制成缓释、控释制剂：①半衰期很短（<1h）或很长（<24h）的药物。②单服剂量很大（>1g）的药物。③药效剧烈、溶解度小、吸收无规律或吸收差或吸收易受影响的药物。④在体内有特定吸收部位的药物，如胃肠系统上端吸收的维生素 B_2，在十二指肠吸收的铁，都不宜制成口服缓释制剂。口服缓释制剂要求在整个消化道都有吸收。

59. 答：(1) 药物选择：$t_{1/2}=2\sim 8h$ 适宜；$12h<t_{1/2}<1h$，不适宜制成缓释、控释制剂；剂量很大、药效很激烈、溶解吸收很差、剂量需精密调节的药物不宜制成缓释、控释制剂。

(2) 设计要求：①生物利用度：缓控制剂的相对生物利用度应为普通制剂的 $80\%\sim 120\%$。②峰谷浓度比：稳定时，峰、谷浓度应小于或等于普通制剂。③缓释、控释制剂的剂量计算：一般可根据经验，参考该药物普通制剂的剂量换算。如：某普通制剂每日 3 次，每次 100mg，若制成每天 1 次的缓控释制剂，一次剂量可为 300mg。也可采用药物动力学的方法计算。

60. 答：根据溶出原理，可通过减少药物的溶解度，降低药物的溶出速率使药物缓慢释药，达到长效目的，其方法有：①将药物制成溶解度小的盐或酯。②与高分子化合物生成难溶性盐。③控制粒子大小，药物微粒粒径大，溶出慢，反之则快。④药物包藏于溶蚀性骨架中，如以脂肪，虫蜡类等为基质的缓释片等。

61. 答：控释制剂通常由以下四个部分组成：①药物储库部分。②控释部分。③能源部分。④传递孔道。其中控释部分最为关键。

62. 答：渗透泵片由药物、半透膜材料、渗透压活性物质和推动剂等组成。常用半透膜材料：醋酸纤维素、乙基纤维素等；渗透压活性物质起调节药室内渗透压的作用，其用量的多少关系到零级释放时间的长短，常用氯化钠、乳糖、果糖、葡萄糖、甘露醇的不同混合物；推动剂能吸水膨胀，产生推动力将药物层的药物推出释药小孔，常用的有分子量为 3 万～500 万的聚羟甲基丙烯酸烷基酯、分子量为 1 万～36 万的 PVP 等。除上述组成外，还可加入致孔剂、助悬剂、黏合剂等。

63. 答：渗透泵片原理与构造为：①片芯为水溶性药物和水溶性聚合物或含有其他辅料。②外包有不溶性半渗透膜壳，水可渗透进入，药物不能渗透出。③片剂的一侧壳顶用适当方法（如激光）开一小孔，当水通过半透膜进入片芯后，药物溶解成饱和溶液，由于渗透压的差别，药物由小孔释放药物，直至膜内外渗透压平衡。

半透膜的厚度，孔径和孔率，片芯处方及释药小孔的直径是制备渗透泵型片剂的关键，释药小孔直径小，释药慢，反之则快。

64. 答：优点：①可避免肝脏的首过效应和胃肠道对药物的降解，以及胃肠道给药时的副作用。②可以减少给药次数。③可以维持恒定的血药浓度，避免口服给药引起的峰谷现象，降低毒副作用。④使用方便，可随时给药或中断给药，适用于婴儿、老人和不宜口服的病人。

缺点：①由于皮肤的屏障作用，药物仅限于强效类。②大面积给药，可能会对皮肤产生刺激性和过敏性。③存在皮肤的代谢与储库作用。

65. 答：经皮给药制剂是经皮肤敷贴方式用药，药物由皮肤吸收进入全身血液循环并达到有效血药浓度、实现疾病治疗或预防的一类制剂。

基本组成可分为 5 层：背衬层、药物储库、控释膜、黏附层和保护层，它们的作用分别是：①背衬层。一般是一层柔软的复合铝箔膜，厚度约为 $9\mu m$，可防止药物流失和潮解。②药物储库。由药物、高分子基质材料、透皮促进剂等，既能提供释放的药物，又能供给释药的能量。③控释膜。一般是由乙烯-乙酸乙烯共聚物（EVA）和致孔剂组成的微孔膜。④黏附层。由无刺激性和过敏性的黏合剂组成，如天然树胶、树脂和合成树脂等。⑤保护层。为附加的塑料保护薄膜，临用时撕去。

66. 答：经皮吸收制剂基本可分为膜控释型和骨架型两类。影响药物经皮吸收的因素主要是：①药物的性质。药物的溶解性与油水分配系数、药物分子量大小、熔点、药物在基质中的状态。②基质的性质。基质的特性与亲和力、基质的 pH 值。③经皮促进剂的影响。④皮肤因素的影响。

67. 答：药物经皮吸收分以下三个过程：①释放：药物从基质中释放出来而扩散到皮肤上。②穿透：药物透入表皮内起局部作用。③吸收：药物透过表皮后，到达真皮和皮下脂肪，通过血管或淋巴管进入体循环而产生全身作用。

药物经皮吸收的途径有两条：一是表皮途径，药物透过完整表皮进入真皮和皮下脂肪组织，被毛细血管和淋巴管吸收进入体循环，这是药物经皮吸收的主要途径；二是皮肤附属器途径，药物通过皮肤附属器吸收要比表皮途径快，但由于其表面积小，因此它不是药物经皮吸收的主要途径。

68. 答：（1）药物性质的影响：①药物的溶解性与油/水分配系数（K）。②药物的分子量。经皮吸收制剂宜选用分子量小、药理作用强的小剂量药物。③药物的熔点。低熔点的药物容易渗透通过皮肤。④药物在基质中的状态影响其吸收量。溶液态药物＞混悬态药物，微粉＞细粒。

（2）基质性质的影响：①基质的特性与亲和力。②基质的 pH 值能使药物分子型（非解离型）有利于药物的经皮吸收。③基质对皮肤水合作用的影响。

（3）透皮吸收促进剂的影响。

（4）皮肤因素的影响：皮肤的渗透性是影响药物透皮吸收的重要因素。

69. 答：靶向制剂又称靶向给药系统（targeting drug system，TDS），是指借助载体、配体或抗体将药物通过局部给药或全身血液循环而选择性地浓集定位于靶组织、靶器官、靶细胞或细胞内结构的给药系统。靶向制剂可分为：被动靶向制剂、主动靶向制剂、物理化学靶向制剂。

70. 答：被动靶向制剂是依据机体不同生理学特性的器官（组织、细胞）对不同大小的微粒不同的阻留性，采用各种载体材料制成的各种类型的胶体或混悬微粒制剂。乳剂、脂质体、微球和纳米球等都可以作为被动靶向制剂的载体。主动靶向制剂是用修饰的药物载体作为"导弹"，将药物定向地运送到靶区浓集发挥药效。如修饰的脂质体、修饰的纳米乳、修饰的微球、修饰的纳米粒等。

71. 答：前体药物（prodrug）是活性药物经化学修饰而成的药理惰性物质，能在体内经化学反应或酶反应，使活性的母体药物再生而发挥其治疗作用。欲使前体药物在特定的靶部位再生为母体药物，基本条件是：①使前体药物转化的反应物或酶均应仅在靶部位才存在或表现出活性。②前体药物能同药物的受体充分接近。③酶须有足够的量以产生足够量的活性药物。④产生的活性药物应能在靶部位滞留，而少进入循环系统产生毒副作用。常用的前体药物类型：抗癌的前体药物、脑部靶向前体药物、结肠靶向前体药物。

72. 答：脂质体（liposome）是指将药物包封于类脂质双分子层内而形成的微型小囊。药物被包封后其主要特点为：靶向性和淋巴定向性；细胞亲和性与组织相容性；长效作用；降低药物毒性；提高药物稳定性。相变温度是当温度升高时脂质体双分子层中疏水链可以有序排列变为无序排列，从而引起一系列变化，如膜的厚度变小、流动性增加，转变时的温度为相变温度。该温度取决于磷脂的种类。在相变温度时，脂质体膜的流动性增加，被包裹的药物具有最大的释放速度。因此，膜的流动性直接影响脂质体的药物释放和稳定性。

73. 答：脂质体常用的包封材料主要有：①磷脂类、卵磷脂、脑磷脂、大豆磷脂、合成磷脂。②胆固醇，调节（增加、减少）膜流动性。常用的脂质体制备方法有：薄膜分散法；注入法；超声波分散法；冷冻干燥法。

74. 答：影响脂质体包封率的因素有：脂质体粒径的大小；类脂质膜材的投料比；脂质体的电荷；药物溶解度。

75. 答：生物药剂学是研究药物及其剂型在体内的吸收、分布、代谢、排泄的过程，阐明药物的剂型因素、生物因素与药效之间相互关系的一门科学。剂型因素：①药物的理化性质；②制剂处方组成；③药物的剂型和给药途径；④制剂工艺过程等。生物因素：①种族差异；②性别差异；③生理及病理条件的差异；④年龄差异等。

76. 答：（1）药物吸收方式：①被动转运，又称被动扩散，药物由高浓度向低浓度顺浓度差转运，不耗能，不需载体；适用于大部分药物。②主动转运，需借助载体或酶促系统，从低浓度向高浓度转运，需要消耗能量。③促进扩散：需载体，不耗能，从高浓度向低浓度转运。一些物质在细胞膜载体的帮助下，转运速度可大大超过被动扩散。④膜转运，通过细胞膜的主动变形将药物摄入细胞内或从细胞内释放到细胞外的转运过程，有部位特异性，不需载体。

（2）药物吸收特点主要有：胞饮作用（摄取的药物为溶解物或液体）和吞噬作用（摄取的药物为大分子或微粒）。

77. 答：药物的脂溶性与解离度对药物通过生物膜影响很大，解离度小的药物脂溶性高，容易透过生物膜；同一药物，分子型比离子型脂溶性大，分子型（非解离型）易于被吸收。药物在胃肠道中是以分子型存在还是以离子型存在，取决于环境 pH 值与药物本身的 pKa。如在膜两侧 pH 值不等时，弱酸性药物易由较酸一侧向较碱一侧扩散。

78. 答：药物多晶型中有稳定型、亚稳定型和不稳定型三种。①稳定型：化学性质稳定性最好、熔点最高、溶解度最小、溶出速率慢，药物在体内吸收差。②不稳定型：与稳定型相反，但易于转化为稳定型，实际应用不多。③亚稳定型：具有较低的熔点、溶解度较大、溶出速率也较快、吸收较好，为有效晶型。

79. 答：肾是药物排泄的主要器官，其次是胆汁排泄。还可经乳汁、唾液、呼气、汗腺等排泄，但排泄量很少。

80. 答：药物动力学：是应用动力学原理与数学处理方法，定量描述药物在体内动态变化规律的科学，即研究药物在体内的量变规律。

　　隔室模型：由于药物的体内过程十分复杂，要定量地研究其体内过程十分困难。故为方便起见，常把机体划分为由一个、两个或两个以上的小单元构成的体系，然后研究一个单元内、两个或三个单元之间的药物转运过程。在药物动力学中把这些小单元称为隔室。

　　表观分布容积：假设在药物充分分布的前提下，体内全部药物按血中同样浓度溶解时所需的体液总容积。

　　生物半衰期：药物在体内的量或血药浓度，通过各种途径消除一半所需要的时间，常以 $t_{1/2}$ 表示。清除率指单位时间内，从体内消除的含药血浆体积或药物表观分布容积，常用"CL"表示，又称为体内总清除率（TBCL）。

81. 答：生物利用度系指药物吸收进入血液循环的程度与速度。吸收程度即药物进入血液循环的多少，可通过 AUC 表示；吸收速度即药物进入体循环的快慢，常用 t_{max} 来比较制剂中药物吸收的快慢。通常以下药物应进行生物利用度研究：①用于预防、治疗严重疾病的药物，特别是治疗剂量与中毒剂量很接近的药物。②剂量-反应曲线陡峭或具有不良反应的药物。③溶解速度缓慢的药物，某些药物相对为不溶解，或在胃肠道中成为不溶性的药物。④溶解速度受粒子大小、多晶型等影响的药物制剂。⑤制剂中的辅料能改变主药特性的药物制剂。

82. 答：药物在体内吸收速度常常由溶解的快慢而决定，固体制剂中的药物在被吸收前，必须经过崩解和溶解然后转为溶液的过程，如果药物不易从制剂中释放出来或药物的溶解速度极为缓慢，则该制剂中药物的吸收速度或程度就有可能存在问题，因此，用溶出度评价药物内在质量在一定程度上可反映药物制剂在体内的生物利用度和临床效果。值得指出的是，有效成分的溶出与药物的生物利用度之间并无绝对相关关系，只有药物的溶出速率等于或者低于药物在体内的吸收速率时，溶出速率成为限速因素，两者之间才可能有一定的相关性。

83. 解：已知：$X_0 = 20mg$, $K_0 = 20mg/h$, $t_{1/2} = 40h$, $t = 4h$, $V = 50L$

　　则：①静脉注射该药 4h 剩余浓度为：

$$C_1 = C_0 \cdot e^{-kt}$$
$$= 20/50 \cdot e^{-0.693/40}$$
$$= 0.373 \text{（mg/L）}$$
$$= 0.373 \text{（}\mu g/mL\text{）}$$

　　②静脉滴注经 4h 血药浓度为：

$$C_2 = K_0 / VK (1 - e^{-kt})$$
$$= 1.546 \ (\mu g/mL)$$

因此，经 4h 体内血药浓度为

$$C = C_1 + C_2 = 1.919 \ (\mu g/mL)$$

84. 答：药物的配伍变化指药物配伍应用后在理化性质或生理效应等方面产生变化。注射剂产生配伍变化的因素有：溶剂组成的改变；pH 值的改变；缓冲容量（缓冲剂抵抗 pH 值变化能力的大小）；原辅料的纯度和盐析作用；直接反应；混合量、顺序及其稳定性的影响；附加剂的影响；氧与二氧化碳；光敏感性。

85. 答：保证用药的安全有效；防止生产质量与医疗事故的发生；对可能产生的配伍变化作到有预见性探讨；产生配伍变化的原因和正确处理或防止的方法；根据药物与制剂中成分的理化性质与药理作用合理设计处方。

86. 答：一般处理原则是：了解医师的用药意图，发挥制剂应有的疗效，保证用药安全。

87. 答：生物技术药物是指采用现代生物技术，借助某些微生物、植物或动物生产所得的药品。采用 DNA 重组技术或其他生物新技术研制的蛋白质或核酸类药物，也称为生物技术药物。特点：生物技术药物多为蛋白质类和多肽类；临床使用剂量小，药理活性高，副作用少，很少有过敏反应；但其结构相当复杂，性质很不稳定，极易变质；这类药物对酶敏感又不易穿透胃肠黏膜，一般只能注射给药，使用不太方便。

88. 答：①缓冲液：如枸橼酸钠-枸橼酸缓冲剂。②表面活性剂：如 α-2b 干扰素、组织溶纤酶原激活素等制剂中均加入少量非离子表面活性剂。③糖和多元醇：属于非特异性蛋白质稳定剂。④盐类：盐可以起到稳定蛋白质的作用，有时也可以破坏蛋白质的稳定型，这主要取决于盐的种类、浓度、离子相互作用的性质及蛋白质的电荷。⑤聚乙二醇类：高浓度的聚乙二醇类常作为蛋白质的低温保护剂和沉淀结晶剂。⑤大分子化合物：研究表明很多大分子化合物具有稳定蛋白质的作用，如用 2-羟丙基-β-环糊精是较有前途的稳定剂，可用来稳定白介素-2 和牛胰岛素等。⑦组氨酸、甘氨酸、谷氨酸和赖氨酸的盐酸盐等。⑧金属离子：一些金属离子，如钙、镁、锌与蛋白质结合，使整个蛋白质结构更加紧密、结实、稳定。

六、计算题

1. 由置换价的计算公式可知，

$$f = \frac{W}{G - (M - W)} \qquad M - W \ 为每粒含药栓中基质的重量$$

已知，$G = 2g$ $W = 0.2g$ $f = 1.6$

$$M - W = G - W / f = 2 - 0.2 / 1.6 = 1.875 \ (g)$$

答：每粒栓剂所需可可豆脂的用量为 1.875（g）。

2. $W = [(0.52 - 0.12 / 2) / 0.58] \times [400 / 100] = 3.17 \ (g)$

答：需加 3.17g 氯化钠才能使其成为等渗溶液。

3. 设需加入的氯化钠和葡萄糖分别为 X 和 Y。

$X=(0.9-2\times0.24)\times1000/100=4.2$（g）

$Y=4.2/0.18=23.33$（g）

答：需加入 4.2g 氯化钠或 23.33g 葡萄糖。

4. $\log C = -\dfrac{K}{2.303}t + \log C_0$

$\quad = -(0.0095\times60)/2.303 + \log100$

$\quad = -0.2475 + 2$

$\quad \approx 1.75$

$C = 56.23\mu g/mL$

$t_{0.9} = \dfrac{0.1054}{K} = 0.1054/0.0095 = 11$ 天

答：60 天后，该药物溶液的含量为 $56.23\mu g/mL$，该药物降解 10% 所需时间是 11 天。

§4 药物分析基本知识习题集

一、选择题

【A 型题】

1. 在《中华人民共和国药典》（以下简称《中国药典》）中，收载"通用检测方法和指导原则"的部分是　　　　　　　　　　　　　　　　　（　　）
   A. 目录　　B. 凡例　　C. 正文　　D. 附录　　E. 索引

2. 药品生产、经营、使用、检验和监督管理部门需共同遵循的法定依据是　（　　）
   A. 研究单位的技术规定　　B. 企业的技术规定　　C. 国家药品标准　　D. 地方标准　　E. 检验机构的技术规定

3. 《中国药典》包括　　　　　　　　　　　　　　　　　　　　　　　（　　）
   A. 凡例、正文、附录、索引　　B. 正文、制剂、通则、索引　　C. 前言、正文、附录、含量测定　　D. 正文、附录、制剂、凡例　　E. 凡例、鉴定、正文、索引

4. GLP 指的是　　　　　　　　　　　　　　　　　　　　　　　　　（　　）
   A. 药品生产质量管理规范　　B. 药品临床试验管理规范　　C. 药品经营质量管理规范　　D. 药品非临床研究质量管理规范　　E. 中药材生产质量管理规范

5. 药典规定酸碱度检查所用的水是指　　　　　　　　　　　　　　　（　　）
   A. 一次蒸馏水　　B. 去离子水　　C. 新沸并放冷至室温的水　　D. 二次蒸馏水　　E. 自来水

6. 《中国药典》规定，乙醇未指明浓度时，是指浓度为　　　　　　　　（　　）
   A. 99.5%（mL/mL）　　B. 100%（mL/mL）　　C. 50%（mL/mL）　　D. 75%（mL/mL）　　E. 95%（mL/mL）

7. 相对标准偏差表示　　　　　　　　　　　　　　　　　　　　　　（　　）
   A. 测量值与平均值之差的平方和　　B. 误差在测量值中所占的比例　　C. 最大的测量值与最小的测量值之差　　D. 测量值与真实值之差　　E. 测量值与平均值之差

8. 药品的鉴别是证明　　　　　　　　　　　　　　　　　　　　　　（　　）
   A. 已知药物的真伪　　B. 未知药物的真伪　　C. 已知药物的疗效　　D. 药物的稳定性　　E. 药物的纯度

9. 对某胶囊剂进行含量测定，测得的含量为 0.2035（mg/丸），而其真实含量为 0.2010（mg/丸），则相对误差为　　　　　　　　　　　　　　　（　　）
   A. 0.8%　　B. 1.4%　　C. 1.0%　　D. 1.2%　　E. 2.0%

10. 度量荧光强度和溶液浓度间是否存在线性关系可以用　　　　　　　（　　）
    A. 回归方程表示　　B. 相关规律表示　　C. 相关常数表示　　D. 比例常数表示　　E. 相关系数表示

11. 药品检验工作包括①取样，②含量测定，③鉴别试验，④杂质检查，⑤书写检验报告等内容，检验工作的正确顺序为 （　）
    A. ①②④③⑤　　　B. ①③②④⑤　　　C. ①④②③⑤　　　D. ①②③④⑤
    E. ①③④②⑤

12. 用重量法测定某试样中的 Fe 含量，沉淀形式为 $Fe(OH)_3 \cdot nH_2O$，称量形式为 Fe_2O_3，则换算因数为 （　）
    A. $2FeO/Fe_2O_3$　　　B. $Fe/Fe(OH)_3 \cdot nH_2O$　　　C. $Fe_2O_3/2Fe$　　　D. $2Fe/Fe_2O_3$　　　E. FeO/Fe_2O_3

13. 弱酸需符合下列哪个条件才能被强碱直接滴定 （　）
    A. $K_a \leqslant 10^{-8}$　　　B. $CK_a \geqslant 10^{-8}$　　　C. $CK_a \leqslant 10^{-8}$　　　D. $CK_a \leqslant 10^{-10}$
    E. $K_a \geqslant 10^{-8}$

14. 高氯酸滴定液（0.1mol/L）配制时为除其中的水分，而加入的试剂是 （　）
    A. 正丁醇　　　B. 甲醇　　　C. 冰醋酸　　　D. 醋酐　　　E. 乙醇

15. 《中国药典》（2010 年版）中亚硝酸钠滴定法采用哪种方法指示终点 （　）
    A. 永停法　　　B. 自身指示剂法　　　C. 氧化还原指示剂　　　D. 电位法
    E. 外指示剂法

16. 《中国药典》（2010 年版）中，硫酸亚铁片的含量测定 （　）
    A. 用碘滴定液滴定，淀粉作指示剂　　　B. 用碘滴定液滴定，邻二氮菲作指示剂
    C. 用 EDTA 滴定液滴定，邻二氮菲作指示剂　　　D. 用硫酸铈滴定液滴定，邻二氮菲作指示剂　　　E. 用硫酸铈滴定液滴定，淀粉作指示剂

17. 非水滴定法测定生物碱的氢卤酸盐时，需加入醋酸汞的冰醋酸液，其目的是 （　）
    A. 消除微量水分影响　　　B. 消除氢卤酸根影响　　　C. 增加酸性　　　D. 增加反应速度　　　E. 除去杂质干扰

18. 紫外光波长范围是 （　）
    A. 200～400nm　　　B. 250～500nm　　　C. 400～760nm　　　D. 200～760nm
    E. 250～760nm

19. 分光光度法用于药物定量测定的根据是 （　）
    A. Van Deemter 方程　　　B. 布拉格方程　　　C. 欧姆定律　　　D. Lamber-Beer 定律　　　E. Nernst 方程

20. 《中国药典》中红外分光光度法的应用主要是 （　）
    A. 含量测定　　　B. 鉴别、含量测定　　　C. 检查　　　D. 鉴别　　　E. 鉴别、检查

21. 药物的杂质限量是指 （　）
    A. 杂质的最小允许量　　　B. 杂质的最大允许量　　　C. 杂质的检查量　　　D. 杂质的存在量　　　E. 杂质的合适含量

22. 干燥失重测定时，若药物的熔点低，受热不稳定或水分难以去除，应采用 （　）
    A. 液相色谱法　　　B. 干燥剂干燥法　　　C. 减压干燥法　　　D. 常压恒温干燥法
    E. 热重分析法

23. 《中国药典》中检查药物中残留有机溶剂采用的方法是 （ ）
   A. 薄层色谱法　　B. 高效液相色谱法　　C. 干燥失重测定法　　D. 比色法
   E. 气相色谱法

24. 重金属检查法中，若以硫代乙酰胺为显色剂，溶液最适宜的 pH 值为 （ ）
   A. 3～3.5　　B. 4～4.5　　C. 5～5.5　　D. 6～6.5　　E. 2～2.5

25. 《中国药典》（2010 年版）铁盐检查法中，需将供试品中的 Fe^{2+} 氧化成 Fe^{3+}，常用
   氧化剂是 （ ）
   A. 溴水　　B. 硝酸　　C. 硫酸　　D. 过硫酸铵　　E. 过氧化氢

26. 在氯化物检查中，反应溶液需在"暗处"放置 5 分钟后再比较浊度，目的是（ ）
   A. 避免碳酸银沉淀生成　　B. 避免单质银析出　　C. 避免氯化银沉淀生成
   D. 使生成的氯化银沉淀溶解　　E. 避免氯化银沉淀析出

27. 二乙基二硫代氨基甲酸银（Ag-DDC）法检查砷盐的原理是 （ ）
   A. 砷盐与 Ag(DDC) 吡啶溶液作用，使 Ag(DDC) 中的 DDC 还原为红色胶态溶
   液　　B. 砷化氢与 Ag(DDC) 吡啶溶液作用，使 Ag(DDC) 中的银还原为银原子
   沉淀　　C. 砷盐与 Ag(DDC) 吡啶溶液作用，使 Ag(DDC) 中的银还原为红色胶
   态银　　D. 砷盐与 Ag(DDC) 吡啶溶液作用，使 Ag(DDC) 中的 DDC 还原为紫
   色溶液　　E. Ag(DDC) 吡啶溶液与砷盐作用，使 As^{3+} 还原为红色胶态砷

28. 检查高锰酸钾中的氯化物时，需使高锰酸钾褪色后检查，所用试剂是 （ ）
   A. 硫化钠溶液　　B. 乙醇　　C. 过氧化氢溶液　　D. 维生素 C　　E. 硝酸

29. 《中国药典》中检查阿司匹林中的水杨酸的方法是 （ ）
   A. 三氯化铁反应　　B. 分光光度法　　C. 分离后酸碱滴定法　　D. 重氮
   化-偶合比色法　　E. 非水滴定法

30. 《中国药典》检查布洛芬中有关物质，采用的方法是 （ ）
   A. 薄层色谱法　　B. 非水滴定法　　C. 高效液相色谱法　　D. 挥发法
   E. 重量法

31. 用两步滴定法滴定阿司匹林片的含量，是因为 （ ）
   A. 片剂中有硬脂酸镁影响测定　　B. 阿司匹林片易水解　　C. 方法简便，结
   果准确　　D. 是片剂就要两步滴定法　　E. 片剂中有枸橼酸、酒石酸等稳定剂
   影响测定

32. 盐酸普鲁卡因加氢氧化钠试液，加热，逸出的气体为 （ ）
   A. 二氧化硫　　B. 二氧化碳　　C. 氨气　　D. 二乙胺基乙醇　　E. 三乙胺

33. 检查对乙酰氨基酚中的特殊杂质时，使用的试剂是 （ ）
   A. 氯化铜　　B. 亚硝基铁氰化钠　　C. 三硝基苯酚　　D. 三氯化铁
   E. 硫氰酸铵

34. 盐酸普鲁卡因注射液中应检查 （ ）
   A. 间氨基酚　　B. 对氯乙酰苯胺　　C. 对氨基苯甲酸　　D. 对氨基酚
   E. 对氨基水杨酸

35. 与铜吡啶试液作用，生成绿色配位化合物的药物是 （ ）
   A. 戊巴比妥　　B. 异戊巴比妥　　C. 司可巴比妥　　D. 苯巴比妥　　E. 硫

喷妥钠

36.《中国药典》（2010年版）中采用银量法测定苯巴比妥的含量时，指示终点的方法是 （ ）
  A. 自身指示法　　B. 铁铵矾指示剂法　　C. 邻二氮菲指示剂法　　D. 电位法
  E. 酚酞指示剂法

37. 下列药物中可用溴量法测定含量的是 （ ）
  A. 水杨酸　　B. 司可巴比妥　　C. 枸橼酸钠　　D. 链霉素　　E. 苯巴比妥

38. 于新制的碳酸钠溶液中加硝酸银试液，开始生成白色沉淀经振摇即溶解，继续加硝酸银试液，生成的沉淀不再溶解，则该药物应是 （ ）
  A. 庆大霉素　　B. 盐酸吗啡　　C. 青霉素　　D. 维生素C　　E. 苯巴比妥

39. 亚硝酸钠-硫酸反应鉴别苯巴比妥药物的现象是 （ ）
  A. 生成蓝色产物，并随即转变为绿色　　B. 生成橙红色产物，并随即溶解
  C. 生成橙黄色产物，并随即转变为橙红色　　D. 生成黑色产物，并溶于氨试液
  E. 生成红色产物，并随即转变为黄色

40. 磺胺甲噁唑中有关物质的检查时采用的方法是 （ ）
  A. 气相色谱法　　B. 高效液相色谱法　　C. 非水滴定法　　D. 银量法
  E. 薄层色谱法

41.《中国药典》中磺胺嘧啶的鉴别反应是 （ ）
  A. 重氮化-偶合反应　　B. 麦芽酚反应　　C. 三氯化铁反应　　D. Vitali 反应
  E. 硫色素反应

42.《中国药典》测定诺氟沙星软膏的含量时采用的方法是 （ ）
  A. 紫外分光光度法　　B. 气相色谱法　　C. 薄层色谱法　　D. 高效液相色谱法　　E. 非水滴定法

43. 异烟肼可由原料反应不完全或储藏中的降解反应而引入的杂质为 （ ）
  A. 对氨基酚　　B. 其他甾体　　C. 对氨基苯甲酸　　D. 游离肼　　E. 酮体

44. 利用奥沙西泮水解产物进行的鉴别反应是 （ ）
  A. 坂口反应　　B. 三氯化铁反应　　C. 芳伯胺反应　　D. 沉淀反应
  E. 高锰酸钾反应

45. 溴酸钾法测定异烟肼含量时，溴酸钾与异烟肼的摩尔比为 （ ）
  A. 3:2　　B. 1:3　　C. 1:2　　D. 2:1　　E. 2:3

46. 硫酸阿托品中莨菪碱的检查是利用了两者 （ ）
  A. 吸附性差异　　B. 紫外吸收光谱差异　　C. 旋光性质的差异　　D. 溶解度差异　　E. 酸碱性的差异

47. 能发生绿奎宁反应的药物是 （ ）
  A. 盐酸异丙嗪　　B. 硫酸奎宁　　C. 盐酸利多卡因　　D. 盐酸麻黄碱
  E. 盐酸普鲁卡因

48. 盐酸吗啡中需检查的特殊杂质是 （ ）
  A. 阿扑吗啡、罂粟碱和其他生物碱　　B. 阿扑吗啡、罂粟碱和马钱子碱
  C. 阿扑吗啡和马钱子碱　　D. 阿扑吗啡、莨菪碱　　E. 阿扑吗啡和罂粟碱

49.《中国药典》采用非水滴定法测定硝酸士的宁的含量，指示终点的方法为 （ ）
   A. 橙黄指示法   B. 永停法   C. 电位法   D. 邻二氮菲指示法   E. 结晶紫指示法

50. 非水溶液滴定法测定硫酸奎宁片的含量时，1mol 硫酸奎宁需要消耗高氯酸的摩尔数为 （ ）
   A. 1   B. 2   C. 3   D. 4   E. 5

51. 能发生 Vitali 反应的药物有 （ ）
   A. 地西泮   B. 盐酸氯丙嗪   C. 盐酸吗啡   D. 硝苯地平   E. 硫酸阿托品

52. 非水溶液滴定法测定含氢卤酸盐的药物的含量时，常用于消除酸根干扰的试剂是 （ ）
   A. 硫酸铜   B. 硝酸铜   C. 硝酸汞   D. 醋酸汞   E. 硫酸汞

53. 盐酸麻黄碱的红外谱图中，仲胺盐υ_{N-H}^{+}对应的波数为 （ ）
   A. $1596cm^{-1}$ B. $3100cm^{-1}$，$2500cm^{-1}$ C. $3340cm^{-1}$ D. $1455cm^{-1}$
   E. $1596cm^{-1}$，$1496cm^{-1}$

54. 下列药物中需要检查 5-羟甲基糠醛的是 （ ）
   A. 葡萄糖注射液   B. 注射用硫喷妥钠   C. 硝酸士的宁注射液   D. 硫酸阿托品注射液   E. 维生素 C 注射液

55. 葡萄糖中蛋白质的检查方法为 （ ）
   A. 测定蛋白质的荧光强度   B. 蛋白质与显色剂作用显色   C. 蛋白质遇强碱产生沉淀   D. 蛋白质遇酸产生沉淀   E. 蛋白质与重金属盐作用产生沉淀

56. 葡萄糖注射液的含量测定中加入氨试液的目的是 （ ）
   A. 促进葡萄糖的稳定性   B. 排除杂质干扰   C. 防止葡萄糖分解   D. 增大葡萄糖的旋光度   E. 加速葡萄糖变旋平衡的到达

57. 四氮唑比色法可用于下列哪个药物的含量测定 （ ）
   A. 炔雌醇   B. 黄体酮   C. 醋酸地塞米松   D. 利多卡因   E. 盐酸吗啡

58. 醋酸地塞米松中硒检查采用的方法是 （ ）
   A. 氧瓶燃烧有机破坏，加溴水氧化，与 2，3 - 二氨基萘缩合，紫外法测定
   B. 氧瓶燃烧有机破坏后四氮唑比色法测定   C. 氧瓶燃烧有机破坏，加盐酸羟胺还原，与 2，3 - 二氨基萘缩合，紫外法测定   D. 用干法有机破坏，加盐酸羟胺还原，与 2，3 - 二氨基萘缩合，紫外法测定   E. 用干法有机破坏，加溴水氧化，与 2，3 - 二氨基萘缩合，紫外法测定

59. 黄体酮灵敏专属的鉴别反应是 （ ）
   A. 与四氮唑盐的反应   B. 与异烟肼反应   C. 与硫氰酸铵的反应   D. 与重氮化试剂的反应   E. 与亚硝基铁氰化钠的反应

60. 甾体激素类药物结构式中能与异烟肼作用的基团是 （ ）
   A. 酚羟基   B. 甾体母核   C. 酮基   D. 酯基   E. 活泼次甲基

61. 高效液相色谱法测定黄体酮含量时，采用内标法定量，其内标物为 （ ）

A. 水杨酸　　B. 正三十二烷　　C. 正己烷　　D. 正丙醇　　E. 己烯雌酚

62. 具有 Δ^4 - 3 -酮基结构的药物为　　　　　　　　　　　　（　　）
    A. 炔雌醇　　B. 醋酸地塞米松　　C. 氯贝丁酯　　D. 盐酸普鲁卡因
    E. 链霉素

63. 能发生硫色素反应的药物为　　　　　　　　　　　　　　（　　）
    A. 维生素 B_1　　B. 链霉素　　C. 维生素 E　　D. 炔雌醇　　E. 维生素 A

64. 能与二氯靛酚钠试液作用并使其褪色的药物为　　　　　　　（　　）
    A. 硫酸阿托品　　B. 布洛芬　　C. 维生素 C　　D. 维生素 B_1　　E. 盐酸
    吗啡

65. 《中国药典》（2010 年版）中维生素 C 中铁和铜的检查方法为　　（　　）
    A. 气相色谱法　　B. 紫外分光光度法　　C. 高效液相色谱法　　D. 原子吸收
    分光光度法　　E. 荧光光度法

66. 碘量法测定维生素 C 的含量，其中加入新沸并放冷的水为溶剂的目的是　（　　）
    A. 利于供试品溶解　　B. 利于终点观察　　C. 利于滴定反应完全　　D. 为减
    少水中溶解 CO_2 对测定的影响　　E. 为减少水中溶解 O_2 对测定的影响

67. 《中国药典》中，检查维生素 E 的生育酚杂质所采用的检查方法是　　（　　）
    A. 薄层色谱法　　B. 高效液相色谱法　　C. 铈量法　　D. 气相色谱法
    E. 比色法

68. 具有糖类反应的药物为　　　　　　　　　　　　　　　　（　　）
    A. 苯佐卡因　　B. 维生素 C　　C. 盐酸麻黄碱　　D. 硫酸奎宁　　E. 布
    洛芬

69. 盐酸四环素在酸性条件下（pH＜2），易降解生成　　　　　　（　　）
    A. 差向脱水四环素　　B. 多西环素　　C. 脱水四环素　　D. 异四环素
    E. 差向四环素

70. 《中国药典》（2010 年版）采用 HPLC 法测定硫酸庆大霉素 C 组分时用的检测器是
    　　　　　　　　　　　　　　　　　　　　　　　　　　（　　）
    A. 折光检测器　　B. 紫外检测器　　C. 质谱检测器　　D. 蒸发光散射检测器
    E. 二极管阵列检测器

【B 型题】

问题 1～4
    A. 避光并不超过 20℃　　B. 2℃～10℃　　C. 不超过 20℃　　D. 10℃～30℃
    E. 用不透光的容器包装
    药品质量标准"储藏"项下的规定：

1. 阴凉处系指　　　　　　　　　　　　　　　　　　　　（　　）
2. 凉暗处系指　　　　　　　　　　　　　　　　　　　　（　　）
3. 常温系指　　　　　　　　　　　　　　　　　　　　　（　　）
4. 冷处系指　　　　　　　　　　　　　　　　　　　　　（　　）

问题 5～8
    A. 1.95～2.05g　　B. ±10%　　C. 1.995～2.005g　　D. 千分之一　　E. 百

分之一

5. 取用量为"约"若干时，指该量不得超过规定量的　　　　　　　（　　）
6.《中国药典》规定"称定"时，指称定重量应准确至所取重量的　　（　　）
7. 称取"2.0g"，系指称取重量可为　　　　　　　　　　　　　　（　　）
8. 称取"2.00g"，系指称取重量可为　　　　　　　　　　　　　　（　　）

问题 9~11

　A. 效价单位　　B. 有效物质的百分数（%）　　C. 标示量　　D. 含量占标示量的百分率（%）　　E. 有效物质的重量

9. 对于制剂，含量（效价）的限度一般表示为　　　　　　　　　　（　　）
10. 用生物学方法或酶化学方法测定药物的含量，其测定结果一般表示为（　　）
11. 对于原料药，用"含量测定"的药品，其含量限度均表示为　　　（　　）

问题 12~15

　A. 2.23　　B. 2.22　　C. 2.24　　D. 2.20　　E. 2.21

12. 2.2163 修约至小数点后两位为　　　　　　　　　　　　　　　（　　）
13. 2.2349 修约至小数点后两位为　　　　　　　　　　　　　　　（　　）
14. 2.2254 修约至小数点后两位为　　　　　　　　　　　　　　　（　　）
15. 2.2150 修约至小数点后两位为　　　　　　　　　　　　　　　（　　）

问题 16~20

　A. 专属性　　B. 精密度　　C. 准确度　　D. 检测限　　E. 线性

16. 测定结果与真实值或参考值接近的程度　　　　　　　　　　　　（　　）
17. 在其他组分可能存在的情况下，能准确的测出被测组分的特性　　（　　）
18. 测试结果和样品中被测组分的浓度或量直接成正比关系的程度　　（　　）
19. SD 或 RSD 表示　　　　　　　　　　　　　　　　　　　　　（　　）
20. 在规定的实验条件下所能检出被测组分的最低浓度或最低量　　　（　　）

问题 21~24

　A. 移液管　　B. 量筒　　C. 容量瓶　　D. 台秤　　E. 分析天平（感量0.1mg）

　以下操作中应选用的仪器是：

21. 标定盐酸液（0.1mol/L）时，精密量取本液 10mL　　　　　　（　　）
22. 含量测定时，取供试品约 0.1g，精密称定　　　　　　　　　　（　　）
23. 配制高效液相色谱流动相［乙腈-水（30∶70）］500mL　　　　（　　）
24. 氯化物检查中，配制标准氯化钠溶液 1000mL　　　　　　　　　（　　）

问题 25~27

　A. 阿司匹林　　B. 咖啡因　　C. 硫代硫酸钠　　D. 维生素C　　E. 对乙酰氨基酚

　下列滴定方法可测定：

25. 置换碘量法　　　　　　　　　　　　　　　　　　　　　　　　（　　）
26. 直接碘量法　　　　　　　　　　　　　　　　　　　　　　　　（　　）
27. 剩余碘量法　　　　　　　　　　　　　　　　　　　　　　　　（　　）

问题 28～32

　　A. 化学结构中含有脂肪氨基的药物　　B. 具有莨菪碱结构的药物　　C. 含有酚羟基或水解后产生酚羟基的药物　　D. 芳酸及其酯类、酰胺类药物　　E. 具有芳伯氨基或水解后能产生芳伯氨基的药物

28. 羟肟酸铁反应用于鉴别　　　　　　　　　　　　　　　　　　　　　（　　）
29. 茚三酮呈色反应用于鉴别　　　　　　　　　　　　　　　　　　　　（　　）
30. Vitali 反应用于鉴别　　　　　　　　　　　　　　　　　　　　　　（　　）
31. 三氯化铁呈色反应用于鉴别　　　　　　　　　　　　　　　　　　　（　　）
32. 重氮化-偶合反应用于鉴别　　　　　　　　　　　　　　　　　　　　（　　）

问题 33～36

　　A. 磷酸盐缓冲液　　B. 醋酸盐缓冲液（pH3.5）　　C. 稀硝酸　　D. 稀硫酸　　E. 稀盐酸

33. 铁盐检查的条件是　　　　　　　　　　　　　　　　　　　　　　　（　　）
34. 氯化物检查的条件是　　　　　　　　　　　　　　　　　　　　　　（　　）
35. 重金属检查的条件是　　　　　　　　　　　　　　　　　　　　　　（　　）
36. 硫酸盐检查的条件是　　　　　　　　　　　　　　　　　　　　　　（　　）

问题 37～41

　　A. 硫代乙酰胺法　　B. 第二法　　C. 硫化钠法　　D. 微孔滤膜法　　E. 第五法

　　重金属检查时：

37. 难溶于稀酸，但能溶于碱性水溶液的药物采用　　　　　　　　　　　（　　）
38. 在实验条件下，供试液澄清无色，对检查无干扰的药物采用　　　　　（　　）
39. 仅含有 2～5μg 重金属杂质的药物采用　　　　　　　　　　　　　　（　　）
40. 难溶于水或稀醇的有机药物应采用　　　　　　　　　　　　　　　　（　　）
41. 中药制剂中重金属检查常采用　　　　　　　　　　　　　　　　　　（　　）

问题 42～46

　　A. 发生 $FeCl_3$ 反应　　B. 水解后发生 $FeCl_3$ 反应　　C. 发生麦芽酚反应　　D. 发生重氮化-偶合反应　　E. 水解后发生重氮化-偶合反应

42. 链霉素　　　　　　　　　　　　　　　　　　　　　　　　　　　　（　　）
43. 水杨酸　　　　　　　　　　　　　　　　　　　　　　　　　　　　（　　）
44. 盐酸普鲁卡因　　　　　　　　　　　　　　　　　　　　　　　　　（　　）
45. 阿司匹林　　　　　　　　　　　　　　　　　　　　　　　　　　　（　　）
46. 对乙酰氨基酚　　　　　　　　　　　　　　　　　　　　　　　　　（　　）

问题 47～51

　　A. 紫外分光光度法　　B. 铈量法　　C. 气相色谱法　　D. 溴量法　　E. 银量法

47. 维生素 E 制剂的含量测定适宜采用　　　　　　　　　　　　　　　　（　　）
48. 苯巴比妥含量测定采用　　　　　　　　　　　　　　　　　　　　　（　　）
49. 注射用硫喷妥钠含量测定采用　　　　　　　　　　　　　　　　　　（　　）

50. 葡萄糖酸亚铁原料药含量测定采用　　　　　　　　　　　（　　）
51. 司可巴比妥钠含量测定采用　　　　　　　　　　　　　　（　　）

问题 52～55

　　A. 与亚硝酸-硫酸反应　　B. 在稀硝酸中与银离子反应生成白色沉淀　　C. 与碘试液的反应　　D. 在氢氧化钠试液中与铅离子反应生成白色沉淀　　E. 与硫酸反应

52. 可用于鉴别硫喷妥钠的反应是　　　　　　　　　　　　（　　）
53. 可适用于鉴别氯化物的反应是　　　　　　　　　　　　（　　）
54. 可用于鉴别苯巴比妥的反应是　　　　　　　　　　　　（　　）
55. 可用于鉴别司可巴比妥钠的反应是　　　　　　　　　　（　　）

问题 56～59

　　A. 米黄色沉淀　　B. 草绿色沉淀　　C. 紫色沉淀　　D. 绿色沉淀　　E. 黄绿色沉淀，放置后为紫色

56. 硫喷妥钠与铜盐反应生成　　　　　　　　　　　　　　（　　）
57. 磺胺甲噁唑与铜盐反应生成　　　　　　　　　　　　　（　　）
58. 磺胺嘧啶与铜盐反应生成　　　　　　　　　　　　　　（　　）
59. 戊巴比妥与铜盐反应生成　　　　　　　　　　　　　　（　　）

问题 60～64

　　A. 硫代乙酰胺试液　　B. 硫氰酸铵试液　　C. 硝酸银试液　　D. 硫化钠试液　　E. 碘化钾试液

60. 磺胺嘧啶中氯化物检查采用的试液是　　　　　　　　　（　　）
61. 磺胺甲噁唑中重金属检查采用的试液是　　　　　　　　（　　）
62. 磺胺嘧啶中重金属检查采用的试液是　　　　　　　　　（　　）
63. 右旋糖酐 20 中重金属检查采用的试液是　　　　　　　（　　）
64. 葡萄糖中微量铁检查采用的试剂是　　　　　　　　　　（　　）

问题 65～68

　　A. 硝苯地平衍生物　　B. 间氯二苯胺　　C. 游离肼　　D. 对氨基酚　　E. 2-甲氨基-5-氯二苯酮分解产物

65. 盐酸氯丙嗪有关物质检查主要控制物有　　　　　　　　（　　）
66. 硝苯地平中检查的有关杂质是　　　　　　　　　　　　（　　）
67. 地西泮注射液检查　　　　　　　　　　　　　　　　　（　　）
68. 异烟肼检查　　　　　　　　　　　　　　　　　　　　（　　）

问题 69～73

　　A. 苯基-1,4-二氢吡啶　　B. 吡啶环　　C. 苯并二氮杂䓬环　　D. 硫氮杂蒽母核　　E. 喹啉环

69. 地西泮分子结构中有　　　　　　　　　　　　　　　　（　　）
70. 奋乃静分子结构中有　　　　　　　　　　　　　　　　（　　）
71. 硝苯地平分子结构中有　　　　　　　　　　　　　　　（　　）
72. 异烟肼分子结构中有　　　　　　　　　　　　　　　　（　　）

73. 硫酸奎宁分子结构中有 （　　）

问题 74～78

A. 银镜反应　　B. Vitali 反应　　C. 双缩脲反应　　D. 三氯化铁反应
E. 坂口反应

下列药物可采用的鉴别方法为：

74. 异烟肼 （　　）
75. 盐酸麻黄碱 （　　）
76. 链霉素 （　　）
77. 硫酸阿托品 （　　）
78. 苯甲酸 （　　）

问题 79～83

A. 盐酸麻黄碱　　B. 盐酸异丙嗪　　C. 盐酸吗啡　　D. 硫酸阿托品
E. 硫酸奎宁

79. 具有吩噻嗪结构的药物是 （　　）
80. 属异喹啉类生物碱，分子中含酚羟基和叔胺基团的是 （　　）
81. 具有苯羟胺结构的药物是 （　　）
82. 为喹啉衍生物的药物是 （　　）
83. 属托烷生物碱的药物是 （　　）

问题 84～88

A. 绿奎宁反应　　B. 三氯化铁反应　　C. 与铁氰化钾试液的反应　　D. 与钼
硫酸试液的反应　　E. Marquis 反应

84. 可区别水杨酸与丙磺舒的反应为 （　　）
85. 盐酸吗啡的专属鉴别反应为 （　　）
86. 硫酸奎宁的专属鉴别反应为 （　　）
87. 可区别吗啡与可待因的反应为 （　　）
88. 含酚羟基的异喹啉类生物碱的专属鉴别反应为 （　　）

问题 89～93

A. 三氯化锑反应　　B. 硝酸盐的反应　　C. 与碱性酒石酸铜试液反应
D. 重氮化-偶合反应　　E. 丙二酰脲反应

下列药物的鉴别方法可采用：

89. 维生素 A （　　）
90. 葡萄糖 （　　）
91. 硝酸士的宁 （　　）
92. 右旋糖酐 20 （　　）
93. 盐酸普鲁卡因 （　　）

问题 94～98

A. 气相色谱法　　B. 紫外分光光度法　　C. 双相滴定法　　D. 分子排阻色谱
法　　E. 薄层色谱法

94. 对氨基水盐酸钠中间氨基酚的检查采用 （　　）

95. 地西泮片含量均匀度检查采用 （　　）

96. 盐酸吗啡中其他生物碱的检查采用 （　　）

97. 右旋糖酐 20 中分子量与分子量分布的检查采用 （　　）

98. 葡萄糖中 5 - 羟甲基糠醛的检查采用 （　　）

问题 99～103

　　A. 乙炔基　　B. 甲酮基　　C. C_{17} - α -醇酮基　　D. 酚羟基　　E. C_{17} 上 β 羟基上形成有丙酸酯

　　下列药物结构中含有的官能团是：

99. 醋酸地塞米松 （　　）

100. 雌二醇 （　　）

101. 炔诺酮 （　　）

102. 黄体酮 （　　）

103. 丙酸睾酮 （　　）

问题 104～108

　　A. 硫色素反应　　　　B. 碱性条件下的分解反应　　　　C. 与亚硝基铁氰化钠反应

　　D. 与硝酸的反应　　　　E. 与硝酸银试液的反应

　　《中国药典》中下列药物的鉴别反应为：

104. 维生素 K_1 （　　）

105. 维生素 B_1 （　　）

106. 黄体酮 （　　）

107. 维生素 E （　　）

108. 维生素 C （　　）

问题 109～112

　　A. $1050cm^{-1}$，$1140cm^{-1}$　　　B. $1270cm^{-1}$，$1320cm^{-1}$　　　C. $3700\sim2300cm^{-1}$

　　D. $900cm^{-1}$　　　E. $1670cm^{-1}$

　　维生素 C 红外图谱中各特征峰的归属为：

109. 酯基 υ_{C-O} （　　）

110. 羟基 υ_{C-O} （　　）

111. 羰基 $\upsilon_{C=O}$ （　　）

112. 羟基 υ_{OH} （　　）

问题 113～117

　　A. 氨基苷类抗生素　　B. 生物碱类　　C. 四环素类抗生素　　D. 大环内酯类抗生素　　E. β-内酰胺类抗生素

　　下列各药物分别属于：

113. 罗红霉素 （　　）

114. 硫酸庆大霉素 （　　）

115. 头孢羟胺苄 （　　）

116. 阿莫西林 （　　）

117. 四环素 （　　）

问题 118~120

A. 差向异构化反应　　B. Kober 反应　　C. 硫色素反应　　D. 亚硝酸钠反
应　　E. 麦芽酚反应

118. 雌激素与硫酸-乙醇反应的呈色反应是　　　　　　　　　　　　　　（　　）
119. 四环素在 pH 值为 2.0~6.0 时易发生的反应是　　　　　　　　　　（　　）
120. 维生素 B_1 在碱液中与铁氰化钾作用可发生的反应是　　　　　　　（　　）

【X 型题】

1.《中国药典》规定标准品系指　　　　　　　　　　　　　　　　　　（　　）
　　A. 用于抗生素效价测定的标准物质　　B. 用于生化药品中含量测定的标准物质
　　C. 除另有规定外，均按干燥品（或无水物）进行计算后使用　　D. 用于鉴别、
　　检查、含量测定的标准物质　　E. 由国务院药品监督管理部门指定的单位制备、
　　标定和供应

2. 国家药品质量标准的主要内容有　　　　　　　　　　　　　　　　　（　　）
　　A. 服用量　　B. 含量测定　　C. 检查　　D. 性状　　E. 鉴别

3. 药品质量标准中的检查项内容包括　　　　　　　　　　　　　　　　（　　）
　　A. 均一性检查　　B. 物理常数检查　　C. 有效性检查　　D. 安全性检查
　　E. 纯度检查

4. 药物分析的主要内容有　　　　　　　　　　　　　　　　　　　　　（　　）
　　A. 药物的鉴别　　B. 药物的剂型改进　　C. 药物的杂质检查　　D. 药物的疗
　　效评价　　E. 药物有效成分的含量测定

5.《中国药典》中，溶液后记注的"1→100"符号是指　　　　　　　　　（　　）
　　A. 固体溶质 1.0g，加溶剂 100mL 制成的溶液　　B. 液体溶质 1.0mL，加溶剂
　　100mL 制成的溶液　　C. 固体溶质 1.0g，加溶剂成 100mL 制成的溶液　　D. 固
　　体溶质 1.0g，加溶剂成 100mL 制成的溶液　　E. 固体溶质 1.0g，加水（未指明
　　何种溶剂时）100mL 制成的溶液

6. 在药品检验工作中，"取样"时应考虑取样的　　　　　　　　　　　（　　）
　　A. 先进性　　B. 针对性　　C. 真实性　　D. 代表性　　E. 科学性

7. 用于杂质限量检查的分析方法验证需考察的指标有　　　　　　　　　（　　）
　　A. 线性　　B. 专属性　　C. 检测限　　D. 定量限　　E. 耐受性

8. 用于药物鉴别的分析方法验证需要考虑　　　　　　　　　　　　　　（　　）
　　A. 检测限　　B. 准确度　　C. 专属性　　D. 精密度　　E. 耐用性

9. 样品总件数为 n，如按包装件数来取样，其原则为　　　　　　　　（　　）
　　A. $n > 300$ 时，按 $\sqrt{n}/2 + 1$ 取样　　B. $3 < n \leqslant 300$ 时，随机取样　　C. $n \leqslant 300$
　　时，按 $\sqrt{n} + 1$ 取样　　D. $n > 300$ 时，按 $\sqrt{n/2} + 1$ 取样　　E. $n \leqslant 300$ 时，按
　　$\sqrt{n+1}$ 取样

10. 常用的碱性区域变色的指示剂有　　　　　　　　　　　　　　　　（　　）
　　A. 甲基橙　　B. 酚红　　C. 溴甲酚绿　　D. 酚酞　　E. 百里酚酞

11. 可用非水碱量法测定含量的药物有　　　　　　　　　　　　　　　（　　）
　　A. 盐酸麻黄碱　　B. 苯佐卡因　　C. 硫酸阿托品　　D. 地西泮　　E. 维生

素 B_1

12. 不加醋酸汞的冰醋酸溶液,以结晶紫为指示剂,用高氯酸滴定液直接滴定的药物有
    A. 盐酸麻黄碱   B. 硫酸奎宁   C. 氢溴酸东莨菪碱   D. 硝酸士的宁
    E. 磷酸可待因

13. 紫外-可见分光光度法测定药物的含量,常用的定量方法有   (   )
    A. 标准加入法   B. 标准曲线法   C. 吸收系数法   D. 对照品法
    E. 比色法

14. 紫外-可见分光光度法可对药物进行鉴别,《中国药典》采用的方法有   (   )
    A. 比较波长比值   B. 比较吸光度比值   C. 比较吸收光谱   D. 核对吸收
度大小   E. 核对吸收光谱的特征参数

15. 《中国药典》中气相和高效液相色谱法检查杂质的方法有   (   )
    A. 加校正因子的主成分自身对照法   B. 不加校正因子的主成分自身对照法
    C. 外标法   D. 内标法   E. 峰面积归一化法

16. 阿司匹林原料药中应检查的项目有   (   )
    A. 重金属   B. 醋酸   C. 易碳化物   D. 溶液的澄清度   E. 游离水杨
酸

17. 能与三氯化铁试液显紫堇色的药物有   (   )
    A. 阿司匹林   B. 阿托品   C. 丙磺舒   D. 水杨酸   E. 麻黄碱

18. 两步滴定法测定阿司匹林片含量时,第一步消耗的氢氧化钠的作用是   (   )
    A. 中和游离水杨酸   B. 中和片剂中可能加入的有机酸   C. 水解酯键
    D. 中和阿司匹林分子中的游离酸   E. 中和游离醋酸

19. 氯化物检查法中使用的试剂有   (   )
    A. 硝酸银试液   B. 稀盐酸   C. 酸性氯化亚锡   D. 25%氯化钡溶液
    E. 稀硝酸

20. 《中国药典》(2010年版)肾上腺素采用的鉴别方法有   (   )
    A. 坂口反应   B. 与三氯化铁反应   C. 重氮化-偶合反应   D. 与硝酸银
试液的反应   E. 与过氧化氢反应

21. 对乙酰氨基酚的含量测定方法有   (   )
    A. 亚硝酸钠滴定法   B. 双相滴定法   C. 高效液相色谱法   D. 紫外分光
光度法   E. 非水溶液滴定法

22. 巴比妥类药物的鉴别反应包括   (   )
    A. 与银盐的反应   B. 与汞盐的反应   C. 三氯化铁反应   D. 与铜盐的反
应   E. 与甲醛-硫酸反应

23. 属于苯巴比妥的鉴别反应有   (   )
    A. 与硝酸银反应   B. 与三氯化铁反应   C. 与亚硝酸钠-硫酸反应
    D. 与盐酸羟胺反应   E. 与甲醛-硫酸反应

24. 《中国药典》采用银量法测定苯巴比妥含量时,选用的试剂有   (   )
    A. 硝酸银试液   B. 甲醇   C. 醋酸   D. 甲基橙指示液   E. 3%新制无

水碳酸钠溶液

25. 采用溴量法测定司可巴比妥钠的含量时必须具备的条件是 ( )
A. 加入定量过量溴滴定液 B. 在盐酸介质中进行滴定 C. 用硫代硫酸钠滴定液滴定 D. 用淀粉指示剂指示终点 E. 加入过量的碘化钾溶液

26. 《中国药典》中采用亚硝酸钠滴定法测定含量的药物有 ( )
A. 磺胺嘧啶 B. 盐酸氯丙嗪 C. 磺胺甲噁唑 D. 盐酸麻黄碱
E. 盐酸普鲁卡因

27. 磺胺类药物的鉴别方法包括 ( )
A. 红外光谱法 B. 与碘试液的反应 C. 重氮化-偶合反应 D. 三氯化铁反应 E. 与硫酸铜的反应

28. 溴酸钾法测定异烟肼含量的方法是 ( )
A. 1mol的溴酸钾相当于3/2mol的异烟肼 B. 可用于异烟肼制剂的含量测定 C. 在酸性条件下滴定 D. 采用永停滴定法指示终点 E. 属于氧化还原反应

29. 紫外分光光度法测定盐酸氯丙嗪注射液的含量,下列说法中正确的有 ( )
A. 在最大吸收波长254nm附近处直接测定盐酸氯丙嗪的含量 B. 利用百分吸收系数测定盐酸氯丙嗪的含量 C. 在306nm处,维生素C有干扰 D. 用对照品作对照来测定盐酸氯丙嗪的含量 E. 在306nm处测定盐酸氯丙嗪的含量

30. 异烟肼具有的性质和反应包括 ( )
A. 三氯化铁反应 B. 还原性 C. 弱碱性 D. 与芳醛缩合呈色反应
E. 重氮化-偶合反应

31. 关于异烟肼的特殊杂质检查,以下叙述正确的有 ( )
A. 《中国药典》采用薄层色谱法检测 B. 由异烟肼的不稳定降解产物或由原料中引入 C. 《中国药典》采用气相色谱法检测 D. 需检查游离的肼
E. 仅需要对原料药进行检查,注射剂一般不进行特殊杂质检查

32. 溴酸钾法测定异烟肼含量的方法中,正确的有 ( )
A. 反应需在强酸性介质中进行 B. 用甲基橙作指示剂 C. 反应过程需在碱性介质中进行 D. 用溴甲酚绿作指示剂 E. 反应过程中有气体生成

33. 非水溶液滴定法测定硫酸阿托品含量的反应条件包括 ( )
A. 冰醋酸-醋酐为溶剂 B. 高氯酸滴定液(0.1mol/L) C. 甲醇为溶剂
D. 结晶紫为指示剂 E. 高氯酸与硫酸奎宁的反应摩尔比为1:1

34. 属于生物碱类的药物有 ( )
A. 硫酸阿托品 B. 氯贝丁酯 C. 盐酸吗啡 D. 硝酸士的宁 E. 苯佐卡因

35. 盐酸吗啡具有的结构特征和性质有 ( )
A. 有一个氮原子 B. 含有吡啶环 C. 有酚羟基和叔胺基团,属两性化合物 D. 属异喹啉类生物碱 E. 有强碱性

36. 用非水溶液滴定法测定盐酸吗啡的含量,以下叙述中正确的有 ( )
A. 用中性乙醇作溶剂 B. 用高氯酸滴定液滴定 C. 冰醋酸做溶剂
D. 橙黄指示终点 E. 滴定前加入一定量醋酸汞试液

37.《中国药典》在其性状下收载有比旋度测定的药物有 （ ）

    A. 右旋糖酐 20   B. 硫酸奎宁   C. 葡萄糖   D. 硫酸阿托品   E. 盐酸麻黄碱

38. 具有还原性的药物有 （ ）

    A. 布洛芬   B. 葡萄糖   C. 维生素 C   D. 右旋糖酐 20   E. 异烟肼

39. 醋酸地塞米松具有以下的红外特征峰 （ ）

    A. $1660cm^{-1}$ B. $1629cm^{-1}$，$1602cm^{-1}$ C. $1230cm^{-1}$ D. $1740cm^{-1}$，$1724cm^{-1}$ E. $3200cm^{-1}$

40. 黄体酮的分子结构具有以下特征 （ ）

    A. 乙炔基   B. $C_{17}-\alpha-$醇酮基   C. A 环上有 Δ^4-3-酮基   D. 酚羟基   E. C_{17} 位上有甲酮基

41. 醋酸地塞米松分子含有的 $C_{17}-\alpha-$醇酮基具有还原性，可与下列哪种试剂作用 （ ）

    A. 四氮唑盐   B. 亚硝酸钠   C. 碱性酒石酸铜   D. 氯化铜   E. 氨制硝酸银

42. 下列能用高氯酸滴定液进行非水滴定的药物有 （ ）

    A. 硫酸阿托品   B. 肾上腺素   C. 盐酸氯丙嗪   D. 硫酸奎宁   E. 维生素 B_1

43. 下列药物中属于 β-内酰胺类抗生素的有 （ ）

    A. 青霉素钠   B. 链霉素   C. 庆大霉素   D. 四环素   E. 阿莫西林

44. 硫酸庆大霉素 C 组分检查方法的叙述中，正确的有 （ ）

    A. 用气相色谱法检查   B. 用蒸发光散射检测器检测   C. 用薄层色谱法进行检查   D. 用高效液相色谱法进行检查   E. 用紫外检测器检测

二、是非判断题

1. 准确度系指用实验方法测定的结果与真实值或参考值接近的程度，用相对标准偏差表示。 （ ）

2. 在相同条件下，由同一个分析人员测定所得结果的精密度为重现性。 （ ）

3. 检测限是指样品中被测物能被定量测定的最低值。 （ ）

4. 在测定生物样品中药物及其代谢物时，血浆和血清是最为常用的生物样品。 （ ）

5. 当 pH 值低于蛋白质的等电点时，金属阳离子与蛋白质分子中带负电荷的羧基形成不溶性盐而沉淀。 （ ）

6. 滴定度指每 1mL 某摩尔浓度的滴定液所相当的被测药物的重量。 （ ）

7. 滴定液浓度校正因数 $F = \dfrac{实际摩尔浓度}{规定摩尔浓度}$。 （ ）

8. 鉴别方法可以用来证实储藏在有标签容器中的药物是否为其所标示的药物，也能对未知物进行分析。 （ ）

9. 药品的质量标准制订应遵循质量第一、实事求是的原则。 （ ）

10. 重金属检查方法中，在碱性条件下选择硫代乙酰胺试液作为显色剂。 （ ）

11. 摩尔吸收系数和百分吸收系数之间的关系为 $\varepsilon = \frac{10}{M} E_{1cm}^{\%}$。 （　）

12. 精密称定系指称取重量应准确至所称取重量的千分之一。 （　）

13. 《中国药典》规定酸碱度检查所用的水，均系指重蒸馏水。 （　）

14. 《中国药典》分为凡例、正文、附录、索引四部分。 （　）

15. 药物的含量测定就是测定药物中所有成分的含量。 （　）

16. 百分吸收系数是指在一定波长下，溶液浓度为 1mol/L，厚度为 1cm 时的吸光度。

（　）

17. 药物的一般鉴别试验是证实某一种药物的依据。 （　）

18. 在实验过程中，为消除试剂和器皿可能带来的影响，应同时进行空白试验对照。

（　）

19. 允许采用一般的化学药品或化学试剂代替符合纯度要求的药品。 （　）

20. 药品质量标准的检查项包括杂质检查，以及有效性、安全性和制剂的检查。（　）

21. 氯化物检查时，供试品如不澄清，可用含硝酸的水洗净滤纸中的氯化物后滤过。

（　）

22. 《中国药典》中规定，乙醇未标明浓度者是指 100％乙醇。 （　）

23. 分离度的计算公式为 $R = \dfrac{2(t_{R_1} - t_{R_2})}{W_1 - W_2}$。 （　）

24. 炽灼温度对重金属检查影响较大，故应控制炽灼温度在 300℃～400℃。 （　）

25. 拖尾因子常用来衡量色谱峰是否对称，其值应在 0.75～1.25 之间。 （　）

26. 氧瓶燃烧方法是一种适用于含卤素、硫等有机药物分析前处理的湿法破坏方法。

（　）

27. 磺胺类药物中重金属检查时可采用硫化钠为显色剂。 （　）

28. 《中国药典》制备标准砷斑采用 1mL 标准砷溶液（1μg/mL），所得砷斑清晰。

（　）

29. 含锑药物中砷盐检查时，锑盐可干扰砷斑的检出，可改用白田道夫法检查砷盐。

（　）

30. 古蔡法可用于砷盐的限量检查，也可用作微量砷盐的含量测定，而二乙基二硫代氨基甲酸银法只能用于砷盐的限量检查。 （　）

31. 干燥失重的内容物主要指水分，也包括其他挥发性物质。 （　）

32. 制剂的含量限度是以百分含量表示的，而原料药是以标示量的百分含量表示的。

（　）

33. 《中国药典》采用高效液相色谱法检查残留有机溶剂。 （　）

34. 红外分光光度法在杂质检查中主要用于药物中无效或低效晶形的检查。 （　）

35. 固定相极性大于流动相的高效液相色谱为反相高效液相色谱。 （　）

36. 波长 200～400nm 为紫外光区，400～760nm 为可见光区。 （　）

37. 气相色谱的系统适用性试验包括色谱柱的理论塔板数、分离度、重复性和拖尾因子。 （　）

38. 鉴别试验只对专属性、耐用性、准确度三项指标有所要求。 （　）

39. 测定血中药物浓度通常是指测定血浆或血清中的药物浓度，不是指含有血细胞的全血中的药物浓度。 （ ）

40. 巴比妥类药物的分子结构中含有酰亚胺基团，与碱溶液共沸即水解释放氨气。 （ ）

三、填空题

1. 《中国药典》的内容分为四部分，即_____、正文、_____ 和索引。

2. 高效液相色谱法中，最常用的反相柱为_____ 柱，又称为_____ 柱，反相色谱中固定相极性比流动相极性_____。

3. "精密称定"系指称取重量应准确至所取重量的_____；"称定"系指称取重量应准确至所取重量的_____；取用量为"约"若干时，系指取用量不得超过规定量的_____；原料药含量百分数如未规定上限，系指不超过_____。

4. 盐酸溶液（9→1000）系指_____。

5. 药物中存在的杂质主要来源于药物的_____ 和药物的_____。

6. 准确度系指用该方法测定的结果与真实值或参考值接近的程度，一般以_____ 表示，而精密度一般用_____ 表示。

7. 对药物进行鉴别时，做空白试验的目的是_____。

8. 测定含卤素有机药物时对样品进行前处理，采用不经有机破坏的分析方法，它包括直接测定法、_____ 法和_____ 法。

9. 《中国药典》规定酸碱度检查所用的水是_____。

10. 红外分光光度法在杂质检查中主要用于_____。

11. 紫外-可见分光光度法用于含量测定的方法一般有_____、_____法和标准曲线法。

12. 高效液相色谱法测定样品中主成分含量时，常用的定量方法是_____ 和_____。

13. 高效液相色谱法中化学衍生化包括_____ 和_____。

14. 在进行对乙酰氨基酚血药浓度的高效液相色谱法测定，血浆样品前处理时，加入了20％高氯酸一定量，目的是_____。

15. 硫喷妥钠在吡啶溶液中与铜盐反应，生成_____，而其他巴比妥类药物则生成_____。

16. 苯巴比妥的酸度检查主要是控制副产物_____，溶液的澄清度检查主要是控制_____的量。

17. 具有_____ 的芳酸类药物在中性或弱酸性条件下，与_____ 反应，生成_____ 色配位化合物。反应适宜的 pH 为_____。

18. 阿司匹林中检查水杨酸的原理是利用阿司匹林结构中无_____，不能与_____ 作用，而水杨酸则能与其作用，生成_____ 配位化合物，与一定量_____ 生成的色泽比较，从而控制游离水杨酸的限量。

19. 两步滴定法测定阿司匹林片或阿司匹林肠溶片时，第一步滴定反应的作用是_____，然后进行水解与测定，并将滴定的结果用_____ 校正。

20. 对氨基苯甲酸酯类药物因分子结构中有芳伯氨基结构，能发生_____反应；有_____结构，易发生水解。

21. 重酒石酸间羟胺分子中具有_____，加水溶解后，加_____、丙酮数滴与碳酸氢钠少量，加热后即显。试验中所用的丙酮必须不含_____。

22. 重氮化反应为_____，反应速度较慢，故滴定不宜过快。

23. 苯乙胺类药物结构中具有_____的结构，可与重金属离子络合呈色；在空气中或遇光、热易氧化，色渐变深；在_____性溶液中更易变色。

24. 亚硝酸钠滴定法中，加入过量盐酸的作用是①_____；②_____；③_____，但酸度不能过大，一般加入盐酸的量按芳胺类药物与酸的摩尔比约为_____。

25. 盐酸普鲁卡因加水溶解后，加氢氧化钠试液即析出白色沉淀，加热变为油状物_____；继续加热，产生挥发性_____，能使湿润的红色石蕊试纸变为蓝色，同时生成可溶于水的_____，放冷，加盐酸酸化，即析出_____的白色沉淀，此沉淀能溶于过量的盐酸。

26. 盐酸麻黄碱、盐酸伪麻黄碱分子结构中，芳香环侧链具有_____结构，可显_____反应。

27. 《中国药典》采用双相滴定法测定苯甲酸钠的含量，其所用的溶剂体系为_____。

28. 异烟肼与无水碳酸钠或氢氧化钙共热，可发生_____反应，并有_____臭味逸出。

29. 吩噻嗪类药物被硫酸铈滴定时，先失去_____电子形成一种红色的自由离子，达到化学计量点时，药物失去_____电子，而红色消褪，借以指示终点。

30. 阿托品与发烟硝酸共热，水解得到黄色的_____，遇醇制 KOH 显_____色。此反应为_____生物碱的一般鉴别试验。

31. 采用非水碱量法滴定生物碱含量时，当生物碱的 K_b 为_____时，宜选用冰醋酸作溶剂，K_b 为_____时，选用冰醋酸与醋酐的混合溶剂作溶剂，$K_b <$_____时，应用醋酐作溶剂。

32. 酸性染料比色法中，关键在于水相值的控制，当 pH 值过低时，水相中_____，影响离子对的形成；当 pH 值过高时，_____呈游离状态，也影响离子对的形成。

33. 维生素 A 与_____反应即显蓝色，渐变成紫红色；反应需在_____条件下进行。

34. 非水滴定法常用的测定条件为：_____为溶剂，加入_____以消除氢卤酸的干扰，用高氯酸滴定液（0.1mol/L）滴定，并用_____指示终点。

35. 目前各国药典均收载维生素 A 的含量测定方法为_____，测定纯度高的维生素 A 醋酸酯时常用_____作为溶剂。

36. 硫酸奎宁的分子量为 746.96，若以冰醋酸为溶剂，直接非水碱量法测定其含量，每 1mL HClO₄ 滴定液（0.1mol/L）相当于硫酸奎宁_____mg。

37. 维生素 B₁ 的噻唑环在_____介质中可开环，再与嘧啶环上氨基缩合环合，然后经_____等氧化剂氧化生成具有荧光的_____，加_____荧光消失，加_____荧光又显；此反应称为_____反应。

38. _____反应主要用于硫酸奎尼丁的鉴别，_____反应为链霉素水解产物链霉胍的特有反应。

39. 与_____的反应可认为是黄体酮的专属性反应，在一定反应条件下，黄体酮显_____色，而其他甾体显淡橙色或不显色。

40. 许多甾体激素药物分子中存在_____和_____等共轭系统，因而在紫外光区有特征吸收。

41. 皮质激素的_____具有强还原性，与氨制硝酸银反应，生成_____沉淀。

42. 维生素按其溶解度分为_____和_____两大类。

43. 抗生素的效价测定主要采用_____和_____两大类。

44. 四环素在酸性和碱性条件下的降解产物分别是_____和_____。

45. 凡检查溶出度或释放度的制剂，不再进行_____的检查。

46. 片剂中的赋形剂常对主药的含量测定带来干扰，如糖类（淀粉等）可能对_____滴定法有干扰，硬脂酸镁可能对_____滴定法和_____滴定法有干扰。

47. 制剂含量测定的结果一般用_____表示，原料药含量测定的结果一般用_____表示。

48. 药品质量标准制订的原则为_____、_____、_____、规范性。

49. 生化药物和基因工程药物的安全性检查中过敏性试验，实验动物采用豚鼠，分为_____试验和_____试验。

50. 写出下列药物的英文简称：高效液相色谱法_____，气相色谱法_____；《中国药典》（2010年版）_____。

四、名词解释题

1. 药品　2. 药典　3. 标准品　4. 一般鉴别试验　5. 专属鉴别试验
6. AQC　7. 药物的杂质　8. 一般杂质　9. 特殊杂质　10. 杂质限量
11. 限量检查法　12. 药物纯度　13. 炽灼残渣　14. 恒重　15. 热重分析法
16. 干燥失重　17. 差示热分析法　18. 重金属　19. 微生物检定法　20. 易炭化物　21. 反相高效液相色谱法　22. 准确度　23. 精密度　24. 专属性
25. LOD　26. LOQ　27. 耐用性　28. 线性

五、简答题

1. 简述药品检验工作的基本程序？
2. 《中国药典》和国外常用药典的现行版本及英文缩写分别是什么？
3. 全面控制药品质量的科学管理条例有哪些？
4. 药物分析的主要任务是什么？
5. 试述古蔡法检查砷盐的操作中，加入碘化钾和酸性氯化亚锡各起的作用。
6. 铁盐检查中除另有规定外，为什么要加过硫酸铵？有的样品采用硝酸处理，用硝酸处理的样品是否还需加过硫酸铵？加硝酸后的样品为什么要加热煮沸？

7. 《中国药典》(2010 年版)对重金属的检查共收载有几种方法？简述其测定原理及各适合用于什么药物中的重金属检查。

8. 溶出度的含义是什么？什么情况下要进行溶出度测定？与释放度有何区别？

9. 药物中砷盐的检查方法有哪些？分述其原理。

10. 《中国药典》采用什么方法检查残留有机溶剂？

11. 制剂分析与原料药分析相比较有哪些不同？

12. 试述薄层色谱法检查杂质限量的几种方法及适用范围。

13. 试述高效液相色谱法与气相色谱法检查杂质限量的几种方法及适用范围。

14. 葡萄糖酸锑钠中为什么不采用古蔡法砷盐检查？应选用什么方法检查？

15. 某些药物测定前需进行有机破坏处理，常用的前处理方法有哪些？

16. 试述氧瓶燃烧法破坏含卤素药物的原理，吸收液的作用及选择原则。

17. 简述直接回流水解法的原理和方法，及适用于哪些卤系有机药物的测定？

18. 简述氮测定法的基本原理和方法，其中加入硫酸钾、硫酸铜各起什么作用？

19. 原料药或制剂的含量测定方法要求考察哪些效能指标？

20. 分析方法效能指标"回收率"的做法有哪些？一般要求如何？

21. 简述中药制剂分析的基本程序。

22. 简述 β-内酰胺类抗生素的结构特征和性质。

23. 测定血样时，为什么要除去蛋白质？常用的去蛋白质方法有哪些？

24. 简述银量法用于巴比妥类药物含量测定的原理。

25. 四氮唑比色法测定皮质激素类药物的原理是什么？碱和四氮唑盐应以何种顺序加入？

26. 抗生素类药物具有哪些特点？分析方法和含量表示方法与化学合成药有何不同？

27. 简述双相滴定法测定苯甲酸钠含量的原理。

28. 《中国药典》测定阿司匹林片含量时为什么采用两步滴定法？

29. 对乙酰氨基酚中对氨基酚检查的原理是什么？

30. 试述亚硝酸钠滴定法的反应原理及测定中应注意的问题。

31. 试述鉴别水杨酸盐和对氨基水杨酸钠的反应原理、反应条件和反应现象。

32. 如何用化学方法区别盐酸普鲁卡因、盐酸丁卡因、对乙酰氨基酚、肾上腺素？

33. 为什么盐酸利多卡因盐的水溶液比较稳定，不易水解？

34. 盐酸普鲁卡因注射液为什么会变黄？

35. 甾体激素类药物的母核是什么？可分为哪些种类？

36. 简述戊烯二醛反应和 2,4-二硝基氯苯反应，这两个反应适用于哪类药物的鉴别？

37. 异烟肼中游离肼是怎样产生的？常用的检查方法有哪些？

38. 怎样利用化学方法鉴别异烟肼、尼可刹米？

39. 怎样利用化学方法鉴别水杨酸、苯佐卡因、尼可刹米和司可巴比妥？

40. 请设计出苯巴妥含量测定的方法（指容量法，包括原理、指示终点的方法、计算公式）。

41. 简述酸性染料比色法的基本原理及主要试验条件。

42. 简述 2,6-二氯靛酚滴定法测维生素 C 的原理。与碘量法比较有何优点？

43. 试述溴酸钾法测定异烟肼的原理与滴定度。

44. 简述铈量法测定吩噻嗪类药物的反应原理。

45. 简述非水溶液滴定法的一般方法。供试品为氢卤酸盐时，为什么应加醋酸汞的冰醋酸溶液？

46. 将维生素 A 溶于无水乙醇-盐酸溶液中，测定紫外吸收光谱，在 326nm 波长处有一吸收峰，而将此液置水浴上加热，冷却后，在 300～400nm 范围内出现 3 个吸收峰，这是为什么？

47. 简述碘量法测定维生素 C 的原理。为什么要采用酸性介质和新煮沸的冷水？如何消除维生素 C 注射液中抗氧剂的影响？

48. 三点校正法测定维生素 A 的波长选择原则是什么？

49. 简述维生素 E 的三氯化铁-联吡啶反应。

50. 简述铈量法测定维生素 E 中杂质的原理。

六、计算题

1. 苯甲酸中重金属检查：取本品 1.0g，加乙醇 22mL 溶解后，加醋酸盐缓冲溶液（pH 3.5）2mL 与水适量，使成 25mL，依法检查重金属。规定含重金属不得超过百万分之十，问应取标准铅溶液多少毫升？（每 1mL 相当于 $10\mu g$ 的 Pb）

2. 注射用硫喷妥钠中硫酸盐检查：取本品 0.30g，加水 23mL 溶解后，加稀盐酸 7mL 搅拌，滤过，取续滤液 10mL，加水使成 45mL，依法检查，出现的混浊与标准硫酸钾溶液 1.0mL（每 1mL 相当于 $100\mu g$ 的 SO_4^{2-}）制成的对照液比较，不得更浓。求硫酸盐的限量。

3. 阿司匹林中水杨酸的检查：取本品 0.1g，加乙醇 1mL 溶解后，加冷水适量使成 50mL，立即加新制的稀硫酸铁铵溶液 [取盐酸溶液（9→100）1mL，加硫酸铁铵指示液 2mL，再加水适量使成 100mL] 1mL，摇匀；30 秒内如显色，与对照液（精密量取水杨酸 0.1g，加水溶解后加冰醋酸 1mL，摇匀，再加水使成 1000mL，摇匀；精密量取 1mL，加乙醇 1mL，水 48mL，与上述新制的稀硫酸铁铵溶液 1mL，摇匀）比较，不得更深。求水杨酸的限量。

4. 对氨基水杨酸钠中间氨基酚（M = 109）的检查方法如下：取本品，研细，称取 3.0g，置 50mL 烧杯中，加入用熔融氯化钙脱水的乙醚 25mL，用玻璃棒搅拌 1 分钟，注意将乙醚溶液滤入分液漏斗中，不溶物再用脱水的乙醚提取 2 次，每次 25mL，乙醚液滤入同一分液漏斗中，加水 10mL 与甲基橙指示液 1 滴，振摇后，用盐酸滴定液（0.02mol/L）滴定，并将滴定结果用空白试验校正，消耗盐酸滴定液（0.02mol/L）不得超过 0.30mL。试计算间氨基酚限量是多少（以%表示）。

5. 肾上腺素中肾上腺酮的检查：称取肾上腺素 0.500g，置于 50mL 量瓶中，加盐酸溶液（9→2000）溶解并稀释至刻度，量取 10mL 置另一 50mL 量瓶中，用盐酸溶液（9→2000）稀释至刻度。照分光光度法，在 310nm 的波长处测定吸收度，不得超过 0.05。问肾上腺素的限量是多少？（肾上腺素于 310nm 波长处的吸收系数 $E_{1cm}^{1\%}$ 为453。）

6. 异烟肼中游离肼的检查：取本品，加水制成每 1mL 中含 50mg 的溶液，作为供试品溶液。另取硫酸肼加水制成每 1mL 中含 0.20mg（相当于游离肼 $50\mu g$）的溶液，作为对照品溶液。吸取供试品溶液 $10\mu L$ 与对照溶液 $2\mu L$，分别点于同一硅胶薄层板上，以异丙醇-丙酮（3：2）为展开剂，展开后，晾干，喷以乙醇制对-二甲氨基苯甲醛试液，15 分钟后检视，在供试品主斑点前方与硫酸肼斑点相应的位置上，不得显黄色斑点。试计算游离肼的限量。

7. 黄体酮中其他甾体的检查：取本品适量，精密称定，以甲醇为溶剂，配制成每 1mL 中含 1mg 的溶液（1）与每 1mL 中含 0.02mg 的溶液（2）。按其含量测定下的条件，各取溶液 $10\mu L$ 进高效液相，溶液（1）显示的杂质峰不得超过 1 个，其面积不得大于溶液（2）主峰面积的 3/4。试求其他甾体的限量。

8. 黄体酮干燥失重的测定：取样品适量，置于在 105℃ 干燥至恒重的称量瓶（18.2646g）中，称重，重量为 19.2812g，再在 105℃ 干燥至恒重后重 19.2761g。试计算干燥失重的百分率。

9. 溴量法测定司可巴比妥钠（M = 260.27）含量：取本品胶囊（标示量为 0.1g/粒）20 粒，除去胶囊后测得内容物总重为 3.1021g，称取 0.1547g，加入溴液（0.05mol/L）25mL，剩余的溴液用硫代硫酸钠液（0.1025mol/L）滴定到终点时，用去 18.03mL。空白试验用去硫代硫酸钠液 25.49mL。试求每 1mL 溴滴定液（0.05mol/L）相当于司可巴比妥钠的毫克（mg）数，并计算该胶囊中按标示量表示的百分含量。

10. 阿司匹林的含量测定：精密称取本品 0.3953g，加中性乙醇 20mL 溶解后，加酚酞指示液 3 滴，用氢氧化钠滴定液（0.1001mol/L）滴定到终点，消耗体积为 22.02mL，每 1mL 的氢氧化钠滴定液（0.1mol/L）相当于 18.02mg 的 $C_9H_8O_4$。求阿司匹林的百分含量。

11. 氮的含量测定：取干酵母片 20 片，精密称定，总重量为 10.0116g，研细，精密称取其片粉 0.5504g，经消化、蒸馏，用 2% 硼酸溶液 50mL 吸收，加甲基红-溴甲酚绿指示剂，用硫酸滴定液（0.05142mol/L）滴定至终点，消耗硫酸滴定液 18.97mL，空白消耗该溶液 0.06mL，已知标示量为 0.3g/片，每 1mL 硫酸液（0.05mol/L）相当于 1.401mg 的氮。求干酵母片中蛋白质的含量。

12. 盐酸麻黄碱的含量测定：精密称取本品 0.1502g，加冰醋酸 10mL，加热溶解后，加醋酸汞试液 4mL 与结晶紫指示液 1 滴，用高氯酸滴定液（0.1025mol/L）滴定至显翠绿色，消耗的体积为 7.25mL，空白试验消耗高氯酸滴定液 0.04mL。已知每 1mL 高氯酸滴定液（0.1mol/L）相当于 20.17mg 的 $C_{10}H_{15}ON \cdot HCl$。试计算盐酸麻黄碱的百分含量。

13. 硫酸奎宁的含量测定：精密称取本品 0.2009g，加冰醋酸 10mL 溶解后，加醋酐 5mL 与结晶紫指示剂 1～2 滴，用高氯酸滴定液（0.1005mol/L）滴定至溶液显绿色，消耗高氯酸滴定液体积为 8.15mL，空白试验消耗高氯酸滴定液 0.04mL。已知每 1mL 高氯酸滴定液（0.1mol/L）相当于 24.90mg 的 $(C_{20}H_{24}N_2O_2)_2 \cdot H_2SO_4$。计算硫酸奎宁的百分含量。

14. 维生素 C 注射液含量测定：精密移取本品 2mL（约相当于维生素 C 0.2g）置锥形瓶中，加新沸过的冷水 15mL 与丙酮 2mL，摇匀，放置 5 分钟，加稀醋酸 4mL 与淀粉指示液 1mL，用碘滴定液（0.0509mol/L）滴定至终点，消耗体积为 22.13mL。每 1mL 碘滴定液（0.05mol/L）相当于 8.806mg 的 $C_6H_8O_6$。已知该注射液标示量为 5mL∶0.5g，计算该注射液中维生素 C 占标示量的百分含量。

15. 维生素 B_2 的含量测定：精密称取本品 0.0762g，置烧杯中，加冰醋酸 1mL 与水 75mL，加热溶解后，加水稀释，放冷，移至 500mL 量瓶中，再加水稀释至刻度，摇匀；精密量取 10mL，置 100mL 量瓶中，加 1.4% 醋酸钠溶液 7mL，并用水稀释至刻度，摇匀，照分光光度法在 444nm 的波长处测定吸光度为 0.482。已知维生素 B_2 的吸收系数（$E_{1cm}^{1\%}$）为 323，试计算样品的百分含量。

16. 维生素 B_1 注射液的含量测定：精密量取本品 2mL（标示量为 2mL∶50mg），置 200mL 量瓶中，加水稀释至刻度，摇匀。精密量取 5mL，置 100mL 量瓶中，加盐酸溶液（9→1000）稀释至刻度，摇匀。照分光光度法，在 246nm 波长处测定吸光度为 0.522。已知 $C_{12}H_{17}ClN_4OS\cdot HCl$ 的吸收系数（$E_{1cm}^{1\%}$）为 421，求该注射液占标示量的百分含量。

17. 维生素 AD 胶丸的测定：取本品内容物 0.2382g，置 10mL 烧杯中，加环己烷溶解后定量转移至 50mL 量瓶中，用环己烷稀释至刻度，摇匀；精密量取 1.0mL，置另一 50mL 量瓶中，用环己烷稀释至刻度，摇匀。取此稀释液在 300nm、316nm、328nm、340nm、360nm 波长处测得的吸光度分别为 0.353、0.559、0.627、0.522、0.224。已知胶丸标示量为 10000IU/丸，每丸内容物平均重量为 0.08232g，求标示量。

18. 维生素 A 醋酸酯胶丸的含量测定：取胶丸内容物 W mg，加环己烷溶解并稀释定容至 100mL，摇匀；精密量取 1mL，再加环己烷稀释定容至 10mL，使其浓度为 9～15IU/mL。已知内容物平均重量为 80.0mg，其标示量为每丸 3000IU，试计算取样量（W）的范围。

19. 黄体酮的含量测定：精密称取己烯雌酚 25.14mg，至 25mL 量瓶中，加甲醇溶解并稀释至刻度，摇匀，即得。精密称取黄体酮对照品 25.08mg，至 25mL 量瓶中，加甲醇溶解并稀释至刻度，摇匀。精密量取该溶液与内标溶液各 5mL，至 25mL 量瓶中，加甲醇稀释至刻度，摇匀，取 5μL 进高效液相色谱仪，测得黄体酮峰面积为 503728，己烯雌酚峰面积为 635094。精密称取黄体酮样品 25.21mg，同上法操作，测定，测得黄体酮峰面积为 510035，己烯雌酚峰面积为 640015。试计算供试品中黄体酮的百分含量。

20. 氯氮草片的含量测定：取本品 20 片（10mg/片），精密称定，总重为 2.0615g，研细，精密称取片粉 0.3272g，置 100mL 量瓶中，加盐酸 70mL，充分振摇使溶解，用盐酸稀释至刻度，摇匀。用干燥滤纸滤过，精密量取续滤液 5.0mL，置另一 100mL 量瓶中，用盐酸（9→1000）稀释至刻度，摇匀。在 308nm 测得吸收度为 0.516。已知 15μg/mL 氯氮草的对照液的吸光度为 0.491，求氯氮草片的标示量%。

21. 维生素 E 片含量测定：取本品 10 片（标示量为 10mg/片），称重，重量为 1.2064g，研细，精密称取 0.2017g，用 1.0mg/mL 的正三十二烷内标溶液 10mL 溶解，用气相色谱法测定。已知进样量为 3μL，校正因子为 1.92，供试品的峰面积为 578821，正三十二烷的峰面积为 671328，求供试品的含量。

22. 维生素 B_1 的含量测定：精密称取本品 0.1489g，置 100mL 具塞锥形瓶中，加冰醋酸 20mL，微热溶解后，密塞。冷至室温，加醋酸汞试液 5mL、喹哪啶红-亚甲蓝混合指示液 2 滴，用高氯酸滴定液（0.1007mol/L）滴定至溶液显天蓝色，消耗体积为 8.72mL，并将滴定的结果用空白试验校正，消耗体积为 0.04mL。已知维生素 B_1 分子量为 337.27，求算：

(1) 每 1mL 高氯酸滴定液（0.1mol/L）相当于 $C_{12}H_{17}ClN_4OS \cdot HCl$ 的毫克数。

(2) 样品的含量。

参考答案

一、选择题

【A 型题】

1. D	2. C	3. A	4. D	5. C	6. E	7. B	8. A	9. D	10. E
11. E	12. D	13. B	14. D	15. A	16. D	17. B	18. A	19. D	20. E
21. B	22. C	23. E	24. A	25. E	26. E	27. C	28. B	29. A	30. A
31. E	32. D	33. B	34. C	35. E	36. D	37. B	38. E	39. C	40. E
41. A	42. A	43. D	44. C	45. E	46. C	47. B	48. A	49. C	50. D
51. E	52. D	53. E	54. A	55. E	56. E	57. C	58. C	59. E	60. C
61. E	62. B	63. E	64. C	65. E	66. E	67. C	68. B	69. C	70. D

【B 型题】

1. C	2. A	3. D	4. B	5. B	6. E	7. A	8. C	9. D	10. A
11. B	12. B	13. A	14. A	15. C	16. C	17. A	18. E	19. D	20. D
21. A	22. E	23. E	24. C	25. C	26. E	27. D	28. D	29. A	30. B
31. C	32. E	33. E	34. C	35. E	36. E	37. C	38. A	39. D	40. B
41. B	42. C	43. E	44. D	45. B	46. E	47. E	48. C	49. E	50. B
51. D	52. D	53. B	54. C	55. E	56. D	57. E	58. E	59. E	60. C
61. E	62. D	63. A	64. E	65. B	66. A	67. E	68. C	69. C	70. D
71. A	72. B	73. E	74. A	75. C	76. E	77. B	78. D	79. B	80. C
81. A	82. E	83. D	84. B	85. E	86. E	87. C	88. E	89. A	90. C
91. B	92. C	93. D	94. C	95. E	96. E	97. D	98. E	99. A	100. D
101. A	102. B	103. E	104. B	105. A	106. C	107. D	108. E	109. B	110. A
111. E	112. C	113. D	114. A	115. E	116. E	117. C	118. B	119. A	120. C

【X 型题】

1. ABDE	2. BCDE	3. ACDE	4. ACE	5. CD
6. CDE	7. BCE	8. CE	9. AC	10. BDE
11. ACDE	12. BE	13. BCDE	14. BCE	15. ABE
16. ACDE	17. AD	18. ABDE	19. AE	20. BE
21. ACD	22. ABDE	23. ACE	24. ABE	25. ABCDE

26. ACE	27. ACE	28. ABCE	29. BE	30. BCD
31. ABD	32. ABE	33. ABDE	34. ACD	35. AC
36. BCE	37. ABCE	38. BCDE	39. ABCD	40. CE
41. ACE	42. ABCDE	43. AE	44. BD	

二、是非判断题

1. × 2. × 3. × 4. √ 5. × 6. √ 7. √ 8. × 9. √ 10. ×
11. × 12. √ 13. × 14. √ 15. × 16. √ 17. √ 18. √ 19. × 20. √
21. √ 22. × 23. × 24. √ 25. × 26. √ 27. √ 28. × 29. √ 30. ×
31. √ 32. × 33. × 34. √ 35. × 36. √ 37. √ 38. × 39. √ 40. √

三、填空题

1. 凡例 附录 2. ODS柱 十八烷基硅烷键合硅胶 小 3. 千分之一 百分之一 ±10% 101.0% 4. 9mL盐酸加水稀释成1000mL 5. 生产过程 储藏过程 6. 回收率 相对标准偏差 7. 为消除试剂和器皿可能带来的影响 8. 经水解后测定 经氧化还原后测定 9. 新沸并放冷至室温的水 10. 药物中无效或低效晶型的检查 11. 吸收系数法 对照法 12. 外标法 内标加校正因子法 13. 柱前衍生化 柱后衍生化 14. 除去蛋白质 15. 绿色化合物 紫堇色或生成紫色沉淀 16. 苯基丙二酰脲 乙醇不溶性杂质 17. 酚羟基或水解后具有酚羟基 三氯化铁 紫堇 4～6 18. 游离酚羟基 高铁盐 紫堇色 水杨酸对照液 19. 中和供试品共存的酸 空白试验 20. 重氮化-偶合 酯键（或酰胺键） 21. 脂肪伯氨基 亚硝基铁氰化钠试液 红紫色 甲醛 22. 分子反应 23. 邻苯二酚 碱 24. 重氮化反应速度加快 重氮盐在酸性溶液中稳定 防止生成偶氮氨基化合物 1：2.5～6 25. 普鲁卡因 二乙氨基乙醇 对氨基苯甲酸钠 对氨基苯甲酸 26. 氨基醇 双缩脲特征 27. 乙醚-水 28. 脱羧降解 吡啶 29. 一个 两个 30. 三硝基衍生物 深紫 托烷类 31. $10^{-8} \sim 10^{-10}$ $10^{-10} \sim 10^{-12}$ 10^{-12} 32. In⁻浓度太低 有机碱药物 33. 三氯化锑 无水 34. 冰醋酸 5%醋酸汞的冰醋酸溶液 结晶紫 35. 紫外分光光度法 环己烷 36. 24.90 37. 碱性 铁氰化钾 硫色素 酸 碱 硫色素 38. 绿奎宁 坂口 39. 亚硝基铁氰化钠 蓝紫 40. Δ⁴-3-酮基 苯环 41. C_{17}-α-醇酮基 黑色银 42. 脂溶性 水溶性 43. 微生物测定法 理化方法 44. 脱水四环素 差向四环素 45. 崩解时限 46. 氧化还原 配位 非水 47. 标示量的百分含量 百分含量 48. 安全有效 先进性 针对性 49. 细胞色素C溶液的过敏 结核菌素纯蛋白衍生物的致敏效应 50. HPLC GC Ch.P（2010）

四、名词解释题

1. 药品是指用于预防、治疗、诊断人的疾病，有目的地调节人的生理功能并规定有适应证或者功能主治、用法和用量的物质，是一种关系人民生命健康的特殊商品。

2. 药典是国家监督管理药品质量的法定技术标准。

3. 标准品系指用于生物检定、抗生素或生化药品中含量或效价测定的标准物质。

4. 一般鉴别试验是根据某一类药物的化学结构或理化性质的特征,通过化学反应来判断药物的真伪。

5. 专属鉴别试验是根据每一种药物化学结构的差异及其所引起的物理化学特性不同,选用某些特有的灵敏的定性反应,来判断药物的真伪。

6. AQC 即分析质量管理,用于检验分析结果的质量。

7. 药物的杂质是指药物中存在的无治疗作用或影响药物的稳定性和疗效,甚至对人体健康有害的微量物质。

8. 一般杂质是指在自然界中分布比较广泛,在多种药物的生产和储藏过程中容易引入的杂质。

9. 特殊杂质是指在特定药物的生产和储藏过程中引入的杂质。

10. 杂质限量指药物中所含杂质的最大允许量。

11. 限量检查法通常是取一定量被检杂质的标准溶液,与一定量供试品在相同条件下处理后,比较二者的反应结果,从而确定所含杂质是否超过限量规定。

12. 药物纯度是指药物的纯净程度。

13. 炽灼残渣是指有机药物经炭化或挥发性无机药物加热分解后,高温炽灼,所产生的非挥发性无机杂质的硫酸盐。

14. 恒重是指供试品连续两次炽灼或干燥后的重量差异在 0.3mg 以下。

15. 热重分析法是测量物质的质量随温度变化的热分析技术。

16. 干燥失重是指药品在规定的条件下,经干燥后所减失的量,以百分率表示。

17. 差示热分析法是测量供试品和参比物之间的温度差与温度(或时间)关系的热分析技术。

18. 重金属是指在实验条件下能与 S^{2-} 作用显色的金属杂质。

19. 微生物检定法是指在适宜条件下,根据量反应平行线原理设计,通过检测抗生素对微生物的抑制作用,计算抗生素活性(效价)的方法。

20. 易炭化物是指药物中遇硫酸易炭化或易氧化而呈色的微量有机杂质。

21. 反相高效液相色谱法是指流动相极性大于固定相极性的高效液相色谱法。

22. 准确度系指用该方法测定的结果与真实值或参考值接近的程度。

23. 精密度系指在规定的测试条件下,同一个均匀供试品,经多次取样测定所得结果之间的接近程度。

24. 专属性系指在其他成分(如杂质、降解产物、辅料等)可能存在下,采用的方法能准确测定出被测物的特性。

25. LOD 即检测限,是指试样中被测物能被检测出的最低浓度或量。

26. LOQ 即定量限,是指样品中被测物能被定量测定的最低量。

27. 耐用性系指在测定条件有小的变动时,测定结果不受影响的承受程度,为使方法可用于常规检验提供依据。

28. 线性系指在设计的范围内,测试结果与试样中被测物浓度直接呈正比关系的程度。

五、简答题

1. 答:取样、鉴别、检查、含量测定、写出检验报告。

2. 答：《中国药典》现行版本为 2010 年版，缩写为 Ch. P；美国药典，2006 年为 29 版，缩写为 USP；美国国家处方集，2006 年为 24 版，缩写为 NF，USP（29）与 NF（24）合为一册出版，缩写为 USP（29）－NF（24）；英国药典，2005 年版，缩写为 BP；日本药局方，第十五改正版，缩写为 JP；欧洲药典，第五版，缩写为 Ph. Eur；国际药典，第三版，缩写为 Ph. Int。

3. 答：《药品非临床研究质量管理规定》（GLP）；《药品生产质量管理规范》（GMP）；《药品经营质量管理规范》（GSP）；《药品临床试验质量管理规范》（GCP）。

4. 答：药物分析主要研究化学结构明确的合成药物或天然药物及其制剂的质量控制方法，也研究中药制剂和生物样品及其制剂有代表性的质量控制方法。一方面，要根据药品质量标准的规定及药品生产质量管理规范的有关规定，全面控制药品质量，保证用药安全有效，另一方面，在临床实践中，开展治疗药物监测，有利于更好地指导临床用药。

5. 答：碘化钾作为还原剂，可将＋5 价砷盐（As^{5+}）还原为＋3 价砷盐（As^{3+}）；可与反应中产生的锌离子形成配位离子，有利于砷化氢的反应不断进行；可抑制锑化氢的生成。

　　酸性氯化亚锡为还原剂，与碘化钾共同将＋5 价砷盐（As^{5+}）还原为＋3 价砷盐（As^{3+}）；将碘化钾被氧化生成的 I_2 再还原为 I^-；氯化亚锡与锌作用，粒表面形成 Zn-Sn，起去极化作用，从而使氢气均匀而连续地发生，有利于砷化氢的反应不断进行；可抑制锑化氢的形成。

6. 答：过硫酸铵作为氧化剂，既可氧化供试品中 Fe^{2+} 成 Fe^{3+}，同时可防止由于光线使硫氰酸铁还原或分解褪色。某些药物（如葡萄糖、糊精和硫酸镁等）在检查过程中需加硝酸处理，则不再加过硫酸铵，但必须加热煮沸除去氧化氮，因硝酸中可能含有亚硝酸，它能与硫氰酸根离子作用，生成红色亚硝酰硫氰化物，影响比色。

7. 答：共收载有四种方法：

　　第一法，硫代乙酰胺法：利用硫代乙酰胺在弱酸性（pH 值为 3.5 的醋酸盐缓冲液）条件下水解产生硫化氢，与微量重金属离子生成黄色到棕黑色的硫化物均匀混悬液，与一定量标准铅溶液经同法处理后所呈颜色比较，来判断重金属的限量。适用于溶于水、稀酸和乙醇，并在酸性体系中稳定的药物。

　　第二法，炽灼残渣法：需先将供试品炽灼破坏，残渣加硝酸进一步破坏，蒸干。加盐酸转化为易溶于水的氯化物，再按第一法进行检查。适用于含芳环、杂环以及难溶于水、稀酸和乙醇的有机药物。

　　第三法，硫化钠法：在碱性介质中，以硫化钠为显色剂，使 Pb^{2+} 生成 PbS 微粒的混悬液，与一定量标准铅溶液经同法处理后所呈颜色比较，来判断供试品中重金属是否符合限量规定。适用于溶于碱性水溶液而难溶于稀酸或在稀酸中即生成沉淀的药物。

　　第四法，微孔滤膜法：按硫代乙酰胺法操作，用微孔滤膜滤过，重金属硫化物沉积于微孔滤膜上形成色斑，与一定量标准铅溶液同法处理后产生的色斑比较，确定重金属是否超过限量。适用于重金属限量低（含重金属杂质 $2\sim5\mu g$）的药物。

8. 答：溶出度是指药物从片剂等固体制剂在规定溶剂中溶出的速度和程度，是片剂质量控制的一个重要指标，对难溶性的药物一般都应作溶出度的检查。释放度是指口服药物从缓释制剂、控释制剂、肠溶制剂以及透皮贴剂等在规定溶剂中释放的速度和程度。

9. 答：砷盐检查有 4 种方法：

(1) 古蔡氏法：利用金属锌与酸作用产生新生态的氢，与药物中微量砷盐反应生成具有挥发性的砷化氢，遇溴化汞试纸，产生黄色至棕色的砷斑，与一定量标准砷溶液所生成的砷斑比较，来判断砷盐的限量。

(2) 二乙基二硫代氨基甲酸银法［Ag(DDC)法］：利用金属锌与酸作用产生新生态的氢，与药物中微量砷盐反应生成具挥发性的砷化氢，还原二乙基二硫代氨基甲酸银，产生红色胶态银，同时在相同条件下使一定量标准砷溶液呈色，用目视比色法或在 510nm 波长处测定吸光度进行比较，来判断砷盐的限量。

(3) 白田道夫法：利用氯化亚锡在盐酸中将砷盐还原为棕褐色的胶态砷，与一定量标准砷溶液用同法处理后得到的有色溶液比较，来判断砷盐的限量。

(4) 次磷酸法：利用次磷酸在盐酸酸性溶液中，将砷盐还原为棕色的游离砷，与一定量标准砷溶液用同法处理后得到的有色溶液比较，来控制药物中的砷限量。

10. 答：《中国药典》(2010 年版) 规定残留溶剂的检查方法为气相色谱法，可采用填充柱，也可采用毛细管柱，检测器通常使用火焰离子化检测器 (FID)，对含卤素元素的残留溶剂，采用电子捕获检测器 (ECD)，易得到高的灵敏度。

11. 答：从原料药制成制剂，要经过一定的生产工艺，加入一些附加剂等，由于这些附加成分的存在，使制剂分析与原料药分析相比具有不同的特点：①制剂分析的复杂性。②分析项目要求不同。③含量测定结果表示方法及限度要求不同。

12. 答：①杂质对照品法，适用于已知杂质并能制备得到杂质对照品的情况。②供试品溶液自身稀释对照法，适用于杂质的结构不能确定，或无杂质对照品的情况，该法仅限于杂质斑点的颜色与主成分斑点颜色相同或相近的情况下使用。③杂质对照品法与供试品溶液自身稀释对照法并用，当药物中存在多个杂质时，其中已知杂质有对照品时，采用杂质对照品法检查；共存的未知杂质或没有对照品的杂质，可采用供试品溶液自身稀释对照法检查。④对照药物法，当无合适的杂质对照品，或是供试品显示的杂质斑点颜色与主成分斑点颜色有差异，难以判断限量时，可用与供试品相同的药物作为对照品，此对照药物中所含待检杂质需符合限量要求，且稳定性好。

13. 答：高效液相色谱法检查杂质有五种方法：①内标法加校正因子测定法，适用于有对照品的杂质，能够测定杂质校正因子的情况。②外标法测定法，适用于有对照品的杂质，且进样量能够精确控制的情况。③加校正因子的主成分自身对照测定法，杂质检查时，可不用杂质对照品，但建立方法时，需利用杂质对照品。④不加校正因子的主成分自身对照测定法，适用于没有杂质对照品的情况。⑤面积归一化法，适用于粗略测量药物中杂质的含量。

气相色谱法与高效液相色谱法相同的有内标法加校正因子测定法、外标法和面积归一化测定法，不同的有标准溶液加入法，适用于有杂质对照品的情况。

14. 答：葡萄糖酸锑钠中含有锑，用古蔡法检查砷时，锑盐也可被还原为锑化氢，与溴化汞试纸作用，产生灰色锑斑，干扰砷斑的检出。可采用白田道夫法检出砷盐。

15. 答：有机破坏方法，一般包括湿法破坏、干法破坏及氧瓶燃烧法三种，其中，湿法破坏根据所用试剂的不同，可分为硝酸-高氯酸法、硝酸-硫酸法、硫酸-硫酸盐法等。

16. 答：氧瓶燃烧法是一种常用的有机药物破坏方法，先将有机药物放入充满氧气的密闭的燃烧瓶中进行燃烧，并将燃烧所产生的欲测物质吸收于适当的吸收液中，然后根据欲测物质的性质，采用适宜的分析方法进行鉴别、检查或测定含卤素有机药物或含硫、氮、硒等其他元素的有机药物，适用于微量样品分析。其中吸收液的作用是将样品经燃烧分解所产生的各种价态的卤素，定量地被吸收并使其转变为一定的便于测定的价态，以适应所选择的分析方法。根据被测物质的种类及所用分析方法来选择合适的吸收液。用于卤素、硫、硒等的鉴别、检查及含量测定的吸收液多数是水或水与氢氧化钠的混合液，少数是水-氢氧化钠-浓过氧化氢的混合液或硝酸溶液（1→30）。

17. 答：直流回流水解法是将含卤素的有机药物溶于适当溶剂中，加氢氧化钠溶液或硝酸银溶液后，加热回流使其水解，将有机结合的卤素经水解作用转变为无机的卤素离子，然后选用间接银量法进行测定。适用于含卤素有机药物结构中卤素原子结合不牢固的药物，如卤素和脂肪碳链相连者。

18. 答：凯氏定氮法系将含氮药物与硫酸在凯氏烧瓶中共热，药物分子中有机结构被氧化分解成二氧化碳和水，有机结合的氮则转变成无机氨，并与过量的硫酸结合为硫酸氢铵及硫酸铵，经氢氧化钠碱化后释放出氨气，并随水蒸气馏出，用硼酸溶液或定量的酸滴定液吸收后，再用酸或碱滴定液滴定。加入的硫酸钾可提高硫酸沸点，提高消解温度，而硫酸铜作为催化剂，可加快消解速度，以缩短消解时间。

19. 答：需考察准确度、精密度、专属性、线性、范围、耐用性。

20. 答：原料药可用已知纯度的对照品或样品进行测定；制剂可采用在空白辅料中加入原料药对照品的方法作回收率试验及计算相对标准偏差（RSD），还应作单独辅料的空白测定，每份均应自配制模拟制剂开始，要求至少测定高、中、低3个浓度，每个浓度测定3份，共提供9个数据进行评价。回收率的RSD一般应在2%以内。用UV和HPLC法时，一般回收率可达到98%～102%。容量分析法的回收率一般可达到99.7%～100.3%。

21. 答：供试样品的抽取、检验依据和分析方法准备、样品的真伪鉴别试验、样品的质量检查、样品中主药的含量测定和检验记录。

22. 答：青霉素和头孢菌素分子中都有一个游离羧基和酰胺侧链，氢化噻唑环或氢化噻嗪环与β-内酰胺并和的杂环，分别构成二者的母核。青霉素分子中含3个、头孢菌素分子中含2个手性碳原子，均具旋光性；均具有游离羧基，有相当强的酸性。头孢菌素母核部分有紫外吸收；β-内酰胺不稳定。

23. 去除蛋白质可使蛋白结合型的药物释放出来，以便测定药物的总浓度；也可减免后续溶剂萃取过程中乳化现象的出现；同时可以保护仪器性能，延长使用期限。去除蛋白质常用的方法有：①加入与水混溶的有机溶剂，如乙腈、甲醇、丙酮、四氢呋喃等。②加入中性盐，如饱和硫酸铵、硫酸钠、枸橼酸盐等。③加入强酸，如

10％三氯醋酸、65％高氯酸等。④加入含锌盐及铜盐的沉淀剂，如 $CuSO_4$-Na_2WO_4、$ZnSO_4$-$NaOH$ 等。

24. 答：巴比妥类药物分子结构中含有酰亚胺基团，在碳酸钠溶液中，生成钠盐而溶解，再与硝酸银滴定液反应，首先形成可溶性的一银盐，当被测供试品完全形成一银盐后，继续用硝酸银滴定液滴定，稍过量的银离子就与巴比妥类药物形成难溶性的二银盐沉淀，使溶液变浑浊，以此指示滴定终点。

25. 答：皮质激素 C_{17}-α-醇酮基具有还原性，在强碱性溶液中能将四氮唑盐定量地还原为有色甲䐶。以先加四氮唑盐溶液再加碱液为好。

26. 答：抗生素药物结构、组成复杂，表现为化学纯度低，活性组分易发生变异，稳定性差。其分析方法除了理化方法，还包括微生物检定法。其活性以效价单位表示，即指每毫升或每毫克中含有某种抗生素的有效成分的多少。

27. 答：利用苯甲酸能溶于有机溶剂的性质，在水相中加入与水不相混溶的有机溶剂，将滴定过程中产生的苯甲酸不断萃取入有机溶剂中，降低苯甲酸在水相中的量，使滴定反应完全，终点易于判断。

28. 答：因为片剂中除加入了少量的酒石酸或枸橼酸作稳定剂外，制剂工艺过程中有可能产生水杨酸与醋酸，因此不能直接采用氢氧化钠滴定法或水解后剩余滴定法测定，而需首先中和供试品中共存的各种酸（同时中和了阿司匹林的游离羧基），然后再采用水解后剩余滴定法测定。

29. 答：利用对氨基酚在碱性条件下可与亚硝基铁氰化钠生成蓝色配位化合物，而对乙酰氨基酚无此反应的特点，与对照品比较，进行限量检查。

30. 答：芳伯氨基或水解后生成芳伯氨基的药物在酸性溶液中与亚硝酸钠定量发生重氮化反应，生成重氮盐，可用永停滴定法指示反应终点。测定时应注意：①加入适量溴化钾可加快反应速度，《中国药典》规定加 2g。②加过量盐酸加速反应，加入盐酸的量一般按芳胺类药物与酸的摩尔比为 $1∶2.5\sim1∶6$。③滴定一般在低温下进行。④滴定速度不宜太快。

31. 答：对氨基水杨酸钠结构中具有游离芳伯氨基，在酸性溶液中，与亚硝酸钠试液进行重氮化反应，生成的重氮盐，再与碱性 β-萘酚偶合生成橙红色沉淀。

　　水杨酸盐具有酚羟基，在中性或弱酸性条件下，可与三氯化铁试液反应，生成紫色配位化合物。

32. 答：利用重氮化-偶合反应，可鉴别出盐酸丁卡因（生成乳白色沉淀），而盐酸普鲁卡因、对乙酰氨基酚生成猩红色或红色的沉淀，肾上腺素不反应。再利用三氯化铁反应可鉴别肾上腺素。

33. 答：利多卡因在酰氨基邻位存在两个甲基，由于空间位阻影响，较难水解，故其盐的水溶液比较稳定。

34. 答：盐酸普鲁卡因分子结构中有酯键，易发生水解反应。其注射液制备过程中受灭菌温度、时间、溶液 pH 值、储藏时间以及光线和金属离子等因素的影响，可发生水解反应生成对氨基苯甲酸和二乙氨基乙醇。其中对氨基苯甲酸随储藏时间的延长或高温加热，可进一步脱羧转化为苯胺，而苯胺又可被氧化为有色物，使注射液变黄，疗效下降，毒性增加。

35. 答：甾体激素类药物均具有环戊烷骈多氢菲的母核，按药理作用可分为肾上腺皮质激素和性激素两大类，性激素又可分为雄激素及蛋白同化激素、孕激素和雌激素等。

36. 答：戊烯二醛反应指溴化氰与芳伯胺作用于吡啶环，使环上氮原子由 3 价转变成 5 价，吡啶环发生水解反应生成戊烯二醛，再与芳伯胺缩合，生成有色的戊烯二醛衍生物。

2，4-二硝基氯苯反应系指在无水条件下，将吡啶及其某些衍生物与 2，4-二硝基氯苯混合共热或使其热至熔融，冷却后，加醇制氢氧化钾溶液将残渣溶解，溶液呈紫红色。

这两个反应适用于鉴别吡啶环的 β 位或 γ 位被羧基衍生物所取代的尼可刹米和异烟肼。

37. 答：异烟肼不稳定，游离肼为主要有关物质，其既可在合成工艺中由原料引入，又可在储藏过程中降解而产生。肼是一种诱变剂和致癌物质，因此国内外药品标准中均规定了游离肼的限量检查。常用的检查方法有薄层色谱法、比浊法等。

38. 答：异烟肼可与硝酸银反应，生成可溶于稀硝酸的白色异烟酸银沉淀，并生成氮气和金属银，在管壁上产生银镜。

尼可刹米与氢氧化钠试液加热，即可有二乙胺臭味逸出，能使湿润的红色石蕊试纸变蓝。

39. 答：与三氯化铁反应可鉴别水杨酸；与重氮化-偶合反应可鉴别苯佐卡因；与碘、溴或高锰酸钾反应可鉴别司可巴比妥；与碱液共热，有二乙胺逸出，能使湿润的红色石蕊试纸变蓝可鉴别尼可刹米。

40. 答：①可采用银量法测定。利用苯巴比妥分子结构中具有酰亚胺基团，在碳酸钠溶液中，生成钠盐而溶解，可与定量硝酸银发生反应，可直接用碳酸钠溶液滴定，根据消耗标准液的体积，即可计算其含量。②可采用银-玻璃电极系统电位法指示终点。③含量 $\% = \dfrac{V \times T \times F}{W} \times 100\%$。

41. 答：在适当介质中，碱性药物（B）可与氢离子结合成阳离子 $[BH^+]$，而酸性染料可解离成阴离子 $[In^-]$，碱性药物的阳离子与酸性染料的阴离子定量结合成有色络合物 $[BH^+In^-]$ 离子对，可以定量的被有机溶剂提取，在一定波长处测定该溶液有色离子对的吸收度，即可计算出碱性药物的含量。酸性染料比色法的影响因素较多，主要包括：水相的 pH 值、酸性染料的种类、有机溶剂的种类与性质、有机相中的水分及酸性染料中的有色杂质。

42. 答：2，6-二氯靛酚的氧化型在酸性溶液中显红色，碱性溶液中为蓝色，当与维生素 C 反应后，即转变为无色的酚亚胺（还原型），故维生素 C 可在酸性溶液中，用 2，6-二氯靛酚滴定液滴定，至溶液显玫瑰红色时，即为终点，无须另加指示剂。其专属性较碘量法为高。

43. 答：异烟肼具有较强的还原性，在酸性溶液中可以用溴酸钾滴定。异烟肼与溴酸钾反应的化学计量摩尔比为 3：2，用甲基橙指示液指示终点，终点时，微过量的溴酸钾氧化甲基橙使其在酸性溶液中的粉红色消失，以指示终点的到达。每 1mL 溴酸钾滴定液（0.01667mol/L）相当于 3.429mg 的异烟肼。

44. 答：吩噻嗪类药物被硫酸铈滴定时，先失去一个电子形成一种红色的自由基离子，达到化学计量点时，溶液中的吩噻嗪类药物均失去两个电子，而溶液的红色消褪，借以用药物自身颜色变化指示终点。

45. 答：取经适当方法干燥的供试品适量（其量一般以消耗标准液约 8mL 为度），加冰醋酸 10～30mL。若供试品为氢卤酸盐，应再加 5％醋酸汞的冰醋酸溶液 3～5mL，用高氯酸滴定液（0.1mol/L）滴定至终点，并将滴定结果用空白试验校正。供试品为氢卤酸盐时，由于氢卤酸在冰醋酸中酸性较强，对测定有干扰，必须先加入过量的醋酸汞冰醋酸溶液，使其形成难以电离的卤化汞，而氢卤酸盐药物，则转变成可测定的醋酸盐，然后再用高氯酸滴定液滴定。

46. 答：维生素 A 分子中含有 5 个共轭双键，其无水乙醇溶液在 326nm 的波长处有最大吸收峰。当在盐酸催化下加热，则发生脱水反应而生成脱水维生素 A。后者比维生素 A 多一个共轭双键，故其最大吸收峰向长波长位移，同时在 350～390nm 的波长之间出现 3 个吸收峰。

47. 答：维生素 C 在醋酸酸性条件下，可被碘定量氧化，根据消耗碘滴定液的体积，即可计算维生素 C 的含量。酸性介质中维生素 C 受空气中氧的氧化速度减慢，加新沸过的冷水的目的是为减少水中溶解的氧对测定的影响。注射液测定时要加 2mL 丙酮，以消除抗氧剂的影响。

48. 答：三点波长的选择原则为：一点选择在维生素 A 的最大吸收波长处（即 λ_1）；其他两点选择在 λ_1 的两侧各选一点（λ_2 和 λ_3）。等波长差法中，使 $\lambda_3 - \lambda_1 = \lambda_1 - \lambda_2$；等吸收比法中，使 $A_{\lambda_2} = A_{\lambda_3} = 6/7A_{\lambda_1}$。

49. 答：维生素 E 在碱性条件下，水解生成游离的生育酚，生育酚经乙醚提取后，可被三氯化铁氧化成对-生育醌；同时 Fe^{3+} 被还原为 Fe^{2+}，Fe^{2+} 与联吡啶生成红色的配位离子。

50. 答：《中国药典》采用硫酸铈滴定法检查维生素 E 制备过程中未酯化的生育酚。利用游离生育酚的还原性，可被硫酸铈定量氧化。故在一定条件下以消耗硫酸铈滴定液（0.01mol/L）的体积来控制游离生育酚的限量。游离生育酚被氧化成生育醌后失去两个电子，滴定反应的摩尔比为 1：2。

六、计算题

1. $V = \dfrac{L \times S}{C} = \dfrac{10 \times 10^{-6} \times 1.0}{10 \times 10^{-6}} = 1.0$

2. $L = \dfrac{C \times V}{S} \times 100\% = \dfrac{100 \times 10^{-6} \times 1.0}{0.3 \times \dfrac{10}{30}} \times 100\% = 0.10\%$

3. $L = \dfrac{C \times V}{S} \times 100\% = \dfrac{\dfrac{0.1}{1000} \times \dfrac{1}{50}}{\dfrac{0.1}{50}} \times 100\% = 0.10\%$

4. $L = \dfrac{C \times V}{S} \times 100\% = \dfrac{0.02 \times 0.30 \times 10^{-3} \times 109}{3.0} \times 100\% = 0.022\%$

5. 限量 $\% = \dfrac{\dfrac{A}{E_{1cm}^{1\%} \times C \times L} \times 稀释倍数}{W} \times 100\% = \dfrac{\dfrac{0.05}{453 \times 100 \times 1} \times 50 \times \dfrac{50}{10}}{0.500} \times 100\% = 0.06\%$

6. $L = \dfrac{C \times V}{S} \times 100\% = \dfrac{50 \times 10^{-3} \times 2 \times 10^{-6}}{50 \times 10 \times 10^{-6}} \times 100\% = 0.02\%$

7. $L = \dfrac{C \times V}{S} \times 100\% = \dfrac{0.02 \times 10 \times 10^{-3} \times \dfrac{3}{4}}{1 \times 10 \times 10^{-3}} \times 100\% = 1.5\%$

8. 干燥失重 $\% = \dfrac{称量瓶与加入样品重 - 恒重后称量瓶与样品重}{样品重} \times 100\%$

$= \dfrac{19.2812 - 19.2761}{19.2812 - 18.2646} \times 100\% = 0.5\%$

9. $T = \dfrac{C \times M}{N} = \dfrac{0.05 \times 260.27}{1} = 13.01 \ (\text{mg/mL})$

标示量 $\% = \dfrac{(V_0 - V) \times T \times F \times \overline{W}}{W \times 标示量} \times 100\%$

$= \dfrac{(25.49 - 18.03) \times 13.01 \times \dfrac{0.1025}{0.1} \times \dfrac{3.1021}{20}}{0.1547 \times 0.1 \times 1000} \times 100\% = 99.74\%$

10. 含量 $\% = \dfrac{T \times V \times F}{W} \times 100\% = \dfrac{18.02 \times 10^{-3} \times 22.02 \times \dfrac{0.1001}{0.1}}{0.3953} \times 100\% = 100.5\%$

11. 标示量 $\% = \dfrac{(V - V_0) \times T \times F \times 6.25 \times 平均片重}{取样量 \times 标示量} \times 100\%$

$= \dfrac{(18.97 - 0.06) \times 1.401 \times \dfrac{0.05142}{0.05} \times 6.25 \times \dfrac{10.0116}{20}}{0.5504 \times 1000 \times 0.3} \times 100\% = 51.63\%$

12. 含量 $\% = \dfrac{(V - V_0) \times T \times F}{W} \times 100\%$

$= \dfrac{(7.25 - 0.04) \times 20.17 \times \dfrac{0.1025}{0.1}}{0.1502 \times 1000} \times 100\% = 99.24\%$

13. 含量 $\% = \dfrac{(V - V_0) \times T \times F}{W} \times 100\%$

$= \dfrac{(8.15 - 0.04) \times 24.90 \times \dfrac{0.1005}{0.1}}{0.2009 \times 1000} \times 100\% = 101.0\%$

14. 标示量 $\% = \dfrac{V \times T \times F}{取样体积 \times 标示量} \times 100\%$

$= \dfrac{22.13 \times 8.806 \times \dfrac{0.0509}{0.05}}{2 \times \dfrac{0.5}{5} \times 1000} \times 100\% = 99.19\%$

15. 含量 $\% = \dfrac{\dfrac{A}{E_{1cm}^{1\%} \times 100 \times L} \times 稀释倍数}{W} \times 100\% = \dfrac{\dfrac{0.482}{323 \times 100 \times 1} \times 500 \times \dfrac{100}{10}}{0.0762} \times 100\%$

$=97.92\%$

16. 标示量% $=\dfrac{\dfrac{A}{E_{1cm}^{1\%}\times 100\times L}\times 稀释倍数}{V\times 标示量}\times 100\% = \dfrac{\dfrac{0.522}{421\times 100\times 1}\times 200\times \dfrac{100}{5}}{2\times 25\times 10^{-3}}\times 100\%$

$\qquad\qquad =99.19\%$

17. 解：（1）计算各波长处的吸收度与328nm波长处的吸收度比值，并与规定比值比较。

波长（nm）	300	316	328	340	360
吸收度比值 (A_i/A_{328})	0.563	0.892	1.000	0.833	0.341
规定比值	0.555	0.907	1.000	0.811	0.357
比值之差	+0.008	−0.015	0	+0.022	−0.016

其中，比值 A_{340}/A_{328} 与规定比值之差为 +0.022，超过规定的（±0.02）限度，故需计算校正吸收度。

（2）计算校正吸收度，并与实测值比较：

$$A_{328(校正)}=3.52(2A_{328}-A_{316}-A_{340})$$

$$=3.52(2\times 0.627-0.559-0.522)=0.608$$

$$\dfrac{A_{328(校正)}-A_{328(实测)}}{A_{328(实测)}}\times 100\%=\dfrac{0.608-0.627}{0.627}\times 100\%=-3.03\%$$

因校正吸收度与实测值之差已超过实测值的 −3.0%，故应以 $A_{328(校正)}$ 计算含量。

（3）计算供试品中维生素 A 占标示量的百分含量：

$$标示量\%=\dfrac{A_{328(校正)}\times 稀释倍数\times 1900\times 每丸内容物平均装量}{称样量\times 100\times L\times 标示量}\times 100\%$$

$$=\dfrac{0.608\times 50\times \dfrac{50}{1}\times 1900\times 0.08232}{0.2382\times 100\times 1\times 1000}\times 100\%=99.8\%$$

18. $W=(9\sim 15\text{IU/mL})\times \dfrac{平均丸重}{标示量}\times 总体积\times 稀释倍数$

$$=(9\sim 15\text{IU/mL})\times \dfrac{80.0}{3000}\times 100\times \dfrac{10}{1}$$

$$=(240\sim 400)\text{mg}$$

19. $f=\dfrac{A_{内}/C_{内}}{A_{对}/C_{对}}=\dfrac{635094}{503728}\times \dfrac{25.08}{25.14}=1.258$

$$含量\%=\dfrac{f\times \dfrac{A_{样}}{A_{内}/C_{内}}\times 稀释倍数}{W}\times 100\%=1.258\times \dfrac{510035}{641539}\times \dfrac{25.14}{25.21}\times 100\%$$

$$=99.74\%$$

20. 标示量%=$\dfrac{\dfrac{A_{样}}{A_{对}}\times C_{对}\times 稀释倍数\times \overline{W}}{W\times 标示量}\times 100\%$

$=\dfrac{\dfrac{0.516}{0.491}\times 15\times 10^{-3}\times 100\times \dfrac{100}{5}\times \dfrac{2.0615}{20}}{0.3272\times 10}\times 100\%=99.32\%$

21. 标示量%=$\dfrac{f\times \dfrac{A_{供}}{A_{内}}\times C_{内}\times 稀释倍数\times 平均片重}{W\times 标示量}\times 100\%$

$=\dfrac{1.92\times \dfrac{578821}{671328}\times 1.0\times 10\times \dfrac{1.2064}{10}}{0.2017\times 10}\times 100\%=99.01\%$

22. (1) $T=\dfrac{C\times M}{n}=\dfrac{0.1\times 337.27}{2}=16.86$ (mg/mL)

(2) 含量%=$\dfrac{(V-V_0)\times T\times F}{W}\times 100\%$

$=\dfrac{(8.72-0.04)\times 16.86\times \dfrac{0.1007}{0.1}}{0.1489\times 1000}\times 100\%=98.97\%$

§5　药事管理学基本知识习题集

一、选择题

【A 型题】

1. 药事是指　　　　　　　　　　　　　　　　　　　　　　　　　　　（　　）

A. 国家、政府部门及药事组织依法对药事活动　　B. 保证公民用药安全、有效、经济、合理、方便、及时　　C. 与药品的安全、有效、经济、合理、方便、及时使用相关的活动　　D. 药事组织依法对药事活动施行的必要管理施行的必要管理　　E. 国家及政府部门依法对药事活动施行的必要管理

2. 下列不属于《中华人民共和国药品管理法》所规定的药品的是　　　　（　　）

A. 血清、疫苗　　B. 化学原料药　　C. 中药材　　D. 诊断药品　　E. 医疗器械

3. 药品的首要特殊性是　　　　　　　　　　　　　　　　　　　　　　（　　）

A. 竞争性　　B. 质量标准严格　　C. 专业技术性强　　D. 缺乏需求价格弹性　　E. 与人的生命健康相关

4. 国家基本药物的遴选原则是　　　　　　　　　　　　　　　　　　　（　　）

A. 临床必需、安全有效、价格合理、使用方便、中西药并重　　B. 临床必需、应用安全、疗效确切、质量稳定、使用方便、中西药并重　　C. 疗效确切、不良反应小、质量稳定、价格合理、使用方便　　D. 临床必需、应用安全、疗效确切、质量稳定、使用方便、以中药为主　　E. 应用安全、疗效确切、质量稳定、使用方便

5. 国家食品药品监督管理局的职能不包括　　　　　　　　　　　　　　（　　）

A. 核发许可证、审查批准药品广告　　B. 制定执业药师资格认定制度，指导执业药师资格考试和注册工作　　C. 药品注册审批　　D. 利用监督管理手段，配合宏观调控部门贯彻实施国家医药产业政策　　E. 拟定、修订药品管理法律法规、法定标准及有关药品目录

6. 化学药品的名称一般不包括　　　　　　　　　　　　　　　　　　　（　　）

A. 通用名　　B. 商品名　　C. 英文名　　D. 中文名　　E. 汉语拼音名

7. 药品注册管理的内容不包括　　　　　　　　　　　　　　　　　　　（　　）

A. 药品名称　　B. 药品广告　　C. 药品包装　　D. 药品　　E. 药品包装、标签、说明书的内容

8. 下列说法错误的是　　　　　　　　　　　　　　　　　　　　　　　（　　）

A. 药品名称一般包括通用名、商品名、汉语拼音名和中文名　　B. 药品注册管理这种前置性管理制度对于保证公众用药安全、有效是必要的、不可或缺的，而"事后管理"模式不可能最大限度地保证公众用药安全、有效　　C. 药品名称混乱会

给处方、配方、使用造成许多困难，极易发生差错事故，甚至误导用药、欺骗消费者 D. 药品注册管理是法定的控制药品市场准入的前置性管理制度 E. 药品包装、标签、说明书的内容是药品的重要组成部分，对保证药品在运输、储藏过程中的质量，保证安全、有效、合理地使用，都具有不可或缺的作用

9. 执业药师管理的目的是 （ ）

A. 只有通过法律对执业药师的资格、执业行为等严格管制，才能保证药学技术人员的药学专业素质、道德和法律素质，保证执业行为规范 B. 促进建立与执业药师管理政策一致的新的经营质量管理制度和管理模式 C. 具备规定的药学专业素质、执业道德、法律意识和执业行为方式的执业药师可以最大限度保证所提供的药品和药学服务的质量，从而保障公众的用药安全、有效 D. 提高执业药师的法律、社会、经济地位 E. 保证所提供的药品和药学服务的质量，从而保障公众的用药安全、有效

10. 执业药师管理的必要性是 （ ）

A. 具备规定的药学专业素质、执业道德、法律意识和执业行为方式的执业药师可以最大限度地保证所提供的药品和药学服务的质量，从而保障公众的用药安全、有效 B. 保证所提供的药品和药学服务的质量，从而保障公众的用药安全、有效 C. 只有通过法律对执业药师的资格、执业行为等严格管制，才能保证药学技术人员的药学专业素质、道德和法律素质，保证执业行为规范 D. 提高执业药师的法律、社会、经济地位 E. 促进建立与执业药师管理政策一致的新的经营质量管理制度和管理模式

11. 负责对医疗机构（零售药店）的定点资格进行审查的是 （ ）

A. 统筹地区药品监督管理部门 B. 统筹地区卫生行政部门 C. 统筹地区劳动和社会保障部门 D. 省级药品监督管理部门 E. 统筹地区药品价格管理部门

12. 《国家基本医疗保险药品目录》中，以"基本医疗保险基金不予支付"的方式列出药品目录的是 （ ）

A. 中药材 B. 血液制品 C. 中药饮片 D. 中成药 E. 西药

13. 《国家基本医疗保险药品目录》中的"甲类目录"是 （ ）

A. 由国家统一制定，各地可以部分调整 B. 由国家统一制定，各地不得调整 C. 由各省、自治区、直辖市制定，经国家核准 D. 由各省、自治区、直辖市分别制定 E. 各地参照国家制定的参考目录，增减的品种数不得超过总数的15%

14. 《城镇职工基本医疗保险定点零售药店管理暂行办法》规定，定点零售药店对外配处方要 （ ）

A. 与药品分类管理的处方药合并管理 B. 加强管理、统一核算 C. 分别管理、统一记账 D. 分别管理、单独建账 E. 分别管理、统一核算

15. 国务院决定在全国范围内进行城镇职工基本医疗保险制度改革的目的是 （ ）

A. 建立药品分类管理制度，保障人民用药安全有效 B. 加快医疗保险制度改革，保障职工基本医疗 C. 保障职工医疗用药 D. 加强和规范城镇职工基

本医疗保险定点医疗机构管理 E. 加强和规范城镇职工基本医疗保险定点零售药店管理

16. 负责在取得定点资格的医疗机构(零售药店)中确定定点医疗机构(零售药店)的是 （　）
   A. 参保人员 B. 统筹地区劳动和社会保障部门 C. 统筹地区社会保险经办机构 D. 统筹地区药品监督管理部门 E. 统筹地区卫生行政部门

17. 目前我国主管全国药品监督管理工作的机关是 （　）
   A. 国家医药管理局 B. 国家食品药品监督管理局 C. 国家药品监督局
   D. 国家药品管理局 E. 全国药品监督管理局

18. 药品生产企业委托生产药品 （　）
   A. 由国家药品监督管理部门审批 B. 只要委托给合法的生产企业，不需要审批 C. 由省级药品监督部门审批 D. 不需要审批，双方签订委托协议即可
   E. 由国家或国家授权的省级药品监督管理部门审批

19. 国家设置或确定的药检机构的法定业务不包括 （　）
   A. 新药审批检验 B. 药品生产企业药品出厂前检验 C. 进口药品审批检验 D. 医院制剂审批检验 E. 药品质量监督检查检验

20. 已撤销批准文号的药品 （　）
   A. 按假药论处 B. 按劣药论处 C. 不得继续生产、销售 D. 由当地药品监督管理部门监督销毁 E. 已经生产的，可以继续销售

21. 下列属于假药的是 （　）
   A. 改变剂型或改变给药途径的药品 B. 擅自添加着色剂、防腐剂、香料、矫味剂及辅料的 C. 超过有效期的 D. 以其他药品冒充麻醉药品的 E. 更改生产批号的

22. 全国人大常委会修订并通过的《中华人民共和国药品管理法》规定，从事生产、销售假药的企业，其直接负责的主管人员和其他直接责任人员应承担的法律责任是
   （　）
   A. 3年内不得从事药品生产、经营活动 B. 5年内不得从事药品生产、经营活动 C. 7年内不得从事药品生产、经营活动 D. 8年内不得从事药品生产、经营活动 E. 10年内不得从事药品生产、经营活动

23. 2001年2月28日全国人大常委会通过的《药品管理法》规定医疗机构配制的制剂应当是本单位 （　）
   A. 临床需要而市场上没有供应的品种 B. 临床、科研需要而市场上没有供应的品种 C. 临床需要而市场上没有供应或供应不足的品种 D. 临床、科研需要而市场上无供应或供应不足的品种 E. 临床需要而市场上供应不足的品种

24. 药品广告审批机关是 （　）
   A. 省级工商管理部门 B. 国家工商管理部门 C. 省级药品监督管理部门
   D. 国家药品监督管理部门 E. 省级以上药品监督管理部门

25. 下列按劣药处理的是 （　）
   A. 使用依照本法必须取得批准文号而未取得批准文号的原料药生产的 B. 药

品所含成分与国家药品标准规定的成分不符的　　C. 必须批准而未经批准生产、进口　D. 被污染的　E. 直接接触药品的包装材料未经审批的

26. 医师处方和药学专业技术人员调剂处方的原则是　　　　　　　　　　（　　）

　　A. 应当遵循安全、有效、经济的原则　　B. 应当遵循方便、合理的原则
　　C. 注意保护病人的隐私权　　D. 应当遵循安全、有效、经济的原则，注意保护病人的隐私权　　E. 注意保护药师的合法权益

27. 药学专业技术人员调剂处方时必须做到　　　　　　　　　　　　　（　　）

　　A. "三查五对"　　B. "三查七对"　　C. "四查五对"　　D. "四查七对"
　　E. "四查十对"

28. 药学专业技术人员处方审核的内容是　　　　　　　　　　　　　　（　　）

　　A. 用药适宜性　　B. 用药安全性　　C. 用药有效性　　D. 用药稳定性
　　E. 用药经济性

29. 处方是　　　　　　　　　　　　　　　　　　　　　　　　　　（　　）

　　A. 由注册的执业医师在诊疗活动中为病人开具的医疗文书　　B. 由注册的执业医师和执业助理医师在诊疗活动中为病人开具的医疗文书　　C. 由注册的执业医师和执业助理医师在诊疗活动中为病人开具的、由药学专业技术人员调配、核对的医疗文书　　D. 由注册的执业医师和执业助理医师在诊疗活动中为病人开具的、并作为发药凭证的医疗用药的医疗文书　　E. 由注册的执业医师和执业助理医师在诊疗活动中为病人开具的、由药学专业技术人员审核、调配、核对，并作为发药凭证的医疗用药的医疗文书

30. 处方字迹　　　　　　　　　　　　　　　　　　　　　　　　　（　　）

　　A. 只限于一名病人的用药　　B. 应当清楚，不得涂改；如有修改，必须在修改处签名及注明修改日期　　C. 可按君、臣、佐、使的顺序排列　　D. 应注明原因并再次签名　　E. 要准确规范，不得使用"遵医嘱"、"自用"等含糊不清的字句

31. 《处方管理办法（试行）》的适用范围包括　　　　　　　　　　　（　　）

　　A. 开具、调剂、使用、保管处方的相应机构和人员　　B. 开具、审核、调剂、使用、保存处方的相应机构和人员　　C. 开具、审核、调剂、使用、保存处方的相应机构　　D. 开具、审核、调剂、保管处方的相应机构和人员　　E. 开具、审核、调剂、使用、保存、执行处方的相应机构和人员

32. 使用过程中发现的不良反应应按规定上报，保留病历和有关检验、检查报告单等原始记录至少　　　　　　　　　　　　　　　　　　　　　　　（　　）

　　A. 1年　　B. 2年　　C. 3年　　D. 4年　　E. 5年

33. 配制记录和质量检验记录应完整归档，保存备查至少　　　　　　　（　　）

　　A. 1年　　B. 2年　　C. 3年　　D. 4年　　E. 5年

34. 医疗机构制剂配制和质量管理的基本准则是　　　　　　　　　　　（　　）

　　A. 对制剂质量负全部责任　　B. 医疗机构制剂配制质量管理规范　　C. 定期对其制剂配制和质量管理进行全面检查　　D. 主动接受国家和省级药品监督管理部门对制剂质量的监督检查　　E. 对用户提出的制剂质量的意见和使用中出现的

药品不良反应应详细记录和调查处理

35. 医疗机构制剂是指 （ ）

A. 医疗机构根据本单位临床或科研需要而配制的固定处方制剂 B. 医疗机构根据本单位临床或科研需要而常规配制、自用的固定处方制剂 C. 医疗机构根据本单位临床需要而市场没有供应的常规配制、自用的固定处方制剂 D. 医疗机构根据本单位临床需要而常规配制的固定处方制剂 E. 医疗机构根据本单位临床或科研需要而配制的处方制剂

【B 型题】

问题 1～4

A. 药事组织依法对药事活动施行的必要管理 B. 国家及政府部门依法对药事活动施行的必要管理 C. 与药品的安全、有效、经济、合理、方便、及时使用相关的活动 D. 国家、政府部门及药事组织依法对药事活动施行的必要管理 E. 保证公民用药安全、有效、经济、合理、方便、及时

1. 药事管理的手段是为了 （ ）
2. 宏观药事管理是 （ ）
3. 微观药事管理是 （ ）
4. 药事管理的宗旨是 （ ）

问题 5～9

A. 药品监督管理部门的职能 B. 工商行政管理部门的职能 C. 国防科工委，环境保护部门的职能 D. 劳动与社会保障部门的职能 E. 公安部门的职能

5. 对药品广告进行监督查处是 （ ）
6. 依法参与特殊管理药品的管理，同时对触犯刑法者依法追究刑事责任的是 （ ）
7. 对医疗保险用药品种、给付标准、定点零售药店进行相应必要的行政管理是 （ ）
8. 对药品、药事组织、执业药师进行必要的行政管理以保证药品质量和公民用药安全、有效是 （ ）
9. 确定国家基本药物目录是 （ ）

问题 10～14

A. 药事管理对公众的意义 B. 药事管理对国家的意义 C. 药事管理对药事组织的意义 D. 药事管理的内容 E. 药事管理的目的

10. 包括药品监督管理、基本药物管理、药品价格和储备管理、医疗保险用药与定点药店的管理、药品研发、生产、经营和服务质量的管理等内容属于 （ ）
11. 是保障公民用药安全、有效、经济、合理、方便、及时和生命健康的必要的和有效的手段属于 （ ）
12. 履行宪法和法律赋予国家的责任，体现国家和政府对公众健康利益的关心属于 （ ）
13. 保证公民用药安全、有效、经济、合理、方便、及时，不断提高国民的健康水平，不断提高药事组织的经济、社会效益水平属于 （ ）
14. 为药事组织的微观药事管理提供法律依据、法定标准和程序属于 （ ）

问题 15～18

A. 药品批发组织 B. 药品销售代理组织 C. 药品零售组织 D. 药品物

流组织　　E. 传统药品交易中介服务组织

15. 向最终使用药品的病人直接零售药品和提供药学服务的属于 （　　）

16. 向以转售为目的的药品零售、使用组织销售药品的属于 （　　）

17. 专门从事药品储藏、配送等物流业务的组织，对储藏、配送的药品没有所有权、处置权，只能根据委托方的要求依法储藏、配送药品的属于 （　　）

18. 替其他药品生产、批发企业代理销售药品的组织，对代理销售的药品没有所有权，只能按协议销售药品的组织属于 （　　）

问题 19～23

　　A. 药品批发组织的职能　　B. 药品销售代理组织的职能　　C. 药品零售组织的职能　　D. 药品物流组织的职能　　E. 传统药品交易中介服务组织的职能

19. 保证药品储藏、配送过程中的质量属于 （　　）

20. 保证交易主体和客体的合法性属于 （　　）

21. 保证代理药品的合法性和代理药品的质量属于 （　　）

22. 保证药品购进的合法性和质量、保证售出药品的质量和药学服务的质量属于

（　　）

23. 保证药品购进渠道的合法性和购进药品的质量，依法管理药品的购、销、存运等药事活动属于 （　　）

问题 24～28

　　A. 新药　　B. 城镇职工基本医疗保险药品　　C. 国家基本药物　　D. 处方药　　E. 非处方药

24. 不需要医师处方，消费者即可自行判断、购买和使用的药品为 （　　）

25. 分为甲类目录药品和乙类目录药品的是 （　　）

26. 未在中国境内上市销售的药品属于 （　　）

27. 必须凭执业医师或助理执业医师的处方才可调配、购买和使用的药品属于 （　　）

28. 按照"临床必需、安全有效、价格合理、使用方便、市场能保证供应"的原则遴选的 （　　）

问题 29～33

　　A. 宪法　　B. 法律　　C. 行政法规　　D. 地方性法规　　E. 部门规章

29. 由全国人民代表大会或其常务委员会依照一定立法程序制定，由国家主席签署主席令公布，不得和宪法相抵触，效力高于行政法规、地方性法规和规章的是 （　　）

30. 由国务院根据宪法和法律制定，效力高于地方性法规、规章的是 （　　）

31. 由国务院各部、委员会及直属机构在本部门的权限内发布的是 （　　）

32. 《药品管理法》属于 （　　）

33. 是国家根本大法，具有最高法律效力，由全国人民代表大会行使修改和监督实施的职权，其常务委员会行使解释和监督实施的职权的是 （　　）

问题 34～36

　　A. 执业药师注册资格认证　　B. 执业药师注册管理　　C. 执业药师继续教育管理　　D. 执业药师监督查处　　E. 执业药师考试管理

34. 对药学技术人员执业的合法性、执业药师的行为、相关药事组织的责任等进行的监

督管理并依法进行处罚属于 （　　）

35. 属于事前管理，包括执业登记注册和颁发《执业药师注册证》的是 （　　）

36. 又称执业药师资格认证，包括资格认定、资格考试及颁发《执业药师资格证书》的是 （　　）

问题 37～41

A. 各级药品检验机构　　B. 国家药典委员会　　C. 药品审评中心　　D. 药品评价中心　　E. 药品认证管理中心

37. 负责国家药品标准的组织制定和修订的机构是 （　　）

38. 负责药品审批检验和质量抽验的机构是 （　　）

39. 对新药、进口药品、国家标准品种进行技术审评的机构是 （　　）

40. 对申请各类管理规范认证的机构组织实施现场检查认证工作的机构是 （　　）

41. 负责药品上市后的再评价和不良反应监测等技术业务组织工作的机构是 （　　）

问题 42～46

A. 药品注册管理　　B. 药事组织许可证管理　　C. 药品广告管理　　D. 药品的价格管理　　E. 药品的监督查处

42. 发布前审查管理，处方药只能在专业杂志上发布属于 （　　）

43. 对生产、上市和使用的药品的合法性进行监督，对非法药品依法进行处罚属于

（　　）

44. 对药品进入市场时采取的必要的事前管理属于 （　　）

45. 包括新药管理、药品生产上市管理、进口药品注册管理、非处方药注册管理等属于

（　　）

46. 对某些药事组织采取的必要的事前管理属于 （　　）

问题 47～51

A. 国家权力机关　　B. 国家行政机关　　C. 人民法院　　D. 人民检察院
E. 国家军事机关

47. 由各级人民代表大会及县以上各级人大设立的常务委员会组成 （　　）

48. 是国家检察机关，即国家法律监督机关，依法独立行使检察权，实行双重从属制，各级人民检察院对产生它的国家权力机关和上级检察院负责 （　　）

49. 是全国武装力量，最高领导机关是对全国人民代表大会及其常务委员会负责的中央军事委员会 （　　）

50. 即各级人民政府，是各级国家权力机关的执行机关 （　　）

51. 由同级国家权力机关产生，作为国家审判机关，依法独立行使审判权 （　　）

问题 52～54

A. 最高国家权力机关　　B. 最高国家行政机关　　C. 最高国家审判机关
D. 最高国家检察机关　　E. 最高国家军事机关

52. 全国人民代表大会及其常务委员会是 （　　）

53. 国务院即中央人民政府是 （　　）

54. 中央军事委员会是 （　　）

问题 55～59

A. 药品内包装　　B. 药品外包装　　C. 内包装标签　　D. 外包装标签

E. 药品最小销售单元包装

55. 直接与药品接触的包装（如安瓿、注射剂瓶，铝箔等）属于 （ ）
56. 应能保证药品在生产、运输、储藏及使用过程中的质量，并便于医疗使用 （ ）
57. 应根据所选用药包材的材质，做稳定性试验，考察药包材与药品的相容性 （ ）
58. 分为中包装和大包装，应根据药品的特性选用不易破损的包装，以保证药品在运输、储藏、使用过程中的质量 （ ）
59. 必须按照规定印有或贴有标签并附有说明书属于 （ ）

问题 60～64

A. 国家食品药品监督管理局　　B. 国家食品药品监督管理局注册司　　C. 国家食品药品监督管理局药品审评中心　　D. 国家药典委员会　　E. 中国药品生物制品检定所

60. 负责药品质量标准复核工作的机构是 （ ）
61. 具体负责药品注册管理的业务部门是 （ ）
62. 我国法定的药品注册管理机构是 （ ）
63. 对药品注册申请进行技术审评工作的机构是 （ ）
64. 负责国家药品标准的制定工作的机构是 （ ）

问题 65～69

A. 我国实施药品分类管理的指导思想　　B. 我国实施药品分类管理的目标
C. 我国实施药品分类管理的基本原则　　D. 我国遴选非处方药的指导思想
E. 我国遴选非处方药的原则

65. 应用安全、疗效确切、质量稳定、应用方便是 （ ）
66. 安全有效、慎重从严、结合国情、中西并重是 （ ）
67. 从保证人民用药安全、有效和提高药品监督管理水平出发，建立符合国情的科学、合理的管理思路是 （ ）
68. 积极稳妥、分步实施、注重实效、不断完善，加强处方药的监督管理，规范非处方药的监督管理是 （ ）
69. 2000 年起，初步建立起分类管理制度和与其相适应的新的药品监督管理法律体系，若干年后建立比较完善的分类管理制度是 （ ）

问题 70～73

A. 执业药师资格认证管理　　B. 执业药师注册管理　　C. 执业药师继续教育管理　　D. 执业药师执业行为管理　　E. 执业药师发展管理

70. 主要方式是执业药师资格考试 （ ）
71. 目的是使执业药师不断更新知识 （ ）
72. 属于前置性管理，目的是不允许任何人随意进入或退出药学业务领域 （ ）
73. 监督执业药师在日常业务过程中是否履行规定的职责 （ ）

问题 74～78

A. 药品生产企业　　B. 药品批发企业　　C. 药品零售企业　　D. 药品使用机构　　E. 药品研发组织

74. 是保证药品质量的前位关键环节 （ ）

75. 经营处方药、甲类非处方药应当配备执业药师或者其他依法经过资格认定的药学技术人员，负责审核处方、调配和提供用药指导 （　　）

76. 其采购、仓储、运输、批发销售行为对所经营药品质量有直接的影响 （　　）

77. 对其药品调配、供应及药学服务活动所规定的条件、行为规范的内容和方式，与药品零售企业相似，但没有许可证审批的前置性管理 （　　）

78. 除临床研究机构外，一般不采取市场准入前置性管理方式 （　　）

问题 79～83

　　A. 参保人员　　B. 统筹地区劳动和社会保障部门　　C. 统筹地区社会保险经办机构　　D. 统筹地区药品监督管理部门　　E. 统筹地区卫生行政部门

79. 负责对零售药店定点资格进行审查的是 （　　）

80. 负责在取得定点资格的零售药店中确定定点药店的是 （　　）

81. 负责结算参保人员医疗费用的是 （　　）

82. 负责对医疗机构的定点资格进行审查的是 （　　）

83. 负责在取得定点资格的医疗机构中确定定点医疗机构的是

问题 84～87

　　A. 1年　　B. 2年　　C. 3年　　D. 5年　　E. 6个月

84. 社会保险经办机构和定点医疗机构签订协议的有效期为 （　　）

85. 社会保险经办机构和定点零售药店签订协议的有效期为 （　　）

86. 参保人员多长时间后可提出变更定点医疗机构申请 （　　）

87. 外配处方保存备查的时间为 （　　）

问题 88～91

　　A.《国家基本医疗保险药品目录》中的西药和中成药　　B.《国家基本医疗保险药品目录》中的中药饮片　　C.《国家基本医疗保险药品目录》中的甲类药品　　D.《国家基本医疗保险药品目录》中的乙类药品　　E.《国家基本药物目录》

88. 临床治疗必需，使用广泛，疗效好，同类药品中价格低的药品为 （　　）

89. 可供临床治疗选择使用，疗效好，同类药品中价格略高的药品为 （　　）

90. 由国家统一制定，各地不得调整的是 （　　）

91. 由国家制定，各地可根据经济水平、医疗需要和用药习惯适当进行调整，但增、减数之和不得超过原总数的 15% 的是 （　　）

问题 92～94

　　A. 使用"甲类目录"药品所发生的费用　　B. 使用"乙类目录"药品所发生的费用　　C. 使用中药饮片所发生的费用　　D. 急救、抢救期间所需药品　　E. 使用主要起营养滋补作用的药品所发生的费用

92. 除基本医疗保险不予支付的药品外，均按基本医疗保险的规定支付所发生的药品为 （　　）

93. 适当放宽范围的为 （　　）

94. 先由参保人员自付一定比例，再按基本医疗保险的规定支付所发生的药品使用费的为 （　　）

95. 不能纳入基本医疗保险用药范围的是 （　　）

96. 按基本医疗保险的规定支付的是 （　　）

问题 97～101

    A. 参保人员持定点医疗机构处方，在定点零售药店购药的行为　　B. 经统筹地区劳动保障行政部门审查，并经过社会保险经办机构确定的，为城镇职工基本医疗保险参保人员提供处方外配服务的零售药店　　C. 定点医疗机构医师开具，有医师签名和定点医疗机构盖章　　D. 分别管理，单独建账　　E. 劳动保障行政部门及药品监督管理部门、物价、医药行业主管部门的监督检查

97. 定点零售药店是指 （　　）
98. 外配处方必须由 （　　）
99. 处方外配是指 （　　）
100. 定点零售药店的处方外配服务和管理必须接受 （　　）
101. 定点零售药店外配处方管理工作要实行 （　　）

问题 102～106

    A. 食品药品监督管理局　　B. 国家药典委员会　　C. 中国药品生物制品检定所　　D. 工商行政管理部门　　E. 司法部门

    以下行为属上述哪个机构管理：

102. 修订对制售假劣药品危害人民健康的单位和个人追究刑事责任 （　　）
103. 审批药品说明书 （　　）
104. 监督管理药品广告及药品购销中的不正当竞争行为 （　　）
105. 负责国家药品标准的制定 （　　）
106. 负责提供国家药品标准品、对照品 （　　）

问题 107～109

    A. GCP　　B. GLP　　C. GMP　　D. GSP　　E. GPP

107. 药品生产企业必须遵守 （　　）
108. 药品经营企业必须遵守 （　　）
109. 医疗机构配制制剂必须遵守 （　　）

问题 110～111

    A. GCP　　B. GLP　　C. GMP　　D. GSP　　E. GPP

110. 药物临床试验机构必须遵守 （　　）
111. 药物非临床安全性评价机构必须遵守 （　　）

问题 112～116

    A. 麻醉药品　　B. 戒毒药品　　C. 对国内供应不足的药品　　D. 生化药品　　E. 用于血源筛查的体外诊断试剂

112. 《药品管理法实施条例》规定，在销售或进口前应当按规定进行检验或者审批的是 （　　）
113. 《药品管理法》规定，管理办法由国务院制定的是 （　　）
114. 《药品管理法》规定，药品标签必须印有规定标志的是 （　　）
115. 《药品管理法》规定，国务院有权限制或禁止出口的是 （　　）
116. 《药品管理法》规定，国家实行特殊管理的药品是 （　　）

问题 117～120

  A. 在执业地点取得相应的处方权 B. 须经所在执业地点执业医师签字或加盖专用签章后方有效 C. 在注册的执业地点取得相应的处方权 D. 须经所在医疗、预防、保健机构有处方权的执业医师审核、并签名或加盖专用签章后方有效 E. 其处方权即被取消

117. 经注册的执业医师   (   )

118. 经注册的执业助理医师开具的处方   (   )

119. 试用期的医师开具的处方   (   )

120. 经注册的执业助理医师在乡、民族乡、镇的医疗、预防、保健机构执业 (   )

问题 121～123

  A. 应当遵循安全的原则，并注意保护病人的隐私权 B. 应当遵循安全、有效、经济的原则，并注意保护病人的隐私权 C. 由医师开具 D. 必须凭医师处方销售、调剂和使用 E. 可以自行销售和使用

121. 处方药是指   (   )

122. 药学专业技术人员调剂处方是指   (   )

123. 医师处方是指   (   )

问题 124～127

  A. 淡红色 B. 淡绿色 C. 淡蓝色 D. 淡黄色 E. 白色

124. 麻醉药品处方印刷用纸的颜色为   (   )

125. 急诊处方印刷用纸的颜色为   (   )

126. 儿科处方印刷用纸的颜色为   (   )

127. 普通处方印刷用纸的颜色为   (   )

问题 128～131

  A. 采用通用名 B. 以《中华人民共和国药典》收载或药典委员会公布的《中国药品通用名称》或经国家批准的专利药品名为准 C. 应有病历记录 D. 可按君、臣、佐、使的顺序排列 E. 一律用阿拉伯数字书写

128. 中药饮片处方的书写   (   )

129. 药品剂量与数量   (   )

130. 开具麻醉药品处方   (   )

131. 药典或《中国药品通用名称》没有收载的药品名称   (   )

问题 132～135

  A. 一般不得超过 3 天用量 B. 一般不得超过 7 天用量 C. 一般不得超过 15 天用量 D. 可适当延长，但医师必须注明理由 E. 开具当天有效，特殊情况下需要延长有效期的，由处方医生注明有效期限，但有效期最长不得超过 3 天

132. 处方有效期   (   )

133. 处方限量   (   )

134. 急诊处方限量   (   )

135. 某些慢性病、老年病或特殊情况，处方用量   (   )

问题 136～139

    A. 1 年   B. 2 年   C. 3 年   D. 4 年   E. 5 年

136. 麻醉药品处方保存   (   )

137. 急诊处方保存   (   )

138. 儿科处方保存   (   )

139. 普通处方保存   (   )

问题 140～141

    A. 负责处方审核、评估、核对、发药以及安全用药指导   B. 从事处方调配工作；确因工作需要，培训考核合格后也可以承担相应的药品调剂工作   C. 其处方调剂权即被取消   D. 方可从事处方调剂、调配工作   E. 须凭医师处方调剂处方药品

140. 具有药师以上药学专业技术职务任职资格的人员的工作职责是 (   )

141. 药士的工作职责是   (   )

问题 142～145

    A. 前记   B. 正文   C. 主体   D. 后记   E. 附录

142. 审核、调配、核对、发药的药学专业技术人员签名及诊断属处方的 (   )

143. 药品金额属处方的   (   )

144. 药品名称、规格、数量、用法用量属处方的   (   )

145. 病人姓名、性别、年龄属处方的   (   )

问题 146～150

    A. 标准操作规程   B. 配制规程   C. 物料   D. 洁净室   E. 一般区

146. 需要对尘粒及微生物数量进行控制的房间（区域），其建筑结构、装备及其使用均具有减少该区域内污染源的介入、产生和滞留的功能称为 (   )

147. 原料、辅料、包装材料等属于   (   )

148. 未规定有空气洁净级别要求的区域称为   (   )

149. 为各个制剂制定，为配制该制剂的标准操作，包括投料、配制工艺、成品包装等内容称为 (   )

150. 经批准用以指示操作的通用性文件或管理办法称为   (   )

问题 151～154

    A. 对工作极端负责、对技术精益求精   B. 实行人道主义   C. 是判断药学人员行为是非、善恶的标准，是调整药学人员道德关系和道德行为的准则   D. 以病人为中心，为人民提供安全、有效、经济、合理的优质药品和药学服务   E. 对病人高度的责任心和对药学事业的献身精神

151. 药学职业道德的基本特点是   (   )

152. 药学职业道德规范的内容为   (   )

153. 药学职业道德规范为   (   )

154. 药学人员的道德义务为   (   )

【X 型题】

1. 药事管理的意义是   (   )

A. 保障公民用药安全、有效、经济、合理、方便、及时和生命健康　　B. 体现国家和政府对公众健康利益的关心　　C. 提高药品监督管理部门的监管水平　　D. 提高药事组织的经济、社会效益水平　　E. 为微观药事管理提供法律依据、法定标准和程序

2. 药事管理的目的包括　　　　　　　　　　　　　　　　（　　）

A. 保证公民用药安全、有效、经济、合理、方便、及时　　B. 不断提高国民的健康水平　　C. 不断提高药事组织的经济、社会效益水平　　D. 制定法律监管体系　　E. 实施法律监管体系

3. 与药事管理有关的说法正确的是　　　　　　　　　　（　　）

A. 宗旨是保证公民用药安全、有效、经济、合理、方便、及时　　B. 宏观药事管理是指国家依照宪法通过立法，政府依法通过施行相关法律、制定并施行相关法规、规章，对药事活动施行的必要管理　　C. 微观药事管理是指药事组织依法通过施行相关管理措施，对药事活动施行的必要管理　　D. 药事管理还包括职业道德范畴的自律性管理　　E. 药事管理的依据是宪法和法律

4. 与药有关的说法正确的是　　　　　　　　　　　　　（　　）

A. 与药有关的事情　　B. 与药品的安全、有效、经济、合理、方便、及时使用相关的活动　　C. 包括与药品的研发、制造、采购、储藏、营销、运输、使用价格、储备、医疗保险等有关的活动　　D. 依据是宪法和法律　　E. 包括职业道德范畴的自律性管理

5. 药事管理的内容包括　　　　　　　　　　　　　　　（　　）

A. 药品监督管理　　B. 基本药物管理　　C. 药品价格和储备管理　　D. 医疗保险用药与定点药店的管理　　E. 药品研发、生产、经营和药学服务质量的管理

6. 宏观药事管理的内容包括　　　　　　　　　　　　　（　　）

A. 药品监督管理　　B. 基本药物管理　　C. 药品研发、生产质量管理　　D. 药品经营、药学服务质量管理　　E. 医疗保险用药销售管理

7. 微观药事管理的内容包括　　　　　　　　　　　　　（　　）

A. 药品监督管理　　B. 基本药物管理　　C. 药品储备管理　　D. 药品价格管理　　E. 医疗保险用药与定点药店管理

8. 我国微观药事管理组织包括　　　　　　　　　　　　（　　）

A. 药品研发组织　　B. 药品生产、批发、销售代理、零售组织　　C. 药品招标代理组织、药品使用组织　　D. 药品物流组织、传统药品交易中介服务组织　　E. 网上药品交易中介服务、网上药品零售组织

9. 我国宏观药事管理组织包括　　　　　　　　　　　　（　　）

A. 国家药品监督管理局及地方各级药品监督管理部门　　B. 国家经济贸易委员会及地方各级经济贸易委员会　　C. 国家发展与改革部门　　D. 劳动与社会保障部门　　E. 国防科技工业委员会、环境保护局、公安部、工商行政管理局等

10. 我国宏观药事管理部门包括　　　　　　　　　　　（　　）

A. 药品监督管理部门　　B. 经济贸易部门　　C. 社会发展计划部门　　D. 劳动与社会保障部门　　E. 国防科技工业、环境保护、公安、工商行政管理等部门

11. 制定药品标准的原则是　　　　　　　　　　　　　　　（　　）

A. 要尽可能反映药品的质量、生产技术水平和管理水平　　B. 坚持质量第一，充分体现"安全有效、技术先进、经济合理"的原则，并尽可能采用国外先进药典标准　　C. 要了解影响药品质量的因素，有针对性地规定检测项目　　D. 检验方法的选择应根据"准确、灵敏、简便、快速"的原则　　E. 各种限度的规定应密切结合实际，要能保证药品在生产、储存、销售和使用过程中的质量

12. 下列属于药品的是　　　　　　　　　　　　　　　　　（　　）

A. 天麻饮片　　B. 强化维生素 C 的食品　　C. 青霉素原料　　D. 医疗器械　　E. 直接接触药品的包装材料

13. 关于国家药品标准正确的是　　　　　　　　　　　　　（　　）

A. 是国家对药品质量规格及检验方法所做的技术规定，是药品生产、供应、使用、检验和管理部门共同遵循的法定依据　　B. 属于强制性标准　　C. 国家药品标准包括国家药品监督管理部门颁布的《中国药典》、《中国生物制品规程》、《药品卫生标准》及未载入药典的局颁标准　　D.《中药饮片炮制规范》属于国家标准　　E.《中国医院制剂规范》也是国家标准

14. 我国药品标准的主要类型包括　　　　　　　　　　　　（　　）

A.《中国药典》　　B.《企业内控标准》　　C.《药品卫生标准》　　D. 国家药品监督管理部门颁布的未载入药典的局颁标准　　E.《中药饮片炮制规范》

15.《药品管理法》所规定的药品包括　　　　　　　　　　（　　）

A. 中药材、中药饮片、中成药　　B. 化学原料药及其制剂　　C. 抗生素；生化药品、血清、疫苗、血液制品　　D. 放射性药品　　E. 诊断药品

16. 药品的特殊性包括　　　　　　　　　　　　　　　　　（　　）

A. 与人的生命健康相关　　B. 质量标准严格，药品的质量指标必须符合规定的标准，低于规定标准的药品不合格，高于规定标准的药品也绝不等于是高质量的药品　　C. 专业技术性强，药品的质量状况必须由专业技术人员判断，药品的正确使用一般都需要专业知识　　D. 社会公共性、需要迫切性、缺乏需求价格弹性及消费者低选择性　　E. 经济性和竞争性

17. 国家基本药物的来源是　　　　　　　　　　　　　　　（　　）

A. 国家药品标准收载的品种　　B. 上市的新药　　C. 地方标准再评价后的品种　　D. 国家批准进口的药品　　E. 试生产的新药

18. 国家基本药物的遴选原则是　　　　　　　　　　　　　（　　）

A. 临床必需　　B. 安全有效　　C. 价格合理　　D. 使用方便　　E. 中西药并重

19. 药品管理的内容包括　　　　　　　　　　　　　　　　（　　）

A. 药品注册管理　　B. 药品生产、流通管理　　C. 药品广告管理　　D. 药品的使用管理　　E. 药品的监督查处

20. 药品监督管理的内容包括　　　　　　　　　　　　　　（　　）

A. 药品管理　　B. 食品、保健品、化妆品管理　　C. 药事组织管理　　D. 执业药师管理　　E. 医疗服务管理

21. 下列说法正确的是 （ ）

A. 药品监督管理属于宏观药事管理的范畴　　B. 药品监督管理的目的是保证药品质量、保障人体用药安全，维护人民身体健康和用药者的合法权益　　C. 药品监督管理的意义在于能保障公众合理用药，维护公众身体健康；同时保护合法医药企业的正当权益　　D. 对药事组织的管理包括药事组织许可证管理、药事组织条件与行为规范管理、药事组织监督查处　　E. 省级药品监督管理部门负责辖区内的药品监督管理工作，并对省以下药品监督管理体系实行垂直管理

22. 执业药师管理的内容包括 （ ）

A. 执业药师考试管理　　B. 执业药师注册管理　　C. 执业药师继续教育管理　　D. 执业药师监督查处　　E. 执业药师注册资格认证

23. 药品监督管理行政机构包括 （ ）

A. 国家局　　B. 省局　　C. 市局　　D. 县局　　E. 乡局

24. 国家机关包括 （ ）

A. 国家权力机关　　B. 国家行政机关　　C. 国家审判机关　　D. 国家检察机关　　E. 国家军事机关

25. 中国药品生物制品检定所的职责包括 （ ）

A. 负责全国药品质量检验　　B. 负责生物制品的质量检验　　C. 负责药品的强制性检验　　D. 负责进口药品的质量检验　　E. 负责新药的质量检验

26. 药品监督管理技术机构包括 （ ）

A. 各级药品检验机构　　B. 国家药典委员会　　C. 药品审评中心　　D. 药品评价中心　　E. 药品认证管理中心和执业药师资格认证中心

27. 法的层次包括 （ ）

A. 宪法　　B. 国家权力机关制定的法律、地方性法规、自治条例和单行条例　　C. 国家行政机关制定的行政法规、部门规章和地方政府规章　　D. 最高人民法院的司法解释　　E. 国务院有关部门对规章的解释

28. 下列有关说法正确的是 （ ）

A. 下位法不能和上位法相抵触　　B. 部门规章之间、部门规章和地方政府规章之间具有同等效力，在各自的权限范围内施行　　C. 同一层次的法，特别规定优于一般规定，新的规定优于旧的规定　　D. 除了特别规定以外，法不溯及既往　　E. 规范性文件是抽象行为，不能被提起行政诉讼

29. 法的主要特征包括 （ ）

A. 依照法定立法权限和程序制定　　B. 具有普遍约束力　　C. 形式上有严格要求　　D. 具有较高效力　　E. 针对不同对象发布，能反复适用

30. 下列有关说法正确的是 （ ）

A. 规范性文件的共性包括：具有普遍约束力、不能被提起行政诉讼、行政诉讼中可被引用　　B. 人民法院审理行政案件，以法律、行政、地方性法规为依据，参照部门规章和地方政府规章　　C. 除法律、法规、规章外，其他规范　　D. 对法不能提起行政复议，但对其他行政规范性文件可以与对具体行政行为申请复议时一并提起行政复议　　E. 部门规章、地方政府规章可以与对具体行政行为申请

复议时一并提起行政复议

31. 国家药品监督管理局的主要职责是 （ ）

A. 负责药品注册和中药保护品种　　B. 拟定、修订和经授权颁布医疗器械产品法定标准　　C. 制定医药行业或企业的产品升级换代规划、计划　　D. 组织实施中药、生化制药的行业管理　　E. 拟定、修订药物非临床研究质量、临床试验质量管理规范并监督实施

32. 药品注册管理的内容包括 （ ）

A. 药品名称　　B. 药品包装、标签、说明书的内容　　C. 药品包装　　D. 药品　　E. 药品价格

33. 关于药品通用名的说法正确的是 （ ）

A. 药品通用名是药品的法定名称　　B. 药品通用名是列入国家药品标准的药品名称　　C. 药品通用名应当符合国家药品监督管理局的规定并经国家药品监督管理局批准方可使用　　D. 已经作为药品通用名称的，该名称不得作为药品商标使用　　E. 药品商标应当经国家药品监督管理局批准方可使用，受法律保护

34. 化学药品名称包括 （ ）

A. 通用名　　B. 化学名　　C. 英文名　　D. 汉语拼音名　　E. 商品名

35. 中药材名称包括 （ ）

A. 中文名　　B. 汉语拼音名　　C. 拉丁名　　D. 通用名　　E. 商品名

36. 中药制剂名称包括 （ ）

A. 中文名　　B. 汉语拼音名　　C. 拉丁名　　D. 通用名　　E. 商品名

37. 药品命名的原则是 （ ）

A. 药品名称读音应清晰易辨，避免与已经使用的药品相似　　B. 同一药效类别的药品，其名称力求显示这一关系　　C. 凡是易令病人从解剖学、生理学、病理学和治疗学角度猜测药效的名称，一般不应采用　　D. 药品名称应科学易懂　　E. 药品名称应便于指导病人合理用药

38. 药品注册的类别包括 （ ）

A. 新药临床前研究　　B. 新药临床研究　　C. 新药的生产上市　　D. 已有国家标准的药品的生产、上市　　E. 进口药品

39. 2006 年 1 月 1 日起，下列属于不可零售的药品有 （ ）

A. 终止妊娠药品　　B. 蛋白同化制剂　　C. 肽类激素（胰岛素除外）　　D. 药品类易制毒化学品　　E. 疫苗

40. 不可零售的药品有 （ ）

A. 麻醉药品　　B. 罂粟壳　　C. 第一类精神药品　　D. 放射性药品　　E. 医院制剂

41. 实行药品分类管理的意义包括 （ ）

A. 有利于保证人民用药安全　　B. 有利于提高人民自我保健意识　　C. 有利于促进医药行业与国际接轨　　D. 有利于降低医药费用　　E. 有利于合理利用有限的卫生资源

42. 特殊管理药品包括 （ ）

A. 戒毒药品　　B. 麻醉药品　　C. 精神药品　　D. 放射性药品　　E. 医疗用毒性药品

43. 非处方药管理的一般内容包括 （　　）

A. 登记管理：已经获得批准文号的药品必须经过药品监督管理部门的安全性审查和非处方药登记，才成为合法的非处方药　　B. 包装、标签、说明书管理　　C. 广告宣传管理　　D. 流通、使用管理　　E. 生产管理

44. 特殊管理药品管理模式的特点是

A. 更多地使用前置性审批管理方式，对特殊药品的生产单位、生产计划，经营单位、经营计划、购用、进口、出口等环节进行事先审批　　B. 更多、更具体、更严格的管理方式，对特殊管理药品的全程实行特殊管理　　C. 对违法行为给予更严厉的处罚　　D. 多部门协同管理　　E. 特殊管理药品虽然和一般药品一样具有医疗价值，但因其具有特殊的药理、生理作用，管理、使用不当会严重危害病人及公众的生命健康乃至社会的利益

45. 乙类非处方药的管理原则包括 （　　）

A. 在药品零售网点数量不足、分布不合理的地区，经有关部门批准普通商业企业可以销售乙类非处方药　　B. 普通商业企业的乙类非处方药销售人员和管理人员必须经当地地市以上药品监督管理部门的有关培训、考核并持证上岗　　C. 普通商业企业销售乙类非处方药时应设立专架或专柜，必须从合法的企业采购乙类非处方药，并按有关规定保存采购记录　　D. 普通商业连锁超市销售乙类非处方药必须由连锁总部统一从合法的渠道采购、配送，分店不得独自采购　　E. 销售乙类非处方药的普通商业连锁超市其连锁总部必须具备与其经营规模和品种相适应的仓储条件，并配备1名药师以上的药学技术人员负责质量管理工作

46. 有关药品不良反应报告的说法正确的是 （　　）

A. 药品不良反应包括已知的和新的药品不良反应　　B. 建立药品不良反应监测报告制度的目的是保障公众用药安全，为药品再评价、淘汰药品和临床用药提供信息　　C. 建立药品不良反应监测报告制度的意义是可以保障公众用药安全、促进合理用药、研制更为安全有效的新药，并能科学地淘汰药品　　D. 新的药品不良反应是指药品说明书上未载明的不良反应　　E. 药品不良反应是指合格药品在正常用法用量下出现的与用药目的无关或意外的有害反应

47. 关于药品广告的说法正确的是 （　　）

A. 药品广告发布前必须经过审批　　B. 因为药品广告是为药品使用者提供药品信息，药品广告质量是药品质量的重要组成部分，必须进行必要和有效的监管　　C. 药品广告管理的目的是确保广告质量，从而保障公众用药安全、有效　　D. 省级药品监督管理部门是药品广告的法定审查机构，对通过审批的药品广告发给药品广告批准文号　　E. 县以上工商行政管理部门是广告监督管理机关

48. 药品广告规则包括 （　　）

A. 前置性审查规则　　B. 广告发布规则　　C. 媒介限制规则　　D. 内容限制规则　　E. 事后监督规则

49. 2006年1月1日起必须凭处方销售的药品有 （　　）

A. 注射剂 　 B. 毒性药品 　 C. 第二类精神药品 　 D. 按兴奋剂管理的药品
E. 精神障碍治疗药

50. 2006 年 1 月 1 日起必须凭处方销售的药品有 　　　　　　　　　（　　）
A. 抗病毒药 　 B. 肿瘤治疗药 　 C. 含麻醉药品的复方口服溶液和曲马朵制
剂 　 D. 未列入非处方药目录的抗生素和激素 　 E. 高血压用药

51. 下列说法正确的是 　　　　　　　　　　　　　　　　　　　　（　　）
A. 对药事组织进行管理的必要性是某些药事组织的行为与公众生命和健康密切相
关 　 B. 对药品批发企业进行监管的目的是保证药品批发过程中的药品质量
C. 对药品生产企业进行监督管理的目的是保证药品生产质量 　 D. 对药品零售
企业进行监管的目的是保证药品零售过程中的药品质量和药学服务的质量
E. 没有强制性地将设有药品质量检验机构作为药品经营企业的市场准入条件

52. 下列属于药品生产企业管理特点的是 　　　　　　　　　　　　　（　　）
A. 药品生产企业承担着保证药品质量的首要责任 　 B. 药品生产企业的生产条
件和行为直接决定所生产药品的质量，是保证药品质量的前位关键环节 　 C. 对
药品生产企业进行管理的目的是保证药品生产质量 　 D. 药品生产企业必须具有
质量检验机构、人员及必要的仪器设备 　 E.《中华人民共和国药品管理法》没
有强制性地将设有药品质量检验机构作为药品生产企业的市场准入条件

53. 药品批发企业的行为规则包括 　　　　　　　　　　　　　　　　（　　）
A. 必须按 CSP 组织经营 　 B. 建立并执行进货检查验收制度 　 C. 必须有真
实完整的购进记录 　 D. 必须制定和执行药品保管制度 　 E. 必须从具有药品
生产、经营资格的企业购进药品

54. 药品零售企业的特殊性包括 　　　　　　　　　　　　　　　　　（　　）
A. 药品零售活动直接面对公众 　 B. 药品零售活动中药品的质量和药学服务的
质量直接影响公众的生命和健康 　 C. 药品零售活动中药品质量事故，特别是药
学服务质量事故直接危害公众的生命和健康 　 D. 通过控制药品零售活动过程的
质量来控制药品质量和药学服务质量 　 E. 通过控制药品零售活动结果的质量来
控制药品质量和药学服务质量

55. 药事组织管理模式的特征是 　　　　　　　　　　　　　　　　　（　　）
A. 以保证公众用药安全、有效、方便、及时，维护公众的生命和健康为根本目的
B. 对不同药事组织采取不同的分类管理模式 　 C. 一般对药品生产、批发、零
售企业采取许可证制度的前置性管理方式，同时重视其行为规范 　 D. 一般对药
品临床研究机构采取准入式前置性管理方式 　 E. 对药品临床研究机构以外的药
品研发组织不采取市场准入的前置性管理方式，而侧重于条件与行为方面的规范

56. 实施执业药师资格制度的意义有 　　　　　　　　　　　　　　　（　　）
A. 转变药品零售企业及其员工的观念、行为 　 B. 促进建立与执业药师管理政
策一致的新的经营质量管理制度和管理模式 　 C. 促进以标准化服务为特征的药
店连锁化经营 　 D. 使我国的药品零售企业逐步适应日益激烈的竞争和竞争模式
的变化 　 E. 使今后药店的业务范围因有无执业药师而不同

57. 执业药师管理的意义有 　　　　　　　　　　　　　　　　　　　（　　）

A. 保证药品和药学服务的质量、保障用药安全有效，履行维护公众健康的宪法原则　　B. 提高执业药师的法律、社会、经济地位　　C. 促进药品监管模式的深刻变革　　D. 对药品流通领域产生广泛深远的影响　　E. 促进我国药品流通领域健康有序发展

58. 我国执业药师管理的内容包括 （　　）

A. 执业药师资格认证管理　　B. 执业药师注册管理　　C. 执业药师继续教育管理　　D. 执业药师执业行为管理　　E. 执业药师发展管理

59. 药品价格管理的原则有 （　　）

A. 市场调节价药品依据社会平均成本、市场供求状况和社会承受能力合理制定和调整价格　　B. 政府定价、政府指导价药品任何单位不得擅自提价　　C. 政府定价、政府指导价药品按照公平合理、诚实信用的原则制定价格　　D. 药品生产企业应当依法向政府价格主管部门如实提供药品的生产经营成本　　E. 药品生产、经营企业和医疗机构应当制定和标明药品零售价格，应当依法向政府价格主管部门提供其药品的实际购销价格和购销数量等资料

60. 下列说法正确的是 （　　）

A. 药品价格实行政府定价、政府指导价或者市场调节价　　B. 实行政府定价的药品仅限于列入《国家基本医疗保险药品目录》的药品及其他生产、经营具有垄断性的药品　　C. 政府定价药品由价格主管部门制定最高零售价，不同企业生产的政府定价药品在其安全有效性明显优于其他同品种，或者治疗周期和治疗费用明显低于其他同品种时，可以申请单独定价　　D. 市场调节价的药品，取消流通差率控制，由经营者自主定价　　E. 招标采购药品，招标单位必须在规定时间内将中标价格报当地价格主管部门备案

61. 在国家定价原则指导下由省级价格主管部门定价的药品是 （　　）

A. 列入《国家基本医疗保险药品目录》的甲类药品　　B. 列入《国家基本医疗保险药品目录》的民族药　　C. 中药饮片　　D. 医院制剂　　E. 列入《国家基本医疗保险药品目录》的乙类药品

62. 政府定价药品包括 （　　）

A. 列入《国家基本医疗保险药品目录》的甲类药品　　B. 垄断生产经营的麻醉药品、一类精神药品　　C. 垄断生产经营的计划生育药品、计划免疫药品　　D. 处在专利期或行政保护期的专利药品　　E. 处在新药保护期内的一、二类新药

63. 《国务院关于建立城镇职工基本医疗保险制度的决定》要求 （　　）

A. 基本医疗保险原则上以地级以上行政区（包括地、市、州、盟）为统筹单位，也可以县（市）为统筹单位　　B. 京、津、沪3个直辖市原则上在全市范围内实行统筹　　C. 所有用人单位及其职工都要按照属地管理原则参加所在统筹地区的基本医疗保险　　D. 执行统一政策，实行基本医疗保险基金的统一筹集、使用和管理　　E. 铁路、电力、远洋运输等跨地区、生产流动性较大的企业及其职工，可以相对集中的方式异地参加统筹地区的基本医疗保险

64. 必须参加基本医疗保险的单位是 （　　）

A. 城镇企业、事业单位　　B. 城镇个体经济组织业主　　C. 城镇机关单位
D. 城镇社会团体、民办非企业单位　　E. 乡镇企业

65. 建立城镇职工基本医疗保险制度的原则是　　　　　　　　　　（　　）
A. 低水平　　B. 广覆盖　　C. 属地管理　　D. 单位和职工双方共同负担
E. 社会统筹和个人账户相结合

66. 基本医疗保险基金的组成是　　　　　　　　　　　　　　　　（　　）
A. 统筹基金　　B. 个人账户　　C. 商业保险费用　　D. 合作保险费用
E. 慈善捐款

67. 下列说法正确的是　　　　　　　　　　　　　　　　　　　　（　　）
A. 经卫生行政部门批准并取得《医疗机构执业许可证》的医疗机构以及有权开展
对外服务的军队医疗机构可以申请定点资格，由统筹地区劳动保障行政部门审查，
并经社会保险经办机构确定　　B. 劳动保障行政部门根据医疗机构的申请及提供
的各项材料对医疗机构进行审查，合格者发给定点医疗机构资格证书　　C. 参保
人员在获得定点资格的医疗机构范围内提出个人就医的定点医疗机构选择意向
D. 获得定点资格的专科医疗机构和中医医疗机构，可作为统筹地区全体参保人员
的定点医疗机构　　E. 除获得定点资格的专科医疗机构和中医医疗机构外，参保
人员一般可再选择3~5家不同层次的医疗机构，甚至包括1~2家基层医疗机构

68. 定点医疗机构应具备的条件有　　　　　　　　　　　　　　　（　　）
A. 符合区域医疗机构设置规划　　B. 符合医疗机构评审标准　　C. 有健全完
善的医疗服务管理制度　　D. 严格遵守有关医疗服务和药品价格政策　　E. 建
立与基本医疗保险相适应的内部管理制度

69. 定点医疗机构审查和确定的原则是　　　　　　　　　　　　　（　　）
A. 方便参保人员就医并便于管理　　B. 兼顾专科与综合、中医与西医，注重发
挥社区卫生服务机构的作用　　C. 促进医疗卫生资源的优化配置　　D. 提高医
疗卫生资源的利用效率　　E. 合理控制医疗服务成本和提高医疗服务质量

70. 符合《定点医疗机构管理暂行办法》的是　　　　　　　　　　（　　）
A. 参保人员对选定的定点医疗机构可在1年后提出更改要求　　B. 定点医疗机
构服务协议有效期1年　　C. 参保人员应在选定的定点医疗机构就医，并可自主
决定在定点医疗机构购药或持处方到定点零售药店购药　　D. 参保人员在不同等
级的定点医疗机构就医，个人负担医疗费用的比例可有所差别，以鼓励参保人员
到基层定点医疗机构就医　　E. 除急诊急救外，参保人员在非选定的定点医疗机
构就医发生的费用，不得由基本医疗保险基金支付

71. 基本医疗保险用药范围通过制定《基本医疗保险药品目录》进行管理，制定时要
考虑　　　　　　　　　　　　　　　　　　　　　　　　　　　　（　　）
A. 临床治疗的基本需要　　B. 地区间的经济差异　　C. 用药习惯　　D. 中西
药并重　　E. 价格最低

72. 列入《基本医疗保险药品目录》的药品必须　　　　　　　　　（　　）
A. 临床必需　　B. 安全有效　　C. 价格合理　　D. 使用方便　　E. 保证
供应

73.《基本医疗保险药品目录》收载的品种包括 （ ）

A. 现行版药典收载的药品 B. 国家批准进口的药品 C. 符合国家药品监督管理局颁发标准的药品 D. 地方药品标准收载的品种 E. 国家批准的新药

74. 不能纳入基本医疗保险用药范围的品种有 （ ）

A. 主要起营养滋补作用的药品 B. 部分可以入药的动物及动物脏器，干（水）果类 C. 用中药材和中药饮片泡制的各类酒制剂 D. 各类药品中的果味制剂、口服泡腾剂 E. 血液制品、蛋白类制品（特殊适应证与急救、抢救的除外）

75. 不能纳入基本医疗保险用药范围的品种有 （ ）

A. 十全大补膏 B. 蝎子、海马、沙棘 C. 杜仲酒、蛤蚧酒 D. 果味维生素 E. 人工白蛋白、冻干血浆

76. 下列说法正确的是 （ ）

A. 处方外配是指参保人员持定点医疗机构处方，在定点零售药店购药的行为 B. 统筹地区劳动保障部门对零售药店的定点资格进行审查 C. 统筹地区社会保险经办机构在获得定点资格的零售药店范围内确定定点零售药店，统发定点零售药店标牌 D. 统筹地区社会保险经办机构与定点零售药店签订的协议有效期为1年 E. 外配处方必须有定点医疗机构医师签名、定点医疗机构的公章，经药师审核签字，并保存2年以上以备核查

77. 定点零售药店审查和确定的原则是 （ ）

A. 保证基本医疗保险用药的品种和质量 B. 引入竞争机制 C. 合理控制药学服务成本 D. 方便参保人员就医后购药和便于管理 E. 符合区域卫生规划

78. 定点零售药店必须具备的条件有 （ ）

A. 证照齐全，经药品监督管理部门年检合格 B. 遵守有关药事法律法规，有健全的药品质量保证制度和内部管理制度，能确保供药安全、有效和服务质量 C. 严格执行有关药品价格政策，经物价部门监督检查合格 D. 具备及时供应基本医疗保险用药和24小时提供服务的能力 E. 能保证营业时间内至少有1名药师在岗，营业人员经地级以上药品监督管理部门培训合格

79. 制定《药品管理法》的目的是 （ ）

A. 加强药品监督管理 B. 保证药品质量 C. 增进药品疗效 D. 保障人体用药安全 E. 维护人民身体健康和用药者的合法权益

80.《药品管理法》适用范围包括中国境内的 （ ）

A. 药品研制单位和个人 B. 药品生产单位和个人 C. 药品经营单位和个人 D. 药品监督管理单位和个人 E. 药品教学单位和个人

81. 省级药品监督管理部门负责审批 （ ）

A. 开办药品生产企业 B. 开办药品批发企业 C. 开办药品零售企业 D.《医疗机构制剂许可证》及医疗机构制剂批准文号 E. 药品生产批准文号

82. SFDA 的职责是 （ ）

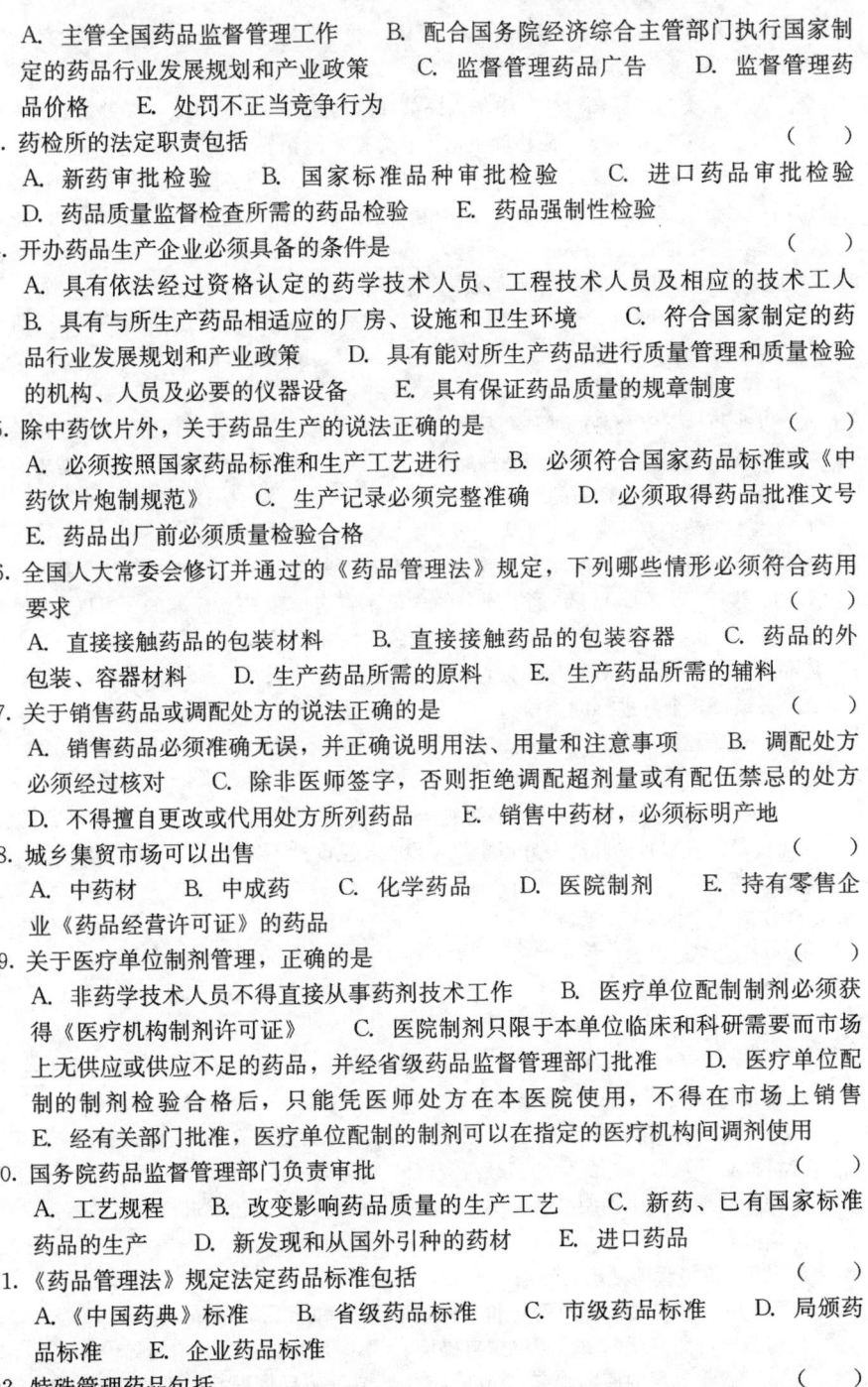

A. 主管全国药品监督管理工作　　B. 配合国务院经济综合主管部门执行国家制定的药品行业发展规划和产业政策　　C. 监督管理药品广告　　D. 监督管理药品价格　　E. 处罚不正当竞争行为

83. 药检所的法定职责包括　　　　　　　　　　　　　　　　　　　　（　　）

A. 新药审批检验　　B. 国家标准品种审批检验　　C. 进口药品审批检验
D. 药品质量监督检查所需的药品检验　　E. 药品强制性检验

84. 开办药品生产企业必须具备的条件是　　　　　　　　　　　　　　（　　）

A. 具有依法经过资格认定的药学技术人员、工程技术人员及相应的技术工人
B. 具有与所生产药品相适应的厂房、设施和卫生环境　　C. 符合国家制定的药品行业发展规划和产业政策　　D. 具有能对所生产药品进行质量管理和质量检验的机构、人员及必要的仪器设备　　E. 具有保证药品质量的规章制度

85. 除中药饮片外，关于药品生产的说法正确的是　　　　　　　　　　（　　）

A. 必须按照国家药品标准和生产工艺进行　　B. 必须符合国家药品标准或《中药饮片炮制规范》　　C. 生产记录必须完整准确　　D. 必须取得药品批准文号
E. 药品出厂前必须质量检验合格

86. 全国人大常委会修订并通过的《药品管理法》规定，下列哪些情形必须符合药用要求　　　　　　　　　　　　　　　　　　　　　　　　　　　　　（　　）

A. 直接接触药品的包装材料　　B. 直接接触药品的包装容器　　C. 药品的外包装、容器材料　　D. 生产药品所需的原料　　E. 生产药品所需的辅料

87. 关于销售药品或调配处方的说法正确的是　　　　　　　　　　　　（　　）

A. 销售药品必须准确无误，并正确说明用法、用量和注意事项　　B. 调配处方必须经过核对　　C. 除非医师签字，否则拒绝调配超剂量或有配伍禁忌的处方
D. 不得擅自更改或代用处方所列药品　　E. 销售中药材，必须标明产地

88. 城乡集贸市场可以出售　　　　　　　　　　　　　　　　　　　　（　　）

A. 中药材　　B. 中成药　　C. 化学药品　　D. 医院制剂　　E. 持有零售企业《药品经营许可证》的药品

89. 关于医疗单位制剂管理，正确的是　　　　　　　　　　　　　　　（　　）

A. 非药学技术人员不得直接从事药剂技术工作　　B. 医疗单位配制制剂必须获得《医疗机构制剂许可证》　　C. 医院制剂只限于本单位临床和科研需要而市场上无供应或供应不足的药品，并经省级药品监督管理部门批准　　D. 医疗单位配制的制剂检验合格后，只能凭医师处方在本医院使用，不得在市场上销售
E. 经有关部门批准，医疗单位配制的制剂可以在指定的医疗机构间调剂使用

90. 国务院药品监督管理部门负责审批　　　　　　　　　　　　　　　（　　）

A. 工艺规程　　B. 改变影响药品质量的生产工艺　　C. 新药、已有国家标准药品的生产　　D. 新发现和从国外引种的药材　　E. 进口药品

91. 《药品管理法》规定法定药品标准包括　　　　　　　　　　　　　（　　）

A. 《中国药典》标准　　B. 省级药品标准　　C. 市级药品标准　　D. 局颁药品标准　　E. 企业药品标准

92. 特殊管理药品包括　　　　　　　　　　　　　　　　　　　　　　（　　）

A. 戒毒药品　　B. 麻醉药品　　C. 精神药品　　D. 放射性药品　　E. 毒性药品

93. 全国人大常委会修订通过的《中华人民共和国药品管理法》规定,在销售前或者进口时,必须经过指定的药品检验机构检验合格才能销售或者进口的药品是　（　　）
A. 国务院药品监督管理部门规定的生物制品　　B. 国务院药品监督管理部门规定的抗生素　　C. 首次在中国销售的药品　　D. 上市不满 3 年的新药　　E. 国务院规定的其他药品

94. 对疗效不明确,不良反应大或其他原因危害人民健康的药品应　　　　　　（　　）
A. 不得生产、进口、销售和使用　　B. 撤销其批准文号或进口药品注册证　　C. 按假药或劣药论处　　D. 进行再评价　　E. 禁止进口

95. 下列哪几种情况按假药处理　　　　　　　　　　　　　　　　　　　　　（　　）
A. 以非药品冒充药品或他种药品冒充此种药品的　　B. 必须检验而未经检验即销售的　　C. 擅自生产中药品种的　　D. 药品所含成分与国家药品标准规定的成分不符的　　E. 变质的

96. 下列属于劣药的是　　　　　　　　　　　　　　　　　　　　　　　　　（　　）
A. 擅自添加着色剂、防腐剂、香料、矫味剂及辅料的　　B. 未标明或者更改有效期、生产批号的　　C. 药品成分的含量不符合国家药品标准的　　D. 变质且超过有效期的　　E. 直接接触药品的包装材料和容器未经批准的

97. 药品生产、经营企业和医疗单位直接接触药品的工作人员　　　　　　　　（　　）
A. 必须每 3 个月进行健康检查　　B. 必须每半年进行健康检查　　C. 必须每年进行健康检查　　D. 不得患有传染病　　E. 不得患有可能污染药品的疾病

98. 直接接触药品的包装材料和容器　　　　　　　　　　　　　　　　　　　（　　）
A. 必须符合药用要求　　B. 必须符合保障人体健康、安全的标准　　C. 由药品监管部门在审批药品时一并审批　　D. 未经审批不得使用　　E. 必须适合药品质量的要求

99. 必须印有规定标志的药品有　　　　　　　　　　　　　　　　　　　　　（　　）
A. 外用药品　　B. 非处方药　　C. 处方药　　D. 国家定价药品　　E. 特殊管理药品

100. 下列说法正确的是　　　　　　　　　　　　　　　　　　　　　　　　　（　　）
A. 药品包装必须印有或贴有标签并附有说明书　　B. 开办药品经营企业必须遵循合理布局和方便群众购药的原则　　C. 药品生产企业可以接受委托生产药品　　D. 除未实施批准文号管理的中药材,药品生产企业、药品经营企业、医疗机构必须从具有药品生产、经营资格的企业购进药品　　E. 国务院药品监督管理部门规定的生物制品、首次在中国销售的药品在销售或进口时需由指定药检机构检验

101. 关于药品价格管理,正确的是　　　　　　　　　　　　　　　　　　　　（　　）
A. 药品定价方式包括政府定价、政府指导价和市场调节价　　B. 政府定价、政府指导价药品任何单位不得擅自提价　　C. 政府定价、政府指导价按照公平、合理、诚实信用的原则制定　　D. 市场调节价药品依据社会平均成本、市场供

求状况和社会承受能力合理制定和调整　　E. 医疗机构应当向病人提供所用药品的价格清单

102. 符合药品广告管理规定的是　　　　　　　　　　　　　　　　（　　）

A. 药品广告不得含有不科学的表示功效的断言或者保证　　B. 不得利用国家机关、医药科研单位、学术机构或者专家、学者、医师、病人的名义和形象作证明　　C. 处方药不得在大众媒介发布广告　　D. 非药品广告不得有涉及药品的宣传　　E. 药品广告必须经省级药品监督管理部门审查批准

103. 下列说法正确的是　　　　　　　　　　　　　　　　　　　（　　）

A. 药品监督管理部门有权对药品及药品质量进行监督检查，有关单位和个人不得拒绝和隐瞒　　B. 药品监督管理部门进行监督检查时，必须出示证明文件，对监督检查中知悉的被检查人的技术秘密和业务秘密应当保密　　C. 国家和省级药品监督管理部门定期公告药品质量抽检结果，药品质量公告不当的，应当在确认公告不当之日起5天内，必须在原公告范围内予以更正　　D. 当事人对药品检验机构的检验结果有异议的，可以自收到药品检验结果之日起7天内向原药品检验机构、上一级药品检验机构或向中检所申请复验　　E. 药品质量抽查检验不得收取任何费用

104. 下列说法正确的是　　　　　　　　　　　　　　　　　　　（　　）

A. 对已确认发生严重不良反应的药品，国务院或者省、自治区、直辖市人民政府的药品监督管理部门可以采取停止生产、销售、使用的紧急控制措施　　B. 药品监督管理部门对有证据证明可能危害人体健康的药品及其有关料可以采取查封、扣押的行政强制措施　　C. 药品生产企业和经营企业的药品检验机构或人员受当地药品检验机构的业务指导　　D. 药品监督管理部门及其设置或确定的药品检验机构及有关工作人员不得参与药品生产经营活动，不得以其名义推荐或者监制、监销药品　　E. 新《药品管理法》规定的制度有GMP、GSP、药品分类管理制度、中药品种保护制度、药品储备制度、不良反应报告制度、质量公告制度等

105. 药品生产、经营和医疗单位应当经常考察本单位药品的　　　　（　　）

A. 质量　　B. 疗效　　C. 不良反应　　D. 市场行情　　E. 经济效益

106. 未取得许可证而擅自生产药品、经营药品或配制制剂的有关处罚有（　　）

A. 依法予以取缔　　B. 没收违法生产、销售的药品和违法所得　　C. 并处违法生产、销售的药品货值金额2倍以上5倍以下的罚款　　D. 其直接负责的主管人员和其他直接责任人员10年内不得从事药品生产、经营活动　　E. 构成犯罪的，依法追究刑事责任

107. 在药品监督管理中，由工商行政管理部门负责的是　　　　　　（　　）

A. 监督管理城乡集贸市场出售的中药材　　B. 监督管理药品广告　　C. 监督管理药品商标　　D. 追查假药、劣药　　E. 追查无证生产、经营药品或非法转让证照

108. 药品生产、经营企业或医疗机构从无《药品生产许可证》、《药品经营许可证》的企业购进药品的有关处罚有　　　　　　　　　　　　　（　　）

A. 给予警告　　B. 责令改正　　C. 没收违法购进的药品,并处违法购进药品货值金额 2~5 倍的罚款　　D. 有违法所得的,没收违法所得　　E. 情节严重的,吊销《药品生产许可证》、《药品经营许可证》或《医疗机构执业许可证》

109. 关于药品生产企业的管理,正确的是　　　　　　　　　　　　　(　　)

A. 必须取得《药品生产许可证》才能从事业务工作,由省级药品监督管理部门批准开办　　B. 禁止在药品购销中账外暗中给予、收受回扣或者其他利益　　C. 为降低成本在保证质量的前提下可以从无《药品生产许可证》、《药品经营许可证》的企业购进药品　　D. 应当依法向政府价格主管部门提供其药品的实际购销价格和购销数量等资料　　E. 应当依法向政府价格主管部门如实提供药品的生产经营成本

110. 关于药品批发企业的管理,正确的是　　　　　　　　　　　　　(　　)

A. 必须取得《药品经营许可证》才能从事业务工作,由省级药品监督管理部门批准开办　　B. 禁止在药品购销中账外暗中给予、收受回扣或者其他利益　　C. 为降低成本在保证质量的前提下可以从无《药品生产许可证》、《药品经营许可证》的企业购进药品　　D. 购销药品必须有真实完整的购销记录　　E. 依法向政府价格主管部门提供其药品的实际购销价格和购销数量等资料

111. 关于药品零售企业的管理,正确的是　　　　　　　　　　　　　(　　)

A. 必须取得《药品经营许可证》才能从事业务工作,由所在地县以上药品监督管理部门批准开办　　B. 禁止在药品购销中账外暗中给予、收受回扣或者其他利益　　C. 为降低成本在保证质量的前提下可以从无《药品生产许可证》、《药品经营许可证》的企业购进药品　　D. 购销药品必须有真实完整的购进记录　　E. 依法向政府价格主管部门提供其药品的实际购销价格和购销数量等资料

112. 对无证生产、经营药品行为的行政处罚有　　　　　　　　　　　(　　)

A. 依法予以取缔　　B. 没收药品和违法所得　　C. 并处违法制售药品货值金额 2 倍以上 5 倍以下的罚款　　D. 情节严重的,责令停产、停业整顿或者撤销药品批准证明文件　　E. 情节严重的企业或者其他单位,其直接负责的主管人员和其他直接责任人员 10 年内不得从事药品生产、经营活动

113. 对制售劣药行为的行政处罚有　　　　　　　　　　　　　　　　(　　)

A. 没收药品和违法所得　　B. 并处违法制售药品货值金额 1 倍以上 3 倍以下的罚款　　C. 情节严重的,责令停产、停业整顿或者撤销药品批准证明文件、吊销《药品生产许可证》、《药品经营许可证》或者《医疗机构制剂许可证》　　D. 情节严重的企业或者其他单位,其直接负责的主管人员和其他直接责任人员 10 年内不得从事药品生产、经营活动　　E. 对生产者专门用于生产劣药的原辅材料、包装材料、生产设备,予以没收,知道或者应当知道属于劣药品而为其提供运输、保管、仓储等便利条件的也要进行处罚

114. 药品检验机构出具虚假报告的有关处罚包括　　　　　　　　　　(　　)

A. 构成犯罪的,依法追究刑事责任　　B. 不构成犯罪的,责令改正,给予警告,对单位并处 3 万~5 万元的罚款　　C. 对直接负责的主管人员和其他责任人员依法给予降级、撤职、开除处分,并处 3 万元以下的罚款　　D. 有违法所

得的，没收违法所得　　E. 情节严重的，撤销其检验资格，药检所出的检验结果不实，造成损失的，应当承担相应的赔偿责任

115. 药品生产、经营企业、药物非临床研究机构、药物临床试验机构未按规定实施质量管理规范认证的有关处罚包括　　　　　　　　　　　　（　　）
A. 给予警告　　B. 责令限期改正　　C. 没收违法所得　　D. 逾期不改的，责令停产、停业整顿，并处 5 千～2 万元罚款　　E. 情节严重的，吊销《药品生产许可证》、《药品经营许可证》和药物临床试验机构的资格

116. 对制售假药行为的行政处罚有　　　　　　　　　　　　　　　（　　）
A. 没收药品和违法所得　　B. 并处违法制售药品货值金额 2 倍以上 5 倍以下的罚款　　C. 有药品批准证明文件的予以撤销，并责令停产、停业整顿；情节严重的，吊销《药品生产许可证》、《药品经营许可证》或者《医疗机构制剂许可证》　　D. 制售假药的企业或者其他单位，其直接负责的主管人员和其他直接责任人员 10 年内不得从事药品生产、经营活动　　E. 对生产者专门用于生产假药的原辅材料、包装材料、生产设备，予以没收，知道或者应当知道属于劣药品而为其提供运输、保管、仓储等便利条件的也要进行处罚

117. 《处方管理办法（试行）》制定的目的包括　　　　　　　　　（　　）
A. 加强处方开具、调剂、使用、保存的规范化管理　　B. 提高处方质量
C. 提高药品质量　　D. 促进合理用药　　E. 保障病人用药安全

118. 《处方管理办法（试行）》的立法依据包括　　　　　　　　　（　　）
A. 《执业医师法》　　B. 《药品管理法》　　C. 《药品管理法实施条例》
D. 《医疗机构药事管理暂行规定》　　E. 《医疗机构管理条例》

119. 药学专业技术人员负责　　　　　　　　　　　　　　　　　（　　）
A. 开具处方　　B. 审核处方　　C. 调配处方　　D. 核对处方　　E. 使用处方

120. 处方格式的组成包括　　　　　　　　　　　　　　　　　　（　　）
A. 前记　　B. 正文　　C. 主体　　D. 后记　　E. 附录

121. 前记包括　　　　　　　　　　　　　　　　　　　　　　　（　　）
A. 医院名称、处方编号、费别　　B. 病人姓名、性别、年龄　　C. 门诊或住院病历号，科别或病室和床位号　　D. 临床诊断、开具日期　　E. 药品名称、规格、禁忌、用法

122. 处方书写必须符合的规则有　　　　　　　　　　　　　　　（　　）
A. 每张处方只限于一名病人的用药，年龄必须写实足年龄　　B. 处方字迹应当清楚，不得涂改　　C. 处方一律用规范的中文或英文名称书写，医疗、预防、保健机构或医师、药师不得自行编制药品缩写名或用代号　　D. 西药、中成药、中药饮片要分别开具处方，每种药品须另起一行　　E. 每张处方不得超过 5 种药品

123. 药学专业技术人员须　　　　　　　　　　　　　　　　　　（　　）
A. 认真逐项检查处方前记、正文和后记书写是否清晰、完整，并确认处方的合法性　　B. 按操作规程调剂处方药品　　C. 认真审核处方，准确调配药品，正

确书写药袋或粘贴标签，包装；向病人交付处方药品时，应当对病人进行用药交代与指导　D. 凭医师处方调剂处方药品，非经医师处方不得调剂　E. 签名式样应在本机构药学部门或药品零售企业留样备查

124. 处方审核的内容包括　　　　　　　　　　　　　　　　　　　（　　）

A. 规定必须做皮内试验的药物，处方医师是否注明过敏试验及结果的判定　B. 处方用药与临床诊断的相符性　　C. 剂量、用法、剂型与给药途径　D. 是否有重复给药现象　E. 是否有潜在临床意义的药物相互作用和配伍禁忌

125. "四查"的内容包括　　　　　　　　　　　　　　　　　　　　（　　）

A. 查病人姓名　　B. 查药品名称　　C. 查配伍禁忌　　D. 查用药合理性　E. 查处方

126. "十对"的内容包括　　　　　　　　　　　　　　　　　　　　（　　）

A. 对科别、姓名、年龄　　B. 对药名、规格、数量、标签　　C. 对药品性状、用法用量　　D. 对医师签名　　E. 对临床诊断

127. 医疗机构制剂质量管理组织负责制剂配制全过程的质量管理，其主要职责为

（　　）

A. 制定质量管理组织的任务、职责　　B. 决定物料和中间品能否使用　C. 研究处理制剂重大事故问题　　D. 制剂经检验合格后，由质量管理组织负责人审查制剂配制全过程记录并决定是否发放使用　　E. 审核不合格品的处理程序及监督实施

128. 制剂室应按制剂工序和空气洁净级别要求合理布局，还要求　　　（　　）

A. 配制、分装与贴签、包装分开　　B. 一般区和洁净区分开　　C. 内服制剂与外用制剂分开　　D. 无菌制剂与其他制剂分开　　E. 洁净室（区）应维持一定的正压，并送入一定比例的新风

129. 下列说法正确的是　　　　　　　　　　　　　　　　　　　　（　　）

A. 医疗机构制剂配制应在药剂部门设制剂室、药检室和质量管理组织　B. 质量管理组织负责配制全过程的质量管理，药检室负责检验　　C. 医疗机构负责人对规范的实施和制剂质量负责　　D. 制剂室和药检室的负责人应具有大专以上药学或相关专业学历，制剂室和药检室负责人不得互相兼任　　E. 从事制剂配制操作及药检人员应经专业技术培训，具有基础理论知识和实际操作技能

130. 制剂室应有的文件包括　　　　　　　　　　　　　　　　　　（　　）

A.《医疗机构制剂许可证》及申报文件、验收整改记录　　B. 制剂品种申报及批准文件　　C. 制剂室年检、抽验及监督检查文件及记录　　D. 质量管理文件　　E. 质量检验规程

131. 制剂配制管理文件包括　　　　　　　　　　　　　　　　　　（　　）

A. 配制规程和标准操作规程　　B. 配制记录　　C. 检验记录　　D. 制剂质量稳定性考察记录　　E. 物料、半成品、成品的质量标准和检验操作规程

132. 下列说法正确的是　　　　　　　　　　　　　　　　　　　　（　　）

A. 医疗机构配制制剂应取得省级药品监督管理部门颁发的《医疗机构制剂许可

证》 B. 配制记录和质量检验记录应完整归档，至少保存 2 年备查 C. 每批制剂均应有一份能反映配制各个环节的完整记录，由操作人员及时填写并由操作人、复核人及清场人签字 D. 洁净室内安装的水池、地漏的位置应适宜，不得对制剂产生污染；100 级洁净区内不得设地漏 E. 制剂使用过程中发现的不良反应应按规定上报，保留病历和有关检验、检查报告单等原始记录至少 1 年备查

133. 医疗机构制剂规定使用期限的依据有 （ ）
A. 药品监督管理部门制定的原则 B. 剂型特点 C. 原料的稳定性试验结果 D. 制剂的稳定性试验结果 E. 包装材料的稳定性试验结果

134. 药学职业道德基本原则是 （ ）
A. 是药学人员在药学实践中应遵循的根本原则 B. 是调整药学人际关系的准则 C. 统帅着药学职业道德的一切规范和范畴 D. 是评价和衡量药学人员的行为和品质的最高道德标准 E. 以病人为主

135. 药学职业道德基本原则的内容是 （ ）
A. 以病人为中心 B. 实行人道主义 C. 为人民提供安全、有效、经济、合理的药品和药学服务 D. 遵守社会公德、遵纪守法 E. 全心全意为人民服务

136. 药学职业道德权利的内容包括 （ ）
A. 任何病人都有权享受药品和药学服务，任何药学人员都无权拒绝 B. 任何病人都有权利享受平等的药品和药学服务权，不能有歧视 C. 病人有权监督自己权益的实现 D. 病人应尊重药学人员依法履行自己的职责 E. 药学人员有权依法为病人提供安全、有效、经济的优质药品和药学服务，执业药师有权调配药品，有权拒绝医师的错误处方

137. 药学职业道德规范的基本内容有 （ ）
A. 遵守社会公德，遵纪守法 B. 对工作、事业极端负责，对技术精益求精 C. 文明礼貌、廉洁奉公 D. 团结协作，慎言守密 E. 坚持社会效益和经济效益并重

138. 药学人员与服务对象或病人之间的道德准则 （ ）
A. 敬业爱岗，尽职尽责；关心病人，热忱服务 B. 一视同仁，平等对待；尊重人格，保护隐私 C. 尊重科学，精益求精 D. 语言亲切，态度和蔼 E. 不为名利，廉洁奉公

139. 药品调配中的道德责任是 （ ）
A. 保证病人在用药过程中的安全、有效、经济 B. 做好采购供应的道德要求，确保药品质量，并要及时准确 C. 做好安全储运的道德要求 D. 药品销售服务中的道德要求 E. 严肃认真负责，要给病人提供合理用药的正确指导，收集药品不良反应信息

140. 药品流通领域中的道德责任是 （ ）
A. 树立正确的经营道德观 B. 做好采购供应的道德要求，确保药品质量，并要及时准确 C. 做好安全储运的道德要求 D. 药品销售服务中的道德

要求 E. 药品广告宣传中的道德责任

二、是非判断题

1. 药事管理的目标是通过检验来实现保证药品质量和人体用药的安全、有效、合理。

（ ）

2. 药事管理具有科学属性，其本质是一种"过程质量控制"的专业技术管理。（ ）

3. 我国高等药学教育开设药事管理学课程始于 20 世纪 40 年代。 （ ）

4. 药事管理研究有规范性、结合性、开放性、实用性等特征。 （ ）

5. 执业药师资格考试以两年为一个周期，参考人员须在连续两个考试年度内通过全部科目的考试。 （ ）

6. 执业药师注册分为首次注册、再次注册、变更注册和注销注册。 （ ）

7. 国家食品药品监督管理局负责全国执业药师资格注册管理，各省级药品监督管理部门负责本辖区执业药师注册机构管理。 （ ）

8. 执业药师继续教育实行项目制和登记制度。 （ ）

9. 执业药师继续教育项目分为指定、指导和自修 3 类，包括培训、研修、学术讲座、学术会议、专题研讨会、专题调研和考察、撰写论文和专著等。 （ ）

10. 国家药品监督管理局成立于 1998 年，2003 年元月在国家局基础上组建国家食品药品监督管理局（State Food and Drug Administration，SFDA）。 （ ）

11. 国家食品药品监督管理局职能是负责对全国药品、医疗器械的研究、生产、流通进行监督管理。 （ ）

12. 国家药品审评中心主要负责对新药、进口药品及仿制药品的技术审评。 （ ）

13. 国家药品评价中心主要负责全国药品、医疗器械产品不良反应监测工作。 （ ）

14. 药品具有特殊性和普遍性。 （ ）

15. 药品监督检验具有第三方检验的公正性。 （ ）

16. 药品监督检验在法律上具有功能强的仲裁性。 （ ）

17. 2000 年 2 月全国人大常委会通过修订《中华人民共和国药品管理法》。 （ ）

18. 我国实施药品分类管理的基本原则是确保人民用药安全有效。 （ ）

19. 非处方药绿色专有标识用于甲类非处方药药品，红色专有标识用于乙类非处方药药品和用作指南性标志。 （ ）

20. 甲类非处方药是更安全、消费者选择更有经验和把握的药品，这类非处方药可以在经省级药品监督管理部门或其授权的药品监督管理部门批准的非药品专营企业（如超市、宾馆、副食店等）中零售。 （ ）

21. 药品不良反应实行逐级、定期报告制度，必要时可以越级报告。 （ ）

22. 进口药品自首次获准进口之日起 3 年内，报告该进口药品发生的所有不良反应；满3 年的，报告该进口药品发生的新的和严重的不良反应。 （ ）

23. 违法依其性质和危害程度可分为刑事违法、民事违法、行政违法。 （ ）

24. 我国通过的相关药品的法规有 1985 年第一部《药品管理法》和 2001 年修正现行《药品管理法》。 （ ）

25. 1963 年美国制定并实施的《药品生产质量管理规范》（GMP）为世界第一部。

（ ）

26. 我国在公元前 11 世纪西周时期便已设立掌管医药政令的政府机构。( )

27. 公元 7 世纪，唐政府组织编写的《新修本草》被推行为全国药品标准，并建立、对进口药材抽验制度。( )

28. 开办药品生产、经营企业，须经企业所在地省、自治区、直辖市药品监督管理部门批准并发给《药品生产许可证》、《药品经营许可证》和办理登记注册。( )

29. 《药品生产许可证》和《药品经营许可证》有效期为 5 年。( )

30. 按《药品法》规定城乡集市贸易市场可以出售中成药和中药材。( )

31. 生产中药饮片须按照药品标准及省、自治区、直辖市人民政府药品监督管理部门制定的炮制规范炮制。( )

32. 生产药品所需的原料、辅料、直接接触药品的包装材料和容器必须符合药用要求。( )

33. 药品生产企业要求执行出厂检验制度，对质量基本合格的药品可流入药品市场。( )

34. 按《药品法》规定药品经营企业购销药品，一般要有购销记录。( )

35. 药品经营企业销售药品须准确无误，药品经营企业销售中药材，必须标明产地。( )

36. 《药品法》规定医疗机构制剂应是本单位临床需要而市场上保证供应的品种。( )

37. 《药品法》规定医疗机构制剂凭医师处方在本医疗机构内使用，不得在市场销售。( )

38. 《药品法》规定药品生产须取得药品生产批准文号，对中药饮片和部分中药材实施批准文号管理。( )

39. 国家对药品实行储备制度，当国内发生重大灾情、疫情及其他突发事件时，国务院规定的部门可以紧急调用有关药品生产、经营企业的药品，企业不得以任何方式拒绝调用。( )

40. 患有传染病或者其他可能污染药品的疾病的，可以从事直接接触药品的工作。( )

41. 药品生产企业生产的新药品种设立不超过 5 年的监测期；在监测期内，不得批准其他企业生产和进口。( )

42. 监测期内的药品，可进行技术转让，通知药品检验所进行检验。( )

43. 药物临床研究包括临床试验和生物等效性试验。( )

44. 药物临床研究应在被批准的 3 年内实施。( )

45. 香港、澳门和台湾地区的制药厂商申请注册的药品，发给《进口药品注册证》。( )

46. 国外制药厂商申请注册的药品发给《医药产品注册证》。( )

47. 药品试行标准 2 年。( )

48. 零售药房的属性数量多，遍及城乡，大多药房发挥了中间商扩散商品的职能。( )

49. 《药品经营许可证》有效期为 5 年，须继续经营药品的，在届满前 3 个月换证。( )

50. GMP 要求其冷库温度为 2℃～10℃；阴凉库温度不高于 20℃、常温库温度为 0℃～30℃；各库房相对湿度应保持在 45%～75%。 （ ）

51. 对特殊管理的药品，应实行双人验收制度，验收应做好验收记录，验收记录应保存至超过药品有效期 1 年，但不得少于 2 年。 （ ）

52. 药品出库应做好药品质量跟踪记录，以保证能快速、准确地进行质量跟踪，记录应保存到有效期后 1 年。 （ ）

53. 药品销售票据和记录应保存至超过药品有效期 1 年，但不得少于 3 年。 （ ）

54. 对购进药品，应建立完整的购进记录，购进记录应保存至超过药品有效期 1 年，但不得少于 3 年。 （ ）

55. 从 2001 年 12 月 1 日起，申请新药、仿制药注册时，申报单位应按规定提供选用药包材的《药品包装材料注册证》或《进口药品包装材料注册证》的复印件、质量标准及稳定性研究资料，在申报药品时一并审批。 （ ）

56. 《药品包装材料注册证书》有效期为 5 年，期满前 6 个月按规定申请换发。 （ ）

57. 《进口药品包装材料注册证书》有效期为 2 年，期满前 6 个月按规定申请换发。 （ ）

58. 对于由不同生产厂家生产的同一品种、同一剂型、同一规格的药品，其说明书应彼此接近，允许有较大的差别。 （ ）

59. 药品说明书应依据国家要求的格式及批准的内容，由生产厂家制定，并在国家食品药品监督管理局审批新药或仿制药品时一并审批，一旦批准，即成为药品的法定文件，任何单位不得擅自更改。 （ ）

60. 药品广告的审查由省级（食品）药品监督管理部门对申请人提交的证明文件的真实性、有效性、合法性进行审查。 （ ）

61. 药品广告批准文号的格式为：（简称）药广审（视、声、文）第×××××××××××号。其中，视、声、文分别代表电视、广播、其他媒体；编号的前 4 位代表公元年号，第 5、第 6 位代表月份，后 4 位代表编排序号。药品广告批准文号的有效期限为 1 年。 （ ）

62. 非处方药广告的批准文号、忠告语、禁忌内容必须醒目标示，在电视广告中出现的时间不得少于 5 秒。 （ ）

63. 对非药品的广告，如保健食品、保健用品等的广告，可涉及药品的宣传。 （ ）

64. 药品广告含有"有奖销售、让利销售、馈赠、降价、指定产品、专用产品，以药品作为礼品或奖品的"等内容。 （ ）

65. 药品广告不得与其他药品进行功效和安全性对比，不得贬低同类产品，不得含有药品有效率、治愈率、排序、评比等综合评价或者获奖的内容。 （ ）

66. 医疗机构配制的制剂不得以任何形式发布广告。 （ ）

67. 二级以上的医院应成立药事管理委员会，其他医疗机构可成立药事管理组。药事管理委员会（组）监督、指导本机构科学管理药品和合理用药。 （ ）

68. 药剂科的人员编制，1978 年颁布的《综合医院组织编制草案》中规定药剂人员应占全医院医药卫生技术人员总数的 8%，2008 年以来调整为 10%，药师以上职称人员应占药剂人员的 30% 以上。 （ ）

69. 处方由处方前记、处方正文和签名三部分组成。 （　）

70. 当医院处方笺保存期满后，由药剂科登记并销毁。 （　）

71. 医院制剂一般分为普通制剂、无菌制剂和中药制剂。 （　）

72. "乙类目录"由国家制定，各省、自治区、直辖市可根据当地经济水平、医疗需求和用药习惯，适当进行调整，增加和减少的品种数之和不得超过国家制定的"乙类目录"药品总数的 15%。 （　）

73. 医务人员不得为自己开处方使用麻醉药品。麻醉药品处方保存 3 年备查。 （　）

74. 配料必须经 1 人以上复核无误，并详细记录，签字备查。 （　）

三、填空题

1. 药事活动包括药物研究、药品生产、药品经营、_____、药品价格、药品广告、药品使用、_____、药学教育、药品专利等内容。

2. 药事管理兴起时期主要在_____世纪。

3. 我国最早由政府颁布为国家法定药品标准是_____。

4. 药事管理的特征主要表现为_____、政策性、_____、综合性。

5. _____全国高等院校药学专业教材评审委员会决定编写《药事管理学》规划教材。

6. 药事管理研究步骤包括拟定研究问题并查阅文献，_____，确定研究方法并实施，_____，撰写研究报告等。

7. 药事管理研究方法根据研究的目标与问题的性质，主要有历史性的、_____、发展性的、原因比较性的、实验性的、评价性的、状况或领域性的研究等。

8. 药学是研究药品的来源、_____、加工、形状、作用、用途、_____、调配分发以及管理的学科。

9. 医院药师的职能有_____、_____。

10. 社会药房药师的职能有_____、进行用药指导、_____。

11. 执业药师资格考试科目包括药学（中药学）专业知识（一）、药学（中药学）专业知识（二）、_____、_____等四个科目。

12. 执业药师注册有效期为_____年，届满前_____个月，申请再次注册。

13. 药品监督管理行政机构为国家药品监督管理部门，_____药品监督管理部门，市药品监督管理机构，_____药品监督管理机构。

14. 药品检验机构为_____，省、自治区、直辖市药品检验所，市药品检验所。

15. 国家食品药品监督管理局直属技术机构设有_____、国家中药品种保护审评委员会、_____、药品评价中心、药品认证管理中心等。

16. 我国现代药学教育始于 1906 年清朝_____的药科。

17. WHO 下设三个机构世界卫生大会、执行委员会和秘书处。其中世界卫生大会是最高权力机构，由会员国代表组成，_____召开一次年会，讨论并通过有关政策、计划及年度预算。每年的_____为世界卫生日。

18. 国家中医药管理局（State Traditional Chinese Medicine Administration，STCMA）

是卫生部管理的主管_____ 的行政机构,于_____ 正式成立。

19. 药品(原料药及其制剂)的质量特性包括_____、安全性、_____、均一性等方面。

20. 药品质量监督检验具有_____、公正的立场、_____ 为目的等3个条件。

21. 药品监督检验代表国家对药品研制、_____、使用的药品质量进行的检验,具有比在生产或验收检验更高的_____。

22. 药品检验分为_____、评价性检验、_____ 和检定性检验等4种类型。

23. 我国药品标准主要有_____、《中国生物制品规程》、《药品卫生标准》、《中药饮片炮制规范》、_____(第1版)等。

24. 检验方法需符合"准确、_____、简便、_____"的原则。

25. 中国药典收载范围必须是医疗必需、_____、疗效肯定、质量好、_____、优先推广使用并有标准规定,能控制或检定质量的品种。

26. 国家药品监督管理局颁布的标准收载的范围:①_____;②疗效肯定,但质量标准仍需进一步改进的新药;③上版药典收载,而新版未载入的疗效肯定,国内仍生产、使用,需要统一标准的品种;④_____。

27. 我国的药典委员会经过五次改组调整,至今颁发了9版(1953年版、_____ 版、1977年版、1985年版、1990年版、_____ 版、2000年版、2005年版/2010年版)《中华人民共和国药典》(简称《中国药典》)。

28. 世界上有三种类型的药典,分为_____、国际性药典、_____。

29. 国家基本药物遴选原则是"临床必需,_____,价格合理,_____,中西药并重"。

30. 非处方药的遴选原则是"_____,疗效确切,_____,应用方便"。

31. 为了保障人用药安全,给药品再评价、淘汰药品和临床用药提供信息,自20世纪_____年代国外开始建立药品不良反应监测报告制度。我国从_____年正式实施药品不良反应监测报告制度。

32. 中药不良反应包括中药材、中成药和中药饮片引起的不良反应,涉及_____、后遗效应、_____、继发反应、特异性反应等。

33. 《药品管理法》法律颁布实施的十六字方针"_____、有法必依、_____、违法必究"。

34. 药品立法的宗旨为加强药品监督管理,_____,保障人体用药安全,_____。

35. 法律适用范围是指在我国境内从事_____、生产、经营、使用和_____ 的单位或者个人。

36. 国家发展药品的宏观政策是指国家发展现代药和_____;保护野生药材资源,_____;鼓励研究和创制新药。

37. 一个新药从研究到被批准的程序为:药品非临床安全性试验研究→_____→药品审评中心审核→_____→国务院药品监督管理部门审核批准→核发新药证书。

38. 国家实行特殊管理的药品有_____、精神药品、_____、放射性药品实行特殊管理。

39. 药品生产企业、药品经营企业和医疗机构直接接触药品的工作人员,必须_____

进行健康检查。

40. 《中华人民共和国药品管理法实施条例》于_____年8月4日由国务院第360号令公布，于_____年9月15日正式实施。

41. 国务院药品监督管理部门核发的药品批准文号、《进口药品注册证》、《医药产品注册证》的有效期为_____年，有效期届满，需要继续生产或者进口的，应当在有效期届满前_____个月申请再注册。

42. 《药品管理法实施条例》第80条规定：药品监督管理部门设置的派出机构，有权作出_____、罚款_____和违法所得的行政处罚。

43. 生物利用度试验方法主要有_____、尿药浓度法、药理效应法、_____、药物代谢物测定法。

44. 生产申报审批流程为：申请人→中检所报送制备标准物质的原料及资料、报临床研究及其他变更和补充的资料→_____审查、现场考核、抽取样品→药检所检验样品（30天）→国家食品药品监督管理局受理（5天）→药审中心审评（120天/100天）→申请人4个月内一次性补充资料→_____对补充资料审评（40天/25天）→国家食品药品监督管理局审批→批准生产。

45. 国家药品监督管理局新药保护的规定，2002年以前批准的各类新药的保护期分别为第一类新药_____年，第二、第三类新药8年。

46. 持有新药证书但尚未取得药品批准文号的，可转让_____次；已取得药品批准文号的转让者，应同时申请注销原批准文号；首次转让不能实施生产的，可再转让_____次，但要注销原受让方的药品批准文号。

47. 中药生产企业按生产中药的类别可分为_____、_____、综合性生产企业。综合性生产企业是指那些既生产中药饮片又生产中成药的企业。

48. 我国的药品生产企业形式有国有企业、_____、股份公司、_____和外资企业等。按规模有大型企业、中型企业和小型企业。

49. 药品生产企业特点：属于_____企业；属于_____企业；生产技术的复杂性与综合性；多品种分批生产；社会和经济效益协调性。

50. 全面质量管理特点：全面_____管理、全_____的管理、全员参加的管理。

51. 我国的零售药房种类：①_____或零售连锁企业；②特殊零售药店；③经营中药饮片的零售药店；④定点_____。

52. 进口药品按规定加盖供货单位质量检验机构原件印章的_____和_____复印件。

53. 对首营品种，应进行药品内在质量的检验。必要时对药品抽样检验，抽样检验批数为：大中型企业应不少于进货总批次数的_____%，小型企业应不少于进货总批次数的_____%。药品检验应有完整的原始记录，记录保存5年。

54. 色标管理待验药品库（区）、退货药品库（区）为_____色；合格药品库（区）、零货称取库（区）、待发药品库（区）为绿色；不合格药品库（区）为_____色。

55. 药品出库应遵循_____、近期先出、_____的原则。

56. "药品GSP证书"的有效期为5年，新开办药品经营企业"药品GSP证书"的有效期为_____年，在有效期满前_____个月内，由企业提出重新认证的申请。

57. 药品包装主要作用有保持药品质量稳定、提高_____、节约成本、便于宣传与使用、促进_____。

58. 药品广告批准文号有效期为_____，有效期满后继续发布的，应当在期满前_____月向原药品广告审查机关重新提出申请。

59. 处方药可以在国务院卫生行政部门和国务院药品监督管理部门共同指定的_____专业刊物上介绍，但不得在_____发布或者以其他方式进行以公众为对象的广告宣传。

60. 药品广告不得利用国家机关、医药科研单位、学术机构或者专家、学者、_____、药师和_____做证明。

61. 实行政府定价的药品包括由_____定价和由_____定价两个方面。

62. 我国药品价格体系包括政府定价、_____和_____。

63. 市场调节价实行"公平、合理，_____，_____"原则。

64. 从我国医院药剂科管理模式为_____，目标管理，量化管理，_____，责任制模式。

65. 通常急诊处方限量_____天；门诊处方普通药最多不超过_____天量。如确有慢性病或特殊情况，经研究请示最多不超过1个月。

66. 医疗用毒性药品每张处方不得超过_____天极量；第一类精神药品处方每次不得超过3天常用量，第二类精神药品每次不超过_____天常用量。

67. 麻醉药品注射剂每次不得超过_____天常用量，片剂、酊剂、糖浆剂等不得超过3天常用量，连续使用不得超过_____天，再次开处方必须至少间隔10天。按规定，晚期癌症病人持由科主任申请、院领导批准的特殊证明，允许超限量和连续使用麻醉性镇痛药。

68. 一般普通药品的处方笺保持_____年；毒性药品、精神药品的处方笺保存2年；麻醉药品处方笺保存年_____备查。

69. 处方审查要点包括_____核对，用药方法复核，_____检查，药物相互作用评价。

70. 基本医疗保险费由用人单位和职工共同缴纳，用人单位缴费率是职工工资总额的_____%左右，职工缴费为本人工资收入的_____%，基本医保基金由统筹基金和个人账户构成。

71. 不合理用药的主要表现为用药_____，用药量_____，药品的毒副作用所致，给药方案不恰当。

72. 麻醉药品包括_____类、可卡因类、_____类、合成麻醉药品类及国家食品药品监督管理部门指定的其他易成瘾癖的药品、药用原植物及其制剂。

四、名词解释题

1. 药事管理学　2. 药事　3. 药师　4. 职业　5. 执业药师　6. 执业药师继续教育　7. 组织　8. 药事组织　9. WHO　10. WHO 认证体系　11. WHO/GMP　12. HHS　13. FDA　14. USP　15. BPC　16. 药品　17. 现

代药   18. 传统药   19. 处方药   20. 非处方药   21. 新药   22. 首次在中国销售的药品   23. 医疗机构制剂   24. 国家基本药物   25.《基本医疗保险药品目录》（简称《药品目录》）   26. 特殊管理的药品   27. 药品的有效性   28. 药品的安全性   29. 药品的稳定性   30. 药品的均一性   31. 药品质量监督管理   32. 抽查性检验   33. 复核性检验   34. 仲裁性检验   35. 检定性检验   36. 药品标准   37. BP   38. JP   39. EP   40. 药品不良反应   41. A 类药品不良反应（量变型异常）   42. B 类药品不良反应（质变型异常）   43. 法律规范（legal standard）   44. 法律体系（legal system）   45. 法律制定（立法）   46. 法律效力   47. 违法   48. 违法构成四要素   49. 法律责任   50. 行政责任   51. 刑事责任   52. 民事责任   53. 法律解释   54. 药品管理立法   55. 假药   56. 劣药   57. 药品通用名   58. GAP   59. GLP   60. GCP   61. GMP   62. GSP   63. 生物等效性试验（bioequivalence trial）   64. 药品注册   65. 药品注册申请人   66. 药品补充申请   67. 药品再注册   68. 药品注册申请   69. 新药申请   70. 已有国家标准药品的申请   71. 补充申请   72. 进口申请   73. 药品生产   74. 药品生产企业   75. ISO9000   76. 全面质量管理（TQC）   77. 药品经营企业   78. 药品零售企业   79. 药品流通（drug distribution）   80. 药品流通的监督管理   81. 包装（package）   82. 药品包装   83. 药品说明书（package insert）   84. 药品广告（advertisement of drug）   85. 广告主   86. 广告经营者   87. 广告发布者   88. 政府定价   89. 政府指导价   90. 市场调节价   91. 医疗机构药事管理（institutional pharmacy administration）   92. 医疗机构药剂科（institutional pharmacy）   93. 调剂（dispensing）   94. 处方   95. GPP   96. 麻醉药品   97. 精神药品   98. 医疗用毒性药品   99. 放射性药品

五、简答题

1. 药事管理通过何种方式实现科学的监督管理？
2. 药事管理学科的基础理论包括哪五个方面？
3. 药事管理学科研究的主要内容是什么？
4. 药事管理研究基本技能有哪些？
5. 药学主要有哪些社会任务？
6. 职业具有哪三个基本作用？
7. 制药企业药师的主要职能有哪些？
8. 药品经营企业药师的主要职能有哪些？
9. 药物研究部门药师的主要职能有哪些？
10. 管理部门药师的主要职能有哪些？
11. 药师应具备的一般准则有哪些？
12. 我国的药学道德规范有哪些？
13. 执业药师管理有何必要性？
14. 执业药师管理有何意义？

15. 执业药师申请注册需要哪些条件?

16. 执业药师有哪些主要职责?

17. 《国家执业药师资格制度 2001~2005 年工作规划》有哪些主要内容?

18. 药事组织按形式可以分为哪几类?

19. 国家药典委员会的主要职责是什么?

20. 药品具有哪些特殊性?

21. 药品质量监督管理的主要原则是什么?

22. 药品监督管理的作用是什么?

23. 药品标准所有哪些主要职能?

24. 药品标准的制定和修订有哪些基本程序?

25. 药物不良反应的表现有哪些?

26. 中药不良反应有哪些常见原因?

27. 降低中药不良反应现象发生的对策思路有哪些?

28. 药品被淘汰有哪些主要原因?

29. 我国的法律体系中一般由哪几个法律部门构成?

30. 法律制定有哪些权限?

31. 法律解释中有权解释分哪几类?

32. 药品管理立法有哪些基本特征?

33. 药品管理立法有哪些基本原则?

34. 我国药品管理立法大体经历了哪四个阶段?

35. 开办药品生产、经营企业必须具备的条件是哪些?

36. 《药品管理法》实行中药管理的主要内容有哪些?

37. 按假药论处的 6 种情形分别是什么?

38. 按劣药论处的 6 种情形分别是什么?

39. 药品监督管理部门进行药品监督检查的范围有哪 4 个方面?

40. 《药品管理法》规定的法律责任主要有哪些?

41. 《药品法实施条例》查封、扣押的行政强制有哪些规定?

42. 新药研究有哪些特点?

43. 目前我国在新药研究中主要存在哪几方面的问题?

44. 新药研究的重点主要是哪些?

45. 中药、天然药物注册分哪几类?

46. 化学药品注册分哪几类?

47. 研究新药品种的选择应从哪些方面考虑?

48. 新药技术转让的规定主要有哪些?

49. 药品生产的特点是什么?

50. 中药生产企业有何特点?

51. 美国药品生产管理有何主要特点?

52. 我国药品生产行业目前存在的主要问题有哪些?

53. 我国药品生产行业发展趋势是什么?

54. 我国药品生产质量管理有哪些特点?

55. GMP 与 ISO9000 族标准有何区别与联系?

56. 药品经营有何特点?

57. 药品生命周期怎样分析?

58. 药品经营企业有哪四种类型?

59. 药品销售渠道有哪几种最基本的组成形式?

60. 药品批发企业有何作用?

61. 日本的零售药房怎样按照能否销售处方药分类?

62. 零售药房特征是什么?

63. GSP 论证对人员与培训有哪些要求?

64. GSP 有何标准类文件?

65. GSP 有何记录类文件?

66. 国内外药品包装占药品价值的比例大约是多少?

67. 包装、标签使用文字的限定要求是哪些?

68. 包装标签有效期怎么表示?

69. 药品包装标签的总体要求有哪些?

70. 药品广告有哪些功能?

71. 由省级政府部门定价的药品有哪些?

72. 由国家计委定价的药品有哪些?

73. 政府定价有什么原则?

74. 药剂科的性质是什么?

75. 调剂活动可分为哪六个步骤?

76. 简述药品的三级管理主要内容。

77. 不能纳入基本医疗保险用药范围的药品有哪几类?

78. 医疗用毒性药品的有哪些品种?

79. 中药现代化发展的战略目标是什么?

参考答案

一、选择题

【A 型题】

1. C	2. E	3. E	4. A	5. A	6. D	7. B	8. A	9. E	10. C
11. C	12. C	13. B	14. D	15. B	16. C	17. B	18. E	19. B	20. C
21. D	22. E	23. A	24. C	25. E	26. D	27. E	28. A	29. E	30. B
31. D	32. A	33. B	34. B	35. C					

【B 型题】

1. E	2. B	3. D	4. A	5. B	6. E	7. D	8. A	9. B	10. D
11. A	12. B	13. E	14. C	15. C	16. A	17. B	18. B	19. D	20. E

21. B   22. C   23. A   24. E   25. B   26. A   27. D   28. B   29. B   30. C
31. E   32. B   33. A   34. D   35. B   36. A   37. B   38. A   39. C   40. E
41. D   42. C   43. E   44. A   45. A   46. B   47. A   48. D   49. E   50. B
51. C   52. A   53. B   54. E   55. A   56. A   57. A   58. B   59. E   60. E
61. B   62. A   63. C   64. D   65. E   66. D   67. E   68. C   69. B   70. A
71. C   72. B   73. D   74. A   75. C   76. B   77. D   78. E   79. B   80. C
81. C   82. B   83. C   84. A   85. A   86. A   87. B   88. C   89. D   90. C
91. D   92. C   93. D   94. B   95. E   96. A   97. B   98. C   99. A   100. E
101. D   102. E   103. A   104. D   105. B   106. C   107. C   108. D   109. E   110. A
111. B   112. E   113. A   114. A   115. C   116. A   117. A   118. B   119. D   120. C
121. D   122. B   123. B   124. A   125. D   126. B   127. E   128. D   129. E   130. C
131. B   132. E   133. B   134. A   135. D   136. C   137. A   138. A   139. A   140. A
141. B   142. D   143. D   144. B   145. A   146. D   147. C   148. E   149. B   150. A
151. B   152. A   153. C   154. D

【X 型题】

1. ABE   2. ABC   3. ABCDE   4. ABC   5. ABCDE
6. AB   7. CD   8. ABCDE   9. ABCDE   10. ABCDE
11. ABCDE   12. AC   13. ABC   14. ACDE   15. ABCDE
16. ABCD   17. ABD   18. ABCDE   19. ABCDE   20. ACD
21. ABCDE   22. BCDE   23. ABCD   24. ABCDE   25. ABD
26. ABCDE   27. ABC   28. ABCDE   29. ABCDE   30. ABCD
31. ABE   32. ABCD   33. ABD   34. BCD   35. ABC
36. AB   37. ABC   38. BCDE   39. ABCDE   40. ABCDE
41. ABC   42. BCDE   43. ABCD   44. ABCD   45. ABCDE
46. ABCDE   47. ABCDE   48. ABCD   49. ABCDE   50. ABCD
51. ABCDE   52. ABCD   53. ABCDE   54. ABCD   55. ABCDE
56. ABCDE   57. ABCDE   58. ABCD   59. BDE   60. ABCDE
61. BCDE   62. ABCDE   63 ABCDE   64. ABCDE   65. ABCDE
66. AB   67. ABCDE   68. ABCDE   69. ABCDE   70. ABCDE
71. ABCD   72. ABCDE   73. ABC   74. ABCDE   75. ABCDE
76. ABCDE   77. ABCD   78. ABCDE   79. ABDE   80. ABCD
81. ABD   82. AB   83. ABCDE   84. ABCDE   85. ACDE
86. ABDE   87. ABCDE   88. AE   89. ABDE   90. ABCDE
91. AD   92. BCDE   93. ACE   94. ABE   95. ABCDE
96. ABCE   97. CDE   98. ABCDE   99. ABE   100. ABCDE
101. ABE   102. ABCDE   103. ABCDE   104. ABCDE   105. ABC
106. ABCE   107. ABC   108. BCDE   109. ABDE   110. ABDE
111. ABDE   112. ABC   113. ABCDE   114. ABCDE   115. ABDE
116. ABCDE   117. ABD   118. ABE   119. BCD   120. ABD

121. ABCD　　122. ABCDE　　123. ABCDE　　124. ABCDE　　125. BCDE
126. ABCE　　127. ABCDE　　128. ABCDE　　129. ABCDE　　130. ABC
131. AB　　132. ABCDE　　133. ABCD　　134. ABCD　　135. ABCE
136. ABCDE　　137. ABCDE　　138. ABCDE　　139. AE　　140. ABCDE

二、是非判断题

1. ×　2. ×　3. ×　4. √　5. √　6. √　7. √　8. ×　9. √　10. √
11. ×　12. √　13. √　14. ×　15. √　16. √　17. ×　18. √　19. ×　20. ×
21. √　22. ×　23. √　24. √　25. √　26. √　27. √　28. √　29. √　30. √
31. √　32. √　33. √　34. √　35. √　36. √　37. √　38. √　39. √　40. √
41. √　42. √　43. √　44. √　45. ×　46. √　47. √　48. √　49. √　50. √
51. ×　52. √　53. √　54. √　55. √　56. √　57. √　58. √　59. √　60. √
61. √　62. √　63. √　64. √　65. √　66. √　67. √　68. √　69. √　70. ×
71. √　72. √　73. √　74. ×

三、填空题

1. 药品检验　药品管理　　2. 13～18　　3. 唐代《新修本草》　　4. 专业性　实践性　　5. 1988年　　6. 提出研究假设与变项　收集、整理与分析资料　　7. 描述性的　调查性的　　8. 制造　分析鉴定　　9. 服务职能　药学职能　　10. 供应合格药品　管理药品　　11. 药事管理与法规　综合知识与技能　　12. 3　3　　13. 省、自治区、直辖市　县　　14. 中国药品生物制品检验所　　15. 国家药典委员会　药品审评中心　　16. 陆军学堂　　17. 每年 4 月 7 日　　18. 国家中医药事业　1988年　　19. 有效性　稳定性　　20. 严谨的技术　不以赢利　　21. 生产经营　权威性　　22. 抽查性检验　仲裁性检验　　23.《中华人民共和国药典》《中国医院制剂规范》　　24. 灵敏　快速　　25. 临床常用　副作用小　　26. 国家食品药品监督管理局批准的新药　原来地方标准收载的，医疗常用，疗效较好，生产地较多，需要统一标准的品种　　27. 1963年　1995年　　28. 国家药典　地区药典　　29. 安全有效　使用方便　　30. 应用安全　质量稳定　　31. 60　1999　　32. 毒性作用　过敏反应　　33. 有法可依　执法必严　　34. 保证药品质量　维护人民身体健康和用药的合法权益　　35. 药品研制　监督管理　　36. 传统药　鼓励培育中药材　　37. 新药临床研究　专家审评技术复核　　38. 麻醉药品　医疗用毒性药品　　39. 每年　40. 2002　2002　　41. 5　6　　42. 警告　没收违法生产或销售的药品　　43. 血药浓度法　同位素标记法　　44. 省药监局　药审中心　　45. 12　　46. 1　1　　47. 中药饮片　中成药　　48. 私营企业　中外合资　　49. 技术密集型　资金密集型　　50. 质量　过程　　51. 零售药房　零售药店　　52.《进口药品注册证》《进口药品检验报告书》　　53. 1.5　1　　54. 黄　红　　55. 先产先出　按批号发货　　56. 1　3　　57. 储运效率　药品销售与流通　　58. 1年　2个月　　59. 医学、药学　大众传播媒介　　60. 医师　病人的名义和形象　　61. 国家计委　省级政府　　62. 政府指导价　市场调节价　　63. 诚实信用　质价相符　　64. 分级管理　标准管理

65. 3　7　　66. 2　7　　67. 2　7　　68. 1　3　　69. 药品名称　用药剂量
70. 6　2　　71. 不对症　不足或过量　　72. 阿片　大麻

四、名词解释题

1. 药事管理学是指药学与社会学、法学、经济学、管理学及行为学相互交叉、渗透而形成的一门专门研究药学事业综合科学管理活动的客观规律、基本方法和实践效果的边缘学科。

2. 药事可以理解为与药品的安全、有效和经济、合理、方便、及时使用相关的活动。药事管理是对药事活动进行必要的管理。

3. 在古代社会，"师"是人们对有一技之长的人的尊称。早期人们对专门从事调配、销售药品的人员称为"药师"。自公元 8 世纪到 21 世纪，这种称谓一直沿用下来，但药师的内涵已经发生了深刻的变化，药师的角色已经从最初的行业技艺人员，演变为现代的药学技术人员。

4. 职业这一术语表示某种行业，如医学、神学、法学等。在工业化生产以前，这三种职业既非工商业工作，又非体力劳动，只是依靠这种性质的劳动收入给人以谋生机会。随着社会的发展，职业一词的含义也发生了变化。

5. 执业药师是指经全国统一考试合格，取得《执业药师资格证书》并经注册登记，在药品生产、经营、使用单位中执业的药学技术人员。执业药师英文译为：licensed pharmacist。

6. 执业药师继续教育是指执业药师不断提高业务水平，及时掌握最新药学理论、技术知识，保持高水平的职业道德和执业能力的必要条件，是正确履行其职责的必要条件。

7. 组织是指按照一定的宗旨和系统建立起来的集体。

8. 药事组织是药事管理学中非常重要的组成部分，是对药品进行监督管理，是实现药学的社会目标与任务的职能部门。

9. WHO 是指世界卫生组织（World Health Organization，WHO）于 1948 年成立，是联合国最大的专门机构之一。

10. WHO 认证体制是指 1975 年世界卫生组织制定的《国际贸易药品质量认证体制》的简称。

11. WHO/GMP 是指 1977 年世界卫生大会制定并通过的《药品生产和质量管理规范》的简称。

12. HHS 是指美国联邦政府卫生与人类服务部。

13. FDA 是指美国联邦政府食品药品监督管理局（Food and Drug Administration，FDA）负责全国食品、人用药品、兽用药品、医疗器械用品、化妆品等的监督管理。

14. USP 是指美国药典会编纂的国家药品标准，是《美国药典》的简称。

15. BPC 是指英国药典委员会（British Pharmacopoeia Committee，简称 BPC）。

16. 我国现行的《药品管理法》第 102 条规定：药品是用于预防、治疗、诊断人的疾病，有目的地调节人的生理功能并规定有适应证或者功能主治、用法和用量的物质。包括中药材、中药饮片、中成药、化学原料药及其制剂、抗生素、生化药品、放射性药品、血清、疫苗、血液制品和诊断药品等。

17. 现代药是指 19 世纪以来由于现代医学的进步而发展起来的化学药品、抗生素、生化药品、放射性药品、血清、疫苗、血液制品等。

18. 传统药一般是指历史上各国、各民族传统医学或民间医学使用而流传下来的药物，主要是动、植物和矿物药，又称天然药物。我国的传统药又称中药。

19. 处方药是指凭执业医师和执业助理医师处方可购买、调配和使用的药品。

20. 非处方药是指由国务院药品监督管理部门公布的，不需要凭执业医师和执业助理医师处方，消费者可以自行判断、购买和使用的药品。

21. 新药是指未曾在中国境内上市销售的药品。已上市药品改变剂型、改变给药途径的，按照新药管理。

22. 首次在中国销售的药品是指国内或国外药品生产企业第一次在中国销售的药品，包括不同药品生产企业的相同品种。

23. 医疗机构制剂是指医疗机构根据本单位临床需要、市场无供应经批准而配制、自用的固定处方制剂。医疗机构制剂不得上市销售。

24. 国家基本药物为主要根据其国家的卫生需要选择并以合理的价格采购质置合格符合要求的基本药物。其主要特点是疗效好、不良反应小、质量稳定、价格合理、使用方便。

25. 基本医疗保险药品目录是指为了保障城镇职工基本医疗保险用药，合理控制药品费用，规范基本医疗保险用药范围管理，由国家社会劳动保障部组织制定并发布国家《基本医疗保险药品目录》。

26. 特殊管理的药品是指按《药品管理法》第 35 条规定，国家对麻醉药品（narcotic drugs）、精神药品（psychotropic drugs）、医疗用毒性药品（medicine toxic drugs）、放射性药品（radioactivedrugs）实行特殊管理，这 4 类药品被称为特殊管理的药品。

27. 药品的有效性是指在规定的适应证、用法和用量的条件下，能满足预防、治疗、诊断人的疾病，有目的地调节生理功能的要求。

28. 药品的安全性是指按规定的适应证、用法、用量使用后，对人体生命安全的影响程度，与药品不良反应紧密相关。

29. 药品的稳定性是指在规定的条件下保持其有效性和安全性的能效性、安全性，但极易变质，不稳定，则至少不能作为商品药。稳定性是药品的重要特性。

30. 药品的均一性是指药品的每一单位产品都符合有效性、安全性的规定要求。

31. 药品质量监督管理是指对确定或达到药品质量的全部职能活动的监督管理，包括药品质量政策的制定，以及对药品从研制至使用全过程的质量保证和质量控制的组织，实施的监督管理。

32. 抽查性检验是指药品检验机构，根据药品监督管理计划定期或不定期地对生产、经营、试使用的药品进行抽查检验，重点检查需求量大、应用范围广、储存时间长、易混淆、易变质的药品及医疗单位制剂。

33. 复核性检验是对原检验结果的复核，目的是为了保证原检验数据和结果的可靠性和真实性。这种监督检验主要运用于药品注册审批、优质药品评价，新工艺鉴定等。

34. 仲裁性检验是公正判定、裁决有质量争议的药品，保护当事人的正当权益的检验。

35. 检定性检验是指一般由国家法律或药品监督管理部门规定，某些药品在销售前或进口时，必须经过指定的政府药品检验机构检验，合格的才准予销售或进口。这是一种强制性检验。

36. 药品标准是指国家对药品质量规格及检验方法所作出的技术规定，是药品生产、供应、使用、检验和管理部门共同遵循的法定依据。药品标准属于技术标准，是药品质量监督管理的法定依据。

37. BP 是指《英国药典》，在 1864 年出版第 1 版，现行版为 1998 年版，不仅在英国本国使用，加拿大、澳大利亚、新西兰、斯里兰卡、印度等国也采用。

38. JP 是指《日本药局方》，于 1886 年出版，现行版为 1996 年发行的《十三改正版日本药局方》。

39. EP 是指《欧洲药典》（European Pharmacopoeia，EP），初版于 1969 年，由欧洲共同体的英国、法国、意大利、联邦德国、荷兰、比利时、卢森堡 7 个国家协议编订。

40. 药品不良反应是指合格药品在正常用法用量下出现与用药目的无关的或意外的有害反应。包括已知的和未知的作用引起轻的副作用或严重的损害性反应，以及不可预测的特异和高敏性反应。新的药品不良反应是指药品使用说明书或有关文献资料上未收载的不良反应。

41. A 药品不良反应（量变型异常）是指由于药物的药理作用增强所致，该型反应与药物剂量或合并用药有关，占药物反应病例数的 70%～80%。

42. B 药品不良反应（质变型异常）是与正常药理作用完全无关的一种异常反应。此型反应与药物剂量无直接关系，占药品不良反应病例数的 20%～30%。这类反应可分为药物异常性和病人异常性两种。过敏反应、特异性反应均属 B 型反应。

43. 法律规范是指通过法律条文表述的，具有特殊逻辑结构的行为规则。法律规范由假定条件、行为模式和法律后果 3 个要素构成。

44. 法律体系是指把一个国家的现行法律分成若干部门，也称部门法律体系，并由这些法律部门组成具有内在联系的、互相协调的统一整体。

45. 法律制定（立法）通常是指国家立法机关按照立法程序制定、修改或废止法律、法规的活动。它体现一个国家的政治制度。

46. 法律效力是指法律的适用范围，即法律在什么地方、什么时期和对什么人有效的问题，也就是法律规范在空间上、时间上和对人的效力问题。

47. 违法是指违反法律和其他法规的规定，给社会造成某种危害的有过错的行为。广义的违法包括违法和犯罪。

48. 构成违法有四个要素：第一，必须是人的某种行为，只有违法的思想动机而未见之于行为不构成违法行为；第二，必须是侵犯了法律所保护的社会关系的行为，即有被侵犯客体，对社会造成了危害；第三，违法人必须是具有责任能力或行为能力的自然人或法人；第四，必须是行为者主观上出于故意或过失。

49. 法律责任是人们对自己违法行为所应承担的带有强制性的法律后果。一般分为行政责任、刑事责任和民事责任。

50. 行政责任是指违反行政管理法规的规定，应该承担行政法律所规定的责任。行政责任分为行政处分和行政处罚。行政处分系指国家机关或企事业单位对其所属工作人员或职工违反规章制度时进行的处分，形式有警告、记过、记大过、降级、撤职、开除留用、开除等。行政处罚系指国家特定行政机关对单位或个人违反国家法规进行的处罚，行政处罚的形式有警告、罚款、拘留、没收等。

51. 刑事责任是指行为人因其犯罪行为所必须承担的刑事惩罚性的责任。

52. 民事责任是指由于违反民法、违约或者由于民法规定应当承担的法律责任。在我国，公民、法人侵害社会公共财产，或者侵害他人的人身；财产以及违反合同造成损害的，都应承担民事责任。

53. 法律解释是对法律规范的含义所作的阐明，确切地解释法律规范中所体现的统治阶级的意志。法律解释分为有权解释和学理解释两种。

54. 药品管理立法是指由特定的国家机关依法定的权限和程序制定、认可、修订、补充和废除有关药品监督管理的法律规范的活动。一般来说，由国家制定的有关药品研制、药品生产、药品经营、药品广告、药品价格、药品使用及药品监督、检验等法律、法规均属于药品管理立法。

55. 假药是指药品所含成分与国家药品标准规定的成分不符的；以非药品冒充药品或者以他种药品冒充此种药品的。

56. 劣药是指药品成分的含量不符合国家药品标准。

57. 药品通用名是指列入国家药品标准之中的药品名称就是药品的通用名称，也就是通常所说的药品的法定名称。已经作为药品通用名称的，该名称不得作为药品商标使用。

58. GAP 是指《中药材生产质量管理规范》。

59. GLP 是指《药物非临床研究质量管理规范》（Good laboratory Practice for Non-clinical Laboratory Studies，GLP），自 1999 年 11 月 1 日起试行。2003 年 6 月重新发布，并于 2003 年 9 月正式实施。

60. GCP 是指《药物临床研究质量管理规范》。

61. GMP 是指《药品生产质量管理规范》，英文 "Good Manufacturing Practice for Pharmaceutical Products" 的中译文，简称为 GMP。GMP 是在药品生产全过程中，用科学、合理、规范化的条件和方法来保证生产优良药品的一整套系统的、科学的管理规范，是药品生产和质量管理的基本准则。

62. GSP 是指《药品经营质量管理规范》，英文是 Good Supply Practice for Pharmaceutical Products，简称为 GSP，我国现行的 GSP 是 2000 年 6 月国家食品药品监督管理局发布的规范性文件。

63. 在相同试验条件下，给予相同剂量的药剂等效性制剂，彼此之间吸收的速度和程度没有明显差异的药品，称为生物等效性药品。

64. 药品注册是指依照法定程序，对拟上市销售的药品的安全性、有效性、质量可控性等进行系统评价，并作出是否同意进行药物临床研究、生产药品或者进口药品决定的审批过程，包括对申请变更药品批准证明文件及其附件中载明内容的审批。

65. 药品注册申请人是提出药品注册申请，承担相应法律责任，并在该申请获得批准后持有药品批准证明文件的机构。境内申请人应当是合法登记的法人机构，境外申请人应当是境外合法制药厂商。

66. 药品补充申请是指变更药品批准证明文件及其所附药品标准、药品说明书、标签内载明事项的，以及改变生产工艺影响药品质量的，申请人应当提出补充申请。

67. 药品再注册是指药品批准证明文件有效期满后继续生产、进口的药品实施的审批过程。

68. 药品注册申请是指包括新药申请、已有国家标准药品的申请和进口药品申请及其补充申请。

69. 新药申请是指未曾在中国境内上市销售药品的注册申请。已上市药品改变剂型、改变给药途径的，按照新药管理。

70. 已有国家标准药品的申请是指生产已经由国家食品药品监督管理局颁布的正式标准的药品注册申请。

71. 补充申请是指新药申请、已有国家标准药品的申请或者进口药品申请批准后，改变、增加或取消原批准事项或内容的注册申请。审批过程中的药品注册申请、已批准的临床研究申请需进行相应变更的，以及新药技术转让、进口药品分包装、药品试行标准转正，按补充申请办理。

72. 进口申请是指在境外生产的药品在中国上市销售的注册申请。

73. 药品生产是指将原料药加工制备成能供医疗用的药品的过程。药品生产的全过程可分为两个阶段，即原料药生产阶段和将原料药制成一定剂型的制剂生产阶段。

74. 药品生产企业是指生产药品的专营企业或者兼营企业。药品生产企业是应用现代科学技术，自主地进行药品的生产经营活动，实行独立核算，自负盈亏，具有法人资格的基本经济组织，是工业企业。

75. 一系列国际标准的集合，称之为 ISO9000 族标准。它总结了 20 世纪 80 年代以来国际许多国家质量管理的经验而制定，它指导企业选择和使用质量体系及要素，是建立企业质量体系及合同双方确定保证模式时的指导工具，是国际公认的质量保证基础，为企业建立质量体系、开展质量管理活动提供了规范化的依据。目前，世界上已有 100 多个国家和地区等同或等效采用 ISO9000 族标准。

76. 全面质量管理（TQC）是把专业技术、经济管理、数理统计和思想教育结合起来；建立起从产品的研究设计、生产制造、售后服务等全过程的质量管理体系，从而用最经济的手段，生产出用户满意的药品。其核心是以用户为中心，强调提高人员素质、工作质量、工序质量，以保证药品质量，达到全面提高企业素质，提高社会经济效益的目的。

77. 药品经营企业又称为药品销售企业、药品销售渠道，是指经营药品的专营企业或者兼营企业。它的基本职能是将药品生产企业生产的药品通过购进、销售、储存、运输等活动，使药品尽快从生产领域向消费领域转移，加快药品使用价值和价值的实现。其经营规模分为大型、中型及小型经营企业。随着现代化社会商品经济的发展，药品经营企业已成为沟通生产者和消费者需要的必不可少的纽带。

78. 药品零售企业是指将购进的药品直接销售给消费者的药品经营企业。

79. 药品流通是指药品从生产者转移到病人的活动、体系和过程，按照常规，它包括了药品流、货币流、药品所有权流和药品信息流。

80. 药品流通的监督管理是指政府有关部门根据国家药事法规、标准、制度，对药品流通这一环节的药品质量、药学服务质量、药品销售机构的质量保证体系，进行监督管理活动的总称。

81. 包装是指在流通过程中保护产品，方便储运，促进销售，按一定技术方法而采用的容器、材料及辅助物等的总称，也指为了达到上述目的而采用容器、材料和辅助物的过程中施加一定技术方法的操作活动。

82. 药品包装是指药品在使用、保管、运输和销售过程中，为保持其价值和保护其安全而用包装材料技术处理的状态。根据国家食品药品监督管理局发布的《药品包装、标签和说明书管理规定》，药品包装分为内包装（inner package）和外包装（outer package）。内包装系指直接与药品接触的包装如安瓿、注射剂瓶、铝箔等。外包装系指内包装以外的包装，按由里向外分为中包装和大包装。

83. 药品说明书是指药品生产企业印制并提供的，包含药理学、毒理学、药效学、医学等药品安全性、有效性重要数据和结论的，用以指导临床正确使用药品的技术性资料。药品说明书应包含有关药品的安全性、有效性等基本科学信息。

84. 药品广告是指药品生产企业或者药品经营企业承担费用，通过一定的媒介和形式介绍具体药品品种，直接或间接地进行以药品销售为目的的商业广告。

85. 广告主是指为推销商品或者提供服务，自行或者委托他人设计、制作、发布广告的法人、其他经济组织或者个人。

86. 广告经营者是指受委托提供广告设计、制作、代理服务的法人、其他经济组织或者个人。

87. 广告发布者是指为广告主或者广告主委托的广告经营者发布广告的法人或者其他经济组织。

88. 政府定价是指由政府价格主管部门或者其他有关部门，按照定价权限和范围制定的价格。政府定价药品，由价格主管部门制定最高零售价格。

89. 政府指导价是指由政府价格主管部门或者其他有关部门，按照定价权限和范围规定基准价及其浮动幅度，指导经营者制定的价格。

90. 市场调节价是指由经营者自主制定，通过市场竞争形成的价格。

91. 医疗机构药事管理是指医疗机构内以服务病人为中心，临床药学为基础，促进临床科学、合理用药的药学技术服务和相关的药品管理工作。

92. 医疗机构药剂科又称医院药房，它是医疗机构中从事诊断治疗疾病所用药品的供应、调剂、配制制剂、提供临床药学服务、监督检查药品质量等工作的部门。

93. 调剂通常指配药、配方、发药，也可称为调配处方。调剂包括：收方、检查处方；调配药剂及取出药品；核对处方与药剂、药品；发给病人并进行交代和答复询问的全过程。

94. 处方是指医师为预防和治疗疾病而给病人开写的取药凭证，是药师为病人调配和发放药品的依据，也是病人进行药物治疗和药品流向的原始记录。处方也是医疗和药剂配制的一种书面文件。

95. GPP是指于2001年3月发布《医疗机构制剂配制质量管理规范》(简称GPP)。

96. 麻醉药品是指连续使用后易产生身体依赖性、能成瘾癖的药品。

97. 精神药品是指直接作用于中枢神经系统,使之兴奋或抑制连续使用能产生依赖性的药品。分为第一类和第二类管理,第一类比第二类更易于产生依赖性,且毒性和成瘾性也较强。

98. 医疗用毒性药品是指毒性剧烈、治疗剂量与中毒剂量相近,使用不当会导致人中毒或死亡的药品。我国有关部门规定的毒性药品的管理品种中,中药有28种,西药有11种。

99. 放射性药品是指用于临床诊断或者治疗的放射性核素制剂或者其标记药物,包括裂变制品、加速器制品、放射性同位素发生器及其配套药盒、放射免疫药盒等。

五、简答题

1. 答:各国均采用行政、法律、技术和舆论宣传等手段,来实现对药事工作的监督管理。

(1) 运用行政方式:国家主管部门采用严格审批等有效的管理措施,引导和规范药品生产、经营企业增强质量责任意识,完善药品质量管理制度。

(2) 运用法律方式:制定和颁布法律、法规、规章,规范行为,明确责任,依法治药。

(3) 运用技术方式:要实现对药品质量的有效控制,提高监督管理效率,一方面通过药学专业技术人员的规范操作来实现,同时通过采用先进的质量检验仪器,运用新的检验方法,提高技术监督水平与效果。

(4) 运用宣传方式:在药事管理中,充分发挥舆论的力量,同时教育人民群众提高对假劣药品的防范能力和自我保护意识,加大监督力度,共同监督药品生产经营中的违法违规行为,形成良好的社会舆论氛围,使假劣药品如同"老鼠过街,人人喊打",无处躲藏。

2. 答:药事管理学是药学科学的一个分支学科,是一门综合性的应用学科,该学科发展的基础理论主要来自于社会科学,主要包括社会学理论、法学理论、管理学理论、卫生管理学理论、经济学理论等五个方面。

3. 答:是指随着药学科学和药学实践的发展,药事管理学的研究内容也在不断完善,根据教学、科研和实践情况,目前药事管理学科的研究内容主要有以下方面。即药事组织、药师管理、药品质量监督管理、药事法律法规、药品研究与药品注册管理、药品生产与经营管理、药品使用管理、药品市场和经济管理、药品包装、广告与价格管理、药学教育管理、中药现代化战略与措施。

4. 答:药事管理研究的过程大致遵循一般问题解决的心理历程,从问题的感觉或发现开始,确定问题后着手收集资料,寻找答案。一般来说,研究者应具备药学学科研究技能、药事组织管理技能、学术交流技能等知识能力。

5. 答:指构成药学社会任务的物质基础是药品。药品是社会里一种商品,它具有与其他商品一样的商品方面的功能。因此,药学的功能可体现在:为人类的健康研制新药,生产供应药品,保证合理用药,培养药师和药学科学家和企业家,组织药学力量。从总体上来说，药学具有专业方面和商业方面的社会功能和任务，同时存在于每项具体任务中。

6. 答：一般来说职业具有以下三个基本作用。

(1) 专门化的知识与效用：这种作用需要通过专业训练或教育才能获得，而通过知识的实践和应用一般可产生较好的效果。

(2) 利他的态度和行为：作为职业人员，应具有无私地为公共利益服务的态度和以此为指导的职业行为。

(3) 社会与公众的认可：公众与社会对一个职业的承认通常表现为通过给符合条件或具有资格的人颁发许可证或执照，授予其从事这一职业的权力。

7. 答：在药品生产企业的药师，直接从事药品生产和质量管理，同时与其他专业技术人员协作，保证和提高药品质量。我国约有 50% 的药学毕业生在制药企业工作。①按照《药品管理法》、《药品生产质量管理规范》及相关法律规定，制定药品生产操作规程及质量管理制度，并严格实施，保证生产合格药品，起到实现药品质量保证 (qualityassurance) 的作用。为保证药品质量，依据药品标准，检验原料、中间品、半成品、成品，杜绝不合格产品流入下道工序，甚至进入药品市场，促使药品达到质量控制 (qulity control) 的效果。③结合企业实际情况，并依据市场需求，制订生产计划，控制库存，保证生产供应充足。④作为药师应熟悉药品的性能，并了解市场的需求。对于销售的药品，应及时追踪上市后的使用信息，及时、妥善处理不良药品事件。

8. 答：药品经营企业药师包括药品生产企业中市场和销售部门的药师，以及在药品经营企业从事药品批发工作的药师，主要有以下几种职能。①与企业的决策者一道，构建药品流通渠道，沟通药品供需环节。②充分发挥专业技能，合理储运药品，保持药品在流通过程中的质量。③在执行国家有关规定前提下，保持药品流通渠道规范有序，杜绝假、劣药品进入市，及时与医疗专业人员沟通、交流，传递药品信息。

9. 答：药品研究部门药师主要是指医药科研院所、高等医药院校以及药品生产企业新药研发部门中从事新产品、新工艺研究开发工作的药师。他们仅占药师群体的极少数，但却是推动医药科技水平进步的主要力量。他们通常具有较高的学历，如药学硕士、博士等，并与其他领域专业科技人员合作，承担药物研究开发的主要任务。①分析与评价新药开发方向和前景，合理、准确地设计、筛选和制备新药。②通过对新药临床前和临床研究，确定新药质量，特别应注重有效性和安全性研究与根据国家相关规定，结合实际研究确定新药质量标准，并确保正式生产的新药的质量。

10. 答：管理部门药师人数较少，主要工作在药品监督管理的各个岗位上。他们的主要职能是执行医药政策和药事管理法律法规，监督和管理药品科研、生产、流通、使用等领域中药品的质量和与此有关的药学人员的行为，确保公众健康利益，保障药学事业正常、有序地发展。

11. 所有药师的共同行为准则形成药师职业道德准则，它是指导药师与病人和公众之间关系的准则。总体来说，药师的职业道德包括四个方面的基本内容。

(1) 对病人公众负责：药师必须将病人和公众的健康、安全放在首位，为病人提供最佳的药品和药学服务，同时尊重、关怀病人，保持病人的信任。

(2) 对自己负责：药学科学技术不断发展要求药师应及时掌握最新的药学学科专业技术、知识和信息，并及时应用到药学实践中。

(3) 对药学职业负责：药师应热爱药学职业，应以自己最大的能力和才智，维护和提高药学职业的荣誉。

(4) 对其他卫生人员负责：应当强调的是药师应尊重同行及其他卫生专业人员的能力，善于与其交流，互相协作，共同为病人和公众提供最好的药学保健。

12. 答：我国药师遵循社会主义药学道德规范，具有中国特色的社会主义药学道德，继承和发扬了我国悠久的优良医药道德传统，对于指导药学各领域职业人员的实践活动，妥善处理与病人、同事、社会的关系，有着重要的意义；总体上与其他国家一致。我国的药学道德规范主要包括以下内容：①遵守社会公德，爱祖国、爱人民、爱劳动、爱科学、爱社会主义。②对工作、对事业认真负责，热爱本行业和本职工作，为公众和社会提供良好的药学服务。③对技术精益求精，及时更新信息，不断提高能力，把握和应用最新的知识和技术。④与同事及其他医药专业人员团结协作，共同为人类健康服务。⑤坚持社会效益与经济效益并重，在达到病人最佳保健效果，实现社会利益的前提下，以公平、公正、合理为原则谋取一定的经济利益，以鼓励药学服务水平的提高，维持药学事业发展。⑥以人道主义精神关心、理解、同情、尊重病人，慎言守密，尊重病人的人格和隐私权，尊重病人自我决定的权利。⑦遵纪守法、廉洁奉公，严格依据药事法规从事专业实践，坚持工作原则，不徇私情，不谋私利。

13. 答：执业药师这一职业领域绝对不可以自由进入，只有通过法律对其资格、执业行为等予以严格、有效的管制，才能保证药学技术人员的药学专业素质和道德与法律素质，保证执业行为规范，从而保证所提供的药品质量和药学服务质量，保障公众的用药安全有效。正因为执业药师管理是必要的，所以执业药师资格制度几乎是世界各国，特别是市场经济国家所普遍施行的药师职业准入控制制度。

14. 答：在我国，越来越多的人开始认识到，执业药师在保证药品质量和药学服务质量方面起着重要作用，执业药师管理的意义主要有以下几方面：①执业药师是保障人民用药安全、有效、经济、合理不可缺少的药学技术力量。②执业药师管理是药品监督管理工作的重要组成部分。③新的药品监督组织体系能否高效运作、现行的《药品管理法》能否有效实施，药品质量和人民用药的安全、有效能否更好地得到保障，药学技术人员的素质是决定性因素。④执业药师对于保证药品质量、药学服务质量，保障人民用药安全、有效等方面占突出的地位、具有决定性作用。

15. 答：申请注册者必须同时具备以下条件：①取得《执业药师资格证书》。②遵纪守法，遵守药师职业道德。③身体健康，能坚持在执业药师岗位工作。④经执业单位同意。对不具有完全民事行为能力，或受刑事处罚后不满 2 年，受取消执业药师执业资格处分不满 2 年，以及国家规定不宜从事执业药师业务的其他情形的，不予注册。

16. 答：执业药师的主要职责包括以下几个方面：①执业药师必须遵守职业道德，忠于职守，以对药品质量负责、保证人民用药安全有效为基本准则。②执业药师必须严格执行《药品管理法》及国家有关药品研究、生产、经营、使用的各项法规及政策。执业药师对违反《药品管理法》及有关法规的行为或决定，有责任提出劝告、制止、拒绝执行并向上级报告。③执业药师在执业范围内负责对药品质量的监督和管理，参与制定、实施药品全面质量管理及对本单位违反规定的处理。④执业药师负责处方的审核及监督调配，提供用药咨询与信息，指导合理用药，开展治疗药物的监测及药品疗效的评价等临床药学工作。

17. 答：2001 年 12 月以后，新开办的药品生产、经营企业，实施药品分类管理、具有销售处方药和甲类非处方药资格的零售药店，通过 GSP 认证的大中型药品零售企业，以及县级以上医疗机构药房和制剂室必须配备执业药师；此外，跨地域连锁经营的药品零售连锁企业质量管理工作的负责人，通过 GSP 认证的药品批发企业质量管理机构负责人，通过 GMP 认证的药品生产企业的质量管理机构负责人必须是执业药师。2004 年 6 月 30 日以后，所有药品经营企业必须在相应岗位上配备执业药师。到 2005 年底，执业药师人数将达到 15 万人。

18. 答：药事组织按形式分为药品研制、生产、经营组织，药品使用或药房组织，药品监督管理组织，药学教育与科研组织，药事社团组织五大类。

19. 答：国家药典委员会职责是：①修订国家药典委员会章程。②审定新版药典的设计方案。③审查并通过新版药典或授权执行委员会审理。④审查并通过国家药典委员会工作报告。⑤讨论或审议国家药品推行化工作范畴内其他重要问题。⑥编制出版《药品通讯》期刊，发布有关药品标准的信息。

20. 答：药品具有商品的一般属性，可通过交换渠道进入市场消费领域，特别是在它的生产和流通过程中，基本经济规律起主导作用，符合经济规律的沉浮变化。但药品又是防病治病，保护人们健康的特殊商品。①与人类生命密切相关。②质量科学性与重要性。③使用高度专业性。④需要迫切性与社会公共性。⑤缺乏需求价格弹性。⑥消费者低选择性。

21. 答：药品质量监督管理的主要职责：①以社会效益为最高原则。②质量第一原则。③法律化与科学化高度统一的原则。④专业性和群众性监督管理相结合的原则。

22. 答：药品质量监督管理的作用：①保证药品质量与用药安全有效。②完善新药研究开发质量与水平。③提高制药企业的管理水平与竞争力。④规范药品流通市场与保证药品供应。⑤为合理用药提供服务与质量保证。

23. 答：药品标准所的主要职责可归纳为四点：①是判断药品质量合格与否的法定依据。②是药品质量管理的法定目标。③是药品质量保证和质量控制活动的重要依据。④是建立、健全药品保障体系的基础。

24. 答：药品标准的制定和修订主要程序有：①对药品生产的全过程进行考察。②收集有关资料进行分析。③进行科学实验。④药品标准的制定、修订。

25. 答：药品不良反应的表现有：①副作用（side effect）。②变态反应（allergic reaction），常见有皮肤反应和全身性反应如过敏性休克、血液病样反应、人体器官系统的反应等。③毒性反应（toxic effect），有中枢神经系统反应、造血系统反应、心血管系统反应及肝肾损害等。④药物依赖性（drug dependence），主要是长期使用麻醉药品、精神药品所致。⑤二重感染（super infection），菌群失调。⑥特异质反应（idiosyncratic reaction）。⑦后遗反应（secondary effect），停药后遗留下来的生物学效应。⑧致癌作用（carcinogenic effect）。⑨致畸作用（teratogenic effect）。⑩致突变作用（mutagenicity）。

26. 答：

(1) 中药多为复方粗制剂，作用缓和，毒性较弱；药品本身，制造时的杂质、附加剂、溶剂、药品降解物等均可引起不良反应。西药多为化学纯品，成分单一，中毒作用及靶器官亦较专一，而中药多为多味药，多成分，中毒作用复杂，范围广泛，靶器官不专一，常为多器官受损，发生频率最高的靶器官，依次是肝22.2%、肾21.2%、胃肠10.3%。

(2) 中药复方的不合理药物配伍可产生增毒作用，或产生新的有害物质，甚至数种无毒药物配伍不当，也可产生有害物质，出现不良反应；中西药并用，配伍不当，也可产生有害物质及增毒作用；中药成分复杂，有些成分的潜在毒性，尚无充分了解，缺乏警惕，可出现意想不到的不良反应。

(3) 使用有毒中药或含有有毒成分的中成药时，剂量过大或疗程过长是常见的因素；中医用药依据"辨证施治"，如用药不对症也往往得不到应有效果，有时反而引起不良反应，此外，误服、乱用、给药途径不正确也是原因之一。

(4) 中药材品种混乱，炮制（制剂）质量欠佳。如中药材质量、品种、产地、采收、加工、农药残留及炮制不规范等问题均影响饮片质量。中成药制备方法不当或原药材质量低劣，中药注射剂质量欠佳等均可引起不良反应。

(5) 中药材同名异物、同物异名，不同品种产地，不同采收季节及储存条件，不同加工炮制，不同配伍，不同提取精制工艺，不同溶媒、防腐剂、增溶剂等均可产生不同的不良反应。中药的农药残留、重金属、真菌、毒素等含量过高，亦可造成中毒和产生不良反应。

(6) 中药材、中成药，特别是中药注射剂，由于质量不合要求而产生不良反应者，占有重要比例。由于中药（特别是复方制剂）的质量标准很难达到西药（化学纯品）的要求，所以，因质量问题而发生不良反应者，尤应引起重视。目前中药制剂增多，经提取精制后，有效成分及有毒成分均浓集，疗效提高，毒性亦增强；而中药安全性的研究、监测、管理不够；中药毒理学尚未引起应有的重视，未形成一门学科，更未达到要求。

(7) 个体差异、过敏体质是病人易引起药物过敏反应的重要因素。此外，病人年龄、性别、体质等情况的差异，婴幼儿因肝肾功能发育不全，老年人则因肝肾功能衰退，对某些药品易发生中毒。

(8) 近年出现的某些商业行为，严重违犯科学原则，盲目扩大适应证，长期大剂量不合理用药，或多种中西药不合理搭配用药，有意夸大疗效，隐瞒毒性及不良反应，片面强调中药"安全无毒"等，也加剧了中药不良反应的发生，还有商业行为的干扰，药品说明书上回避毒副反应、禁忌证及警示性内容。

(9) 中药来源于植物、动物和矿物，缺少像化学药品那样有一定的完善质量标准，因此内在质量变化很大。长期以来，我国对药品又未严格实施分类管理制度，一些有毒中药材或含有毒性成分的中成药在流通和使用领域里未能得到严格控制，可被任意购买，以致滥用、误用、造成中毒。有的中成药中含有药理作用较强的化学物质，使病人因掌握不好剂量而出现不良反应。

27. 答：降低中药不良反应现象发生的对策思路为：

(1) 正确认识中药的安全性和有效性，进行科学宣传，防止误导，禁止违反科学原则、夸大疗效、隐瞒毒性及不良反应的宣传。也应防止夸大中药毒性，造成谈虎色变，不敢使用中药的局面。

(2) 加强管理、监测，建立中药的不良反应报告、统计制度，完善行政管理体系，颁布有关政策、法规及技术要求。

(3) 加强对中药安全性及不良反应深入系统的研究，特别是研究中药多种成分、多种单味药配伍的相互影响（包括化学变化，药效及药理作用的变化），以及在炮制、提取、生产加工过程中的变化；研究中药中毒的物质基础、作用机制、临床表现、解毒措施、急救方法，以及防治措施等。推动中药毒理学的学科发展，建立一批中药安全性评价中心，重点进行有关工作。

(4) 制定有关中药材、中药制剂的安全性质量标准，例如：农药残留量、重金属、真菌、毒素以及各种有害物质（化学成分）的限量标准。确保中药质量符合安全、有效的基本要求。对国内外影响较大的中药中毒事件，立项进行专题研究，例如：比利时、日本、东南亚报告的一些中药中毒问题，研究清楚是中药本身的问题还是外加污染问题？是品种产地问题，还是不合理用药产生的后果？其毒性成分是什么？是原药材中含有的？还是外源性污染？或是在生产过程中所产生的有毒物质等。在这些中药中毒事件中，中药是主要的中毒因素，还是其他因素中毒而与中药偶合？对这些问题应进行深入研究，得出科学结论，以提高对中药的正确认识，并采取有效措施，防止类似事件的发生。

28. 答：药品被淘汰的主要原因有：①药品有效但不良反应大，对病人有不可逆转的危害性，如过去淘汰的普拉洛尔、双氢链霉素等。②药品虽有一定的疗效或疗效较差，但有一定的不良反应，且已有较好的药品可以代替，如安替比林、咳美芬胶囊等。③药品无疗效或疗效不确切，药品生产企业较长时间不生产，医师也不用，如灰黄霉素软膏等。④中成药组方不合理，中西药复方配伍不当，临床疗效不切实，以及名称各异、组方不一或多年不生产，如镇惊丸等。

29. 我国的法律体系中一般主要由以下几个法律部门构成：

(1) 宪法：在法律体系中居于核心地位，是国家的根本大法，是具有最高法律效力的规范性文件，是制定其他法律的基础和根据。在内容方面，它规定了国家生活和社会生活的最根本性的原则问题。

(2) 行政法：行政法是有关国家行政管理活动的法律规范的总称。也是政府的法规，具有法的效力。它主要规定国家行政管理体制，国家行政机关人员的选拔和使用，国家行政管理活动的基本原则，国家行政管理的职权范围、活动方式以及对国家公职人员和公民的行政违法行为的制裁等。

(3) 刑法：刑法是关于犯罪和刑罚的法律规范的总和。

(4) 民法：民法是调整平等主体的公民之间、法人之间、公民和法人之间的财产关系和人身关系的法律规范的总和。

(5) 经济法：经济法是调整国家经济主管机关、经济组织、事业单位在国民经济管理中发生的经济关系的法律规范。

(6) 劳动法：劳动法是调整劳动关系以及由此产生的其他关系的法律的总称。

(7) 婚姻法：婚姻法是调整婚姻关系和家庭关系的法律规范的总称。

(8) 诉讼法：诉讼法是关于诉讼程序的法律规范的总称。

30. 答：法律制定的权限有：

(1) 全国人民代表大会和全国人民代表大会常务委员会行使国家立法权。全国人民代表大会制定和修改刑事、民事、国家机构的和其他的基本法律。全国人民代表大会常务委员会制定和修改应当由全国人民代表大会制定的法律以外的其他法律；在全国人民代表大会闭会期间，对全国人民代表大会制定的法律进行部分补充和修改，但是不得同该法律的基本原则相抵触。

(2) 国务院根据宪法和法律，制定行政法规。

(3) 省、自治区、直辖市的人民代表大会及其常务委员会根据本行政区域的具体情况和实际需要，在不与宪法、法律、行政法规相抵触的前提下，可以制定地方性法规。

(4) 国务院各部、委员会、中国人民银行、审计署和具有行政管理职能的直属机构，可以根据法律和国务院的行政法规、决定、命令，在本部门的权限范围内，制定规章。

31. 答：法律解释有权解释分为以下几方面：

(1) 立法解释：指制定法律、规范的机关所作的解释，我国由全国人民代表大会常务委员会进行解释或用法令加以规定。

(2) 司法解释：指最高人民法院或最高人民检察院在审判工作中或者检察院检察工作中具体应用法律、法令问题的解释。

(3) 行政解释：不属于审判和检察工作中的其他法律、法令如何具体应用的问题，由国务院及主管部门进行的解释。

32. 答：药品管理立法的基本特征是指立法的宗旨是保证人们身体健康；以药品质量标准为核心的行为规范；药品管理立法具有系统性；药品管理法内容发展的国际化倾向。

33. 答：药品管理立法的基本原则：从国情出发、实事求是；保持法的稳定性、连续性；借鉴外国药品立法经验；有群众基础、体现公众意志。

34. 答：我国药品管理立法大体经历了四个阶段：药事法规初步建立（1911～1948年）；建设、完善药事法规（1949～1983年）；第一部《药品管理法》颁布与实施（1984～1999年）；修订《药品管理法》与公布《实施条例》（2000～2002年）。

35. 答：《药品管理法》规定了开办药品生产、经营企业应该具备 4 项条件：①人员条件，具有依法经过资格认定的药学技术人员及相应的技术工人。②厂房、设施、仓库卫生环境条件，要求药品生产、经营企业具有与其药品生产、经营相适应的厂房、设施、仓库和卫生环境。③质量控制条件，要设立质量管理和质量检验的机构，配备专门人员，必要的仪器设备。④规章制度条件，要建立健全保证药品质量的规章制度。

36. 答：《药品管理法》实行中药管理的规定主要内容包括：①国家实行中药品种保护

制度，授权国务院制定管理办法。②新发现和从国外引种的药材，经国务院药品监督管理部门审核批准后，方可销售。③地区性民间习用药材的管理办法，由国务院药品监督管理部门会同国务院中医药管理部门制定。

37. 答：按假药论处的6种情形是指：①国务院药品监督管理部门规定禁止使用的。②依照《药品管理法》必须批准而未经批准生产、进口，或者依照本法必须检验而未经检验即销售的。③变质的。④被污染的。⑤使用依照《药品管理法》必须取得批准文号而未取得批准文号的原料药生产的。⑥所标明的适应证或者功能主治超出规定范围的。

38. 答：按劣药论处的6种情形是指：①未标明有效期或者更改有效期的。②不注明或者更改生产批号的。③超过有效期的。④直接接触药品的包装材料和容器未经批准的。⑤擅自添加着色剂、防腐剂、香料、矫味剂及辅料的。⑥其他不符合药品标准规定的。

39. 答：药品监督管理部门进行监督检查的范围主要有4个方面：①对报经药品监督管理部门审批的药品研制的监督。②对药品生产活动的监督。③对药品经营活动的监督。④对医疗机构使用药品的监督。药品监督管理部门在行使监督检查职权时，必须按照法律和行政法规规定的内容进行，不得超出法律、法规的规定任意扩大监督检查的内容。

40. 答：《药品管理法》规定的法律责任如下：

(1) 未取得《药品生产许可证》、《药品经营许可证》或者《医疗机构制剂许可证》生产药品、经营药品的应当承担的法律责任。

(2) 生产、销售假劣药的应当承担的法律责任，包括行政处罚、刑事责任。

(3) 生产、销售假药及生产、销售劣药情节严重的单位及直接负责的主管人员和其他直接责任人员应当承担的法律责任。

(4) 为假劣药品提供运输、保管、仓储等便利条件的应当承担的法律责任。

(5) 未按照规定实施 GMP、GSP、GLP、GCP 的单位应当承担的法律责任。

(6) 从无《药品生产许可证》的企业购进药品的单位应承担的法律责任。

(7) 违反进口药品登记备案管理制度应当承担的法律责任。

(8) 伪造、变造、买卖、出租、出借许可证或者药品批准证明文件的应承担的法律责任。

(9) 骗取许可证或药品批准证明文件的单位或个人应承担的法律责任。

(10) 医疗机构在市场上销售其配制的制剂应承担的法律责任。

(11) 药品经营企业购销药品的记录不真实或者不完善，或没有依法销售药品、调配处方、销售中药材的应承担的法律责任。

(12) 药品标识不符合法定要求的应当承担的法律责任。

(13) 药品检验机构出具虚假检验报告应承担的法律责任。

(14) 违反药品价格管理规定的应当承担的法律责任。

(15) 在药品购销中暗中给予、收受回扣或者其他利益的单位或其代理人应承担的法律责任。

(16) 在药品购销中收受财物或者其他利益的单位负责人或有关人员应承担的法律

责任。

(17) 违反有关药品广告管理规定应承担的法律责任。

(18) 不依法履行药品广告审查职责造成虚假广告的应承担的法律责任。

(19) 药品生产、经营企业及医疗机构违反药品管理法规定,给药品使用者造成损害的应承担的法律责任。

(20) 药品监督管理部门违法发给 GMP、GSP 认证证书、许可证、进口药品注册证、新药证书、药品批准文号的应承担的法律责任。

(21) 药品监督管理部门、药品检验机构或者其工作人员参与药品生产、经营活动的应承担的法律责任、行政责任:①责令改正。②有违法收入的予以没收。③依法给予行政处分。

(22) 药品监督管理部门、药品检验机构在药品监督检验中违法收取检验费用的应承担的法律责任。

(23) 辖区企业生产、销售假药、劣药,有失职、渎职行为的药品监督管理部门的主管人员和直接责任人员应承担的法律责任。

(24) 药品监督管理部门违法行政行为逾期不改正的应承担的法律责任。

(25) 药品监督管理人员滥用职权、徇私舞弊、玩忽职守应承担的法律责任。

41. 答:《药品法实施条例》查封、扣押的行政强制规定有:①各级药品监督管理部门依法采取行政强制措施的条件是必须有证据证明药品可能危害人体健康。②采取行政强制措施的对象是药品及其有关证据材料。③采取行政强制措施的种类限于查封、扣押。④实行政强制措施 7 天内(需要检验的自检验报告书发出起 15 天内)需要作出的行政处理决定有 3 种:立案;不立案并及时解除查封、扣押;立案并决定暂停销售使用。⑤只有国家食品药品监督管理局或省级(食品)药品监督管理局才能作出暂停销售、使用的决定。

42. 答:新药研究的特点是指:①具新颖性、创造性和实用性。②高风险、高投入的领域。③规范性与时限性非常强的领域。④极为重视真实性和可重复性的领域。⑤涉及多个学科,需要多学科协调配合。

43. 答:目前我国在新药研究中主要存在以下几方面的问题:①重复,包括产品重复、病种重复、技术方法重复;对药品的认识不足,包括对药品的含义、特点及自身的规律及相关的医药政策等。②研究的创新性不够,忽视新药产品的立项和产业化,对相关的知识产权保护意识不强,功利意识强烈,体现在研究的浮躁性、实验数据的真实性和产品的炒作性等方面。③新药审批的制度不尽完善,特别是在促进和提高新药研究中的导向性方面没有体现,同时新药研究的基地建设缺乏,造成没有立足于国内自主筛选新药的组织和机构。

44. 答:新药研究的重点是指:①从疾病的角度来看主要集中在常见病、多发病、疑难病和罕见病,如心脑血管病、肿瘤、病毒性肝炎、艾滋病、非典型性肺炎等,以及免疫功能、调节功能紊乱等。②研究的范围主要集中在手性对映体药物、生物制品、天然药物、模仿性新药等。③研究的技术手段主要集中在新技术与新方法(遗传工程技术、细胞工程技术、微生物发酵技术、微米与纳米技术、控释缓释与靶向技术等)、新剂型与新的给药系统。④最终产品的分类主要是处方药与非处方药。

45. 答：中药、天然药物注册分类：①未在国内上市销售的从中药、天然药物中提取的有效成分及其制剂。②未在国内上市销售的来源于植物、动物、矿物等药用物质制成的制剂。③中药材的代用品。④未在国内上市销售的中药材新的药用部位制成的制剂。⑤未在国内上市销售的从中药、天然药物中提取的有效部位制成的制剂。⑥未在国内上市销售的由中药、天然药物制成的复方制剂。⑦未在国内上市销售的由中药、天然药物制成的注射剂。⑧改变国内已上市销售药品给药途径的制剂。⑨改变国内已上市销售药品剂型的制剂。⑩改变国内已上市销售药品工艺的制剂。⑪已有国家标准的中成药和天然药物制剂。

46. 答：

(1) 未在国内外上市销售的药品：①通过合成或者半合成的方法制得的原料药及其制剂。②天然物质中提取或者通过发酵提取的新的有效单体及其制剂。③用拆分或者合成等方法制得的已知药物中的光学异构体及其制剂。④由已上市销售的多组分药物制备为较少组分的药物。⑤新的复方制剂。

(2) 改变给药途径且尚未在国内外上市销售的制剂。

(3) 已在国外上市销售但尚未在国内上市销售的药品：①已在国外上市销售的原料药及其制剂。②已在国外上市销售的复方制剂。③改变给药途径并已在国外上市销售的制剂。

(4) 改变已上市销售盐类药物的酸根、碱基（或者金属元素），但不改变其药理作用的原料药及其制剂。

(5) 改变国内已上市销售药品的剂型，但不改变给药途径的制剂。

(6) 已有国家药品标准的原料药或者制剂。

47. 答：一般来说研究新药品种的选择应从4方面考虑：①市场前景好，在疗效、安全性或使用方法及用药覆盖面等方面有独到之处，并具备开发前景。②所用原料及化学试剂国内均自给，临床用药剂量小，提取、合成技术水平高。③专利或行政保护即将到期，或是未在我国申请专利保护，不侵犯知识产权。④适合企业产品结构、能够形成系列产品结构，为形成系列产品发挥合力。

48. 答：有关新药技术转让的规定主要包括：①取消原新药技术转让资格的审批，无需先行申请新药证书副本。②新药技术转让按药品补充申请的办理，由新药证书持有者与受让方共同向受让方所在地省级药监局申请。③受让方所在地省级药监局需要进行现场考察和抽样。④国家药监局进行全面审评。⑤监测期内的药品，不得进行技术转让。通知药品检验所进行检验。⑥限制多家转让：持有新药证书但尚未取得药品批准文号的，可转让一次；已取得药品批准文号的转让者，应同时申请注销原批准文号；首次转让不能实施生产的，可再转让一次，但要注销原受让方的药品批准文号。

49. 答：药品生产的特点：机械化、自动化程度要求高；原料及辅料品种多、消耗量大；卫生要求严格、规范；产品有严格的质量基线要求。

50. 答：中药生产企业的特点是既具有传统中药生产的特色又采用高科技手段，生产技术复杂、质量要求严格、管理规范，产品规格多、更新换代快，生产设备趋向密闭、自动、高效，生产环境卫生、清洁、净化程度高。

51. 答：美国食品药品管理局（FDA）执法的公正性、严肃性和权威性得到了世界各国的普遍认同，美国药品生产管理的特点主要表现在：

(1) 生产基础雄厚：自 20 世纪 40 年代以来，美国的制药工业积累了雄厚的物质基础。

(2) 严格的管理原则：主要体现在有明确的管理目标，即按照需要的数量、需要的质量，在恰当的时间内，用最好的和最便宜的方法把产品生产出来，以便求得最高的生产效益。

(3) 以诚信求发展：美国是商品经济高度发达的国家，全社会普遍讲求诚信的氛围以及相关法律法规的严肃性和严格性，这种管理观念使药品生产企业产生足够的确保药品质量的外在压力和内在动力；长期而激烈的市场竞争、不断完善和规范化的法律法规以及管理手段与措施使诚信成为企业谋求生存与发展的重要条件。

52. 答：我国药品生产行业存在问题：尽管我国药品生产企业近年来发展取得了显著成效，但与制药发达国家相比，在生产装备水平、人员素质、产品种类与产品结构、市场集中度、创新能力、生产能力及其利用率等多方面还存在较大的差距。这些差距在资金、人员、物质基础等方面构成了保证和提高药品质量的障碍，制约着药品生产管理水平的进一步改进与提高。

53. 答：根据我国药品生产行业的现状，我国药品生产行业发展趋势主要有以下两方面。

(1) 医药市场融入国际市场：药品生产企业要想在激烈的国际竞争中求得生存和发展，就必须首先遵循有关的国际竞争规则。因此，我国药品生产管理的发展趋势将是各项规则与国际规则及惯例完全接轨。这种接轨的真正实现需要一定的人员素质、装备水平、经济实力等多方面的基础和条件。

(2) 确定医药产品发展重点与结构调整：①注重发展优势原料药。我国是原料药生产大国，同时也是出口大国，在世界化学原料药市场占有一定的份额。据有关资料表明，我国生产出口的原料药有 60 多种在国际市场上有较强的竞争力。因此应积极推进化学原料的出口，特别是高附加值产品出口。②注重发展生物技术。在 21世纪，现代生物技术同信息技术、新材料技术一样，对药品生产企业的发展将产生较重大影响。目前我国在生物技术方面与发达国家的差距较小，因此，通过采用先进适用的生物技术对化学、中药、生化制药进行改造，促进产品升级，努力使我国生物工程药物技术达到国际先进水平。③推进中药产业现代化。目前我国中药产品在国内医药市场中占有较大份额，同时国际市场上对天然药物需求量越来越大，为中药进入国际市场提供了依据。美国 PDA 的新规定中，已不再要求中草药产品是已知结构的单体纯品，可以是成分固定、疗效稳定的混合物，这为中草药进入国际市场提供了有利条件。

54. 答：我国药品生产质量管理的特点：质量第一，预防为主；企业内部管理与外部监督相结合；执行强制性的质量标准；实行规范化的生产模式。

55. 答：

(1) GMP 与 ISO9000 族标准的相同点：GMP 与 ISO9000 的目的都是保证产品质量，确保产品质量达到一定要求；都是通过采用控制影响产品质量因素的模式，从事后把关变为事前控制，变管结果为管因素，都是对生产和质量管理的基本要求，而且标准是随着科学技术和生产的发展而不断发展和完善的，它们具有以下共性。①目标、方法相同：GMP 与 ISO9000 族标准的核心目标都是保证产品质量，确保产品质量持续、稳定地符合一定的要求；两者都采取控制要素的方法实现对产品质量的控制，都要求影响质量的全部因素始终处于受控状态。②理论基础、特征相同：两者都认为产品质量形成于产品的全过程，所以都要求质量体系贯穿于产品质量形成的全过程，且两者均与全面质量管理（TQC）密切相关；强调"预防为主"；都强调质量及质量管理应持续改进，不断修订和完善相应的质量标准和要求。

（2）GMP 与 ISO9000 族标准的不同点：①性质不同。绝大多数国家或地区的 GMP 都具有法律效应，强制企业实行；而 ISO9000 族标准则是推荐性的技术标准，不具有强制企业实行的效力。但随着竞争的不断加剧，ISO9000 族标准也可能演变成国家或地区的强制性标准。②适用范围不同。ISO9000 族标准适用于各类产品和各行各业，不是专门为某一具体的工业行业或经济部门制定的，具有较强的通用性，可以说它是公司之间商务活动的证明书；而 GMP 是制药企业的专用标准（尽管食品、化妆品等可以参照），因此对药品生产过程中的质量管理和质量保证的指导具有较强的针对性、专用性和可操作性。

（3）GMP 与 ISO9000 族标准的联系：从国内外质量认证的总体情况来看，绝大多数产品的生产企业均采用 ISO9000 族标准作为质量认证和注册的依据，但国际上对药品质量的认证却依然采用生产企业 GMP 作为认证的标准和依据。然而，这绝不表明 GMP 与 ISO9000 族标准是相对立、互不相容的。实际上，实施 GMP 和执行 ISO9000 族标准是相辅相成的，很多既通过了 GMP 认证又通过了 ISO9000 认证的企业或产品就是很好的证明。

应该强调的是，药品生产企业不论是实施 GMP 还是同时执行 ISO9000 族标准，都应以全面质量管理（TQC）为核心。全面质量管理是当今世界质量管理最基本的并具有丰富内涵的理论。它的思想、原理和方法对各国质量管理的理论研究和实际应用的指导价值已得到充分的证实。

无论是 GMP 还是 ISO9000 都是以标准为基础的质量管理，它们的基本活动是按标准的要求建立质量体系，进而对质量体系实施控制，使复杂的体系按标准化的要求进行操作，并确保过程的受控状态，使体系持续有效地运行。当今世界，顾客对质量的期望越来越高，企业只有坚持不断的质量改进和创新，才能持续地满足和激发顾客的需要，才能在竞争中求得发展。可以说 GMP 和 ISO9000 是企业生存的要求，而 TQC 则是企业发展的动力。

我国药品生产企业（车间）质量体系认证，根据国际药品贸易认可的通用惯例采用 GMP，采用 GB/T19000—ISO9000 系列标准。这种规定只是进一步明确药品生产企业（车间）的质量体系认证标准，并不表明，GMP 与 ISO9000 系列标准是水火不相容的。实际上，无论是对 GMP 条款的修订还是药品生产企业对 GMP 的具体实施，完全可以、也应该参照 ISO9000 标准系列，以推动 GMP 不断发展和完善。

56. 答：药品是特殊商品，药品经营除具有一般商品经营的共性外，还有其自身的特点，主要体现在以下几方面：①经营责任大、质量要求严。②药品品种、规格、批次多。③对人员和销售机构的要求高。④药品定价和价格控制难度大。

57. 答：药品生命周期与其他商品一样被分为四个主要阶段，各有明显的特征并直接影响着企业经营决策的制定，下面作简要分析。

(1) 投入阶段：此阶段应首先考虑的是如何使医院业务负责人、医师、药房、药事管理委员会成员了解认识该新药，如何说服医师使用此药品。其次，销售额增长比较慢。第三，产品成本、销售成本和价格较高。第四，几乎没有竞争对手。第五，根据各国药事法规规定，新药上市后一定时期内将受到严格的监督，这一阶段可能较短也可能较长。

(2) 成长阶段：这一阶段药品的销售量会上升，生产成本、销售成本下降，利润上升快，可能出现竞争对手急剧增加的局面。这个阶段的企业的营销对策有多种方式，如降价、加大宣传力度、采用选择刺激销售法等。

(3) 成熟阶段：这一阶段，药品的销售比较稳定，但同类产品不断打入市场，竞争异常激烈。这一阶段中稳定和争取大买主是销售工作的重点，在促销活动方面可更多地采用学术杂志上登广告和直接邮寄资料等，医药代表的作用已不那么明显。这阶段的销售工作可以再细分市场，向不同专长的医师传递专门信息，以及尽量稳定已占有的市场。

(4) 衰退阶段：这一阶段药品的销售呈现下降趋势。导致一种类型药品销售下降的原因有多种，其中大多与该药品的疗效不如其他药品好有关。如果下降的主要原因是由一种新药的开发所导致，则下降速度比较迅速。这一阶段的宣传可能又回到首要需求刺激法，但效果可能只有一半，有的竞争对手将退出市场，留出了潜在的销售机会。这阶段因为许多经济因素已消失，因而利润也较少。

每一类药品的生命周期既不相同也无法预测。有些药品生命周期会昙花一现，非常之快，而有的则可保持十几年或几十年不衰，而且每一类药品寿命周期的各阶段也不相同，如果药品经营的策略科学合理，药品的成熟期则会延长。

58. 答：

(1) 药品生产企业有自己的销售体系。在财务和组织上受企业控制，即在法律上和经济上并不独立，按照国家有关规定只能经销本企业生产的药品，不得销售其他企业的药品，不得从事药品批发业务。

(2) 独立的销售系统。具有独立法人资格的经济组织，它们在法律上和经济上都是独立的。必须首先以自己的资金购买药品，取得药品的所有权，然后才能出售。医药批发公司和社会药房便是这种机构。

(3) 没有独立法人资格，它们以自己的资金购买药品，取得药品的所有权，然后凭医师处方分发出售给病人。在经济上由医疗机构统一管理的医疗机构药房。例如医院药房、初级医疗卫生保健机构的药房或调配室。

(4) 受企业约束的销售系统，它们在法律上是独立的，但经济上通过合同形式受企业约束，如医药代理商。

59. 答：药品从生产企业到消费者，药品销售渠道最基本的组成有两种形式，即直接销售和间接销售。

(1) 直接销售：一般是指药品生产企业不通过流通渠道的中间环节直接销售给消费者——病人。按照药事法规的规定可以直接销售的药品仅限于该企业生产的非处方药，其主要形式是通过企业自行销售非处方药。另一种形式，是在城乡集贸市场上农民可以直接销售自采自种的中药材。通过直接销售形式销售的药品数量很少。

(2) 间接销售：一般是指药品生产企业通过流通领域的中间环节即药品批发和零售商，把药品销售给消费者即病人。这种间接销售药品的销售形式是国内外普遍采用的。

60. 答：

(1) 减少药品销售交易频率。如果生产企业直接将药品售予零售商，其交易次数大大高于通过批发企业再售予零售商的交易次数。因为每一次交易都有费用及一系列活动，减少交易次数就可减少费用和人力物力的投入，并可减少差错发生率。由此可见通过药品批发企业销售药品所产生的经济效益。

(2) 有利于药品集中与分散。在药品批发的过程中，从各生产企业调集各种药品，又按照需要的品种、数量分散给药房，担任着繁重的集散各地各种药品的任务，起着调节供应的蓄水池作用。它们为药品生产企业服务，大批量购进药品，减少生产企业的库存。同时也为社会药房、医疗机构药房服务，使它们能就近、及时买到药品，并减少了药房库存费用。

现代化药品批发企业均应用计算机信息管理系统，与购货的药房建立信息网络体系，提供自动化订货服务，一方面使药房节约了很多费用，还为药房提供多种服务，同时改善药房的经营条件和方式。今天的药品批发企业与药房之间，已不是以前那种传统的买卖关系，而越来越明显地以服务促销售，以促进药房发展使价值增值。

61. 答：①药局：可销售处方药和非处方药，可调配处方，必须配备执业药师。②一般销售业药店：可以销售处方药和非处方药，不能调集，必须配备执业药师。③药品商药店：只能销售非处方药，可以不配备执业药师，但需配备经地市级以上药品监管部门培训、认可的药学技术人员。④配制销售商：只能销售经批准的部分非处方药，不要求固定的营业场所及执业药师。⑤特例销售药商：指经批准在车站、商店开设销售经批准的部分非处方药的柜台。⑥保险药局：与药局要求相同，主要任务是调配医疗保险可报销的处方，执业药师人数多。

62. 答：①具有企业属性：零售药房是为社会提供药品，为盈利而进行自主经营的法人资格的经济组织。②数量多、分布广：目前我国的药品零售经营企业约有13万家，美国有调配处方的社会药房5万多家，日本的药局及各类持许可证可销售药品的店共10万家左右。③经营多种商品：与医院药房相比，除处方药、非处方药外，还销售保健用品。

63. 答：GSP论证对人员与培训的要求包括：①对药品批发和零售连锁企业负责人、质量管理机构负责人和质量检验部门的负责人，应有专业技术职称或执业资格。②要求是执业药师的岗位有企业负责人、药品检验部门的负责人。要求经过专业培训、考试合格持证上岗的人员是质量管理和检验工作的人员，从事验收、养护、计量、保管等工作的人员。③每年企业应对直接接触药品的人员进行健康检查，并建立健康档案。如发现患有精神病、传染病或者其他可能污染药品疾病的病人，应调离岗位。

64. 答：GSP 标准类文件主要有：①业务经营的规定。②首次经营品种的质量审核办法。③药品入库验收、在库养护、出库复核程序。④顾客投诉处理程序。⑤不合格药品处理程序。⑥企业自检程序及人员培训操作程序。⑦各级人员质量责任及有关经营质量管理各项制度。

65. 答：GSP 记录类文件主要有：①药品经营审批表。②药品质量验收记录。③药品拒收报告单。④药品入库验收登记表。⑤有效期、使用期药品催销表。⑥库房温、湿度记录表。⑦库存药品养护检查记录。⑧药品出库复核记录。⑨销货退回药品台账等。

66. 答：在发达国家，医药包装占药品价值的 15%～25%，有的高达 30%，而在我国尚不足 8%～9%。

67. 答：包装、标签使用文字的限定可印刷在包装标签的左上角。
   (1) 凡在中国境内销售和使用的药品，包装、标签所用文字必须以中文为主并使用国家语言文字工作委员会公布的现行规范文字。民族药可增加其民族文字。
   (2) 企业根据需要，在其药品包装上可使用条形码和外文对照；获我国专利的产品，亦可标注专利标记和专利号，并标明专利许可的种类。

68. 答：包装标签有效期的表达方法，按年月顺序。一般表达可用有效期至某年某月，或只用数字表示。如有效期至 2001 年 10 月，或表达为有效期至 2001.10、2001/10、2001—10 等形式。年份要用四位数字表示，1 至 9 月份数字前须加 0 以两位数表示月份。

69. 答：对药品包装标签的总体要求如下：
   (1) 药品包装必须按照规定印有或者贴有标签并附有说明书。药品包装、标签及说明书必须按照国家食品药品监督管理局规定的要求印制，其文字及图案不得加入任何未经审批同意的内容。
   (2) 提供药品信息的标志及文字说明，字迹应清晰易辨，标示清楚醒目，不得有印字脱落或粘贴不牢等现象，并不得用粘贴、剪切的方式进行修改或补充。
   (3) 同一企业，同一药品的相同规格品种（指药品规格和包装规格两种），其包装、标签的格式及颜色必须一致，不得使用不同的商标。同一企业的相同品种如有不同规格，其最小销售单元的包装、标签应有明显区别或规格项应有明显标注。
   (4) 药品的最小销售单元，系指直接供上市药品的最小包装。每个最小销售单元的包装必须按照规定印有或贴有标签并附有说明书。
   (5) 药品包装内不得夹带任何未经批准的介绍或宣传产品、企业的文字、音像及其他资料。

70. 答：药品广告能提供药品信息，开展公平竞争，保持或扩大市场占有率，建立药品品牌形象，引导消费者，提高人们的医疗水平和保健水平。

71. 答：由省级政府部门定价的药品有：①《医保目录》的乙类药品，包括当地调剂进入乙类的药品，但不包括已列入国家计委定价目录的乙类药品和当地从乙类目录中调剂出去的药品。②《医保目录》中规定的民族药品。③中药饮片，不包括《医保目录》中规定不允许报销的部分。④医院自配制剂。⑤纳入地方计划供应的预防免疫药品。

72. 答：由国家计委定价的药品有：①列入《医保目录》的甲类药品。②生产经营具有垄断性的药品，如专利药品（指处在专利或行政保护期内的药品）和一、二类新药；按国家指令性计划生产供应的麻醉药品（包括按麻醉药品管理的药品）和一类精神药品；按国家指令性计划生产、由国家统一收购的避孕药具；计划免疫药品。

73. 答：实行政府定价、政府指导价的药品，政府价格主管部门除依据《中华人民共和国价格法》规定的公平、合理和诚实信用的基本原则外，还应依据《药品管理法》规定的社会平均成本为依据，反映市场供求状况，考虑社会承受能力等。

74. 答：药剂科的性质是事业性机构，专业技术性，综合管理性。

75. 答：

(1) 收方：从病人或病房护理人员处接受处方或药品请领单。

(2) 检查处方：主要检查处方书写是否正确或合理。

(3) 调配处方：严格按照处方的内容进行调配。

(4) 包装贴标签：包装袋和药瓶标签上应标示病人的姓名、药品名称、用法、用量等。

(5) 复核处方：仔细查对所取的药品与处方药品是否一致，防止差错。

(6) 发药：发药时应对病人做解释、交代清楚用药方法。

76. 答：一级管理药品：麻醉药品和毒性药品的原料药，要求处方单独存放、每日清点，做到账物相符。

二级管理药品：精神药品、贵重药品、自费药品，要求专柜存放、专账记录，贵重药品每日清点，精神药品定期清点。

三级管理药品：普通药品，实行"金额管理，季度盘点，以存定销"的管理方法。普通药品管理中要特别做好危险性药品和化学试剂的管理。

77. 答：不能纳入基本医疗保险用药范围的药品有：①主要起营养滋补作用的药品。②部分可以入药的动物及动物脏器，干（水）果类。③用中药材和中药饮片泡制的各类酒制剂。④各类药品中的果味制剂、口服泡腾剂。⑤血液制品、蛋白类制品（特殊适应证与急救、抢救除外）。⑥劳动保障部规定基本医疗保险基金不予支付的其他药品。

78. 答：医疗用毒性药品的品种有：

(1) 毒性中药品种：砒石（红砒、白砒）、砒霜、生川乌、红升丹、生马钱子、生甘遂、生草乌、雄黄、红娘虫、生白附子、生附子、水银、生巴豆、白降丹、生千金子；生半夏、斑蝥、青娘虫、洋金花、生天仙子、生南星、红粉、生藤黄、蟾酥、雪上一枝蒿、生狼毒、轻粉、闹羊花。

(2) 毒性西药品种：去乙酰毛花苷丙、阿托品、洋地黄毒苷、氢溴酸后马托品、三氧化二砷、毛果芸香碱、升汞、水杨酸毒扁豆碱、亚砷酸钾、氢溴酸东莨菪碱、士的宁。

79. 答：中药现代化发展的战略目标是：

(1) 构筑国家现代化中药创新体系：到 2010 年，形成中药现代化基础研究、应用开发及支撑条件平台，重点支持 2~3 家重点实验室。10 个中药研究开发中心，20 个中药国家工程和技术研究中心及 10 个中药产业基地的建设。

（2）制定和完善现代中药标准和规范：运用先进的科技手段，加强中药质量控制技术的研究，建立和完善中药种植（养殖），研究开发、生产、销售的标准和规范，保证中药产品安全有效、质量可控。到 2010 年，建立和完善 500 种常用中药材、500 种常用中药饮片（包括相应配方颗粒）的现代质量标准；完成国家基本用药目录和传统中成药的工艺条件优选评价和质量控制手段的提高工作；完成 200 种中药化学对照品研究。

（3）开发出一批疗效确切的中药新产品：到 2010 年，开发出 100 个中药新产品，完成 100 个传统中成药的二次开发，完成现有国家中成药标准品种整理、提高工作；扩大高附加值、高科技含量中药产品的出口份额，争取 2~3 个中药品种进入国际医药主流市场。

（4）形成具有市场竞争优势的现代中药产业：重点扶持一批拥有自主知识产权，具有国际竞争力的大型企业或跨国集团。到 2010 年，推动形成约 5 个年销售额 50 亿元以上，10 个年销售额 30 亿元以上的大型企业集团，大幅度提高中药产品的国际市场份额。

图书在版编目（ＣＩＰ）数据

医学临床"三基"训练试题集. 药师分册 第一版/
吴钟琪总主编；潘清平，刘平安主编. —长沙：湖
南科学技术出版社，2011.12(2025.3重印)
医院分级管理参考用书　医学继续教育参考用书
ISBN 978-7-5357-7009-7

Ⅰ. ①医… Ⅱ. ①吴… ②潘… ③刘… Ⅲ. ①
临床医学—习题集②药物学—习题集 Ⅳ. ①R4-44

中国版本图书馆 CIP 数据核字(2011)第 282699 号

医院分级管理参考用书
医学继续教育参考用书

医学临床"三基"训练试题集 药师分册 第一版

总 主 编：吴钟琪
主　　编：潘清平　刘平安
出 版 人：潘晓山
策划编辑：邹海心　石　洪
文字编辑：唐艳辉
出版发行：湖南科学技术出版社
社　　址：长沙市芙蓉中路一段 416 号泊富国际金融中心
网　　址：http://www.hnstp.com
邮购联系：本社直销科　0731-84375808
印　　刷：长沙市宏发印刷有限公司
　　　　　（印装质量问题请直接与本厂联系）
厂　　址：长沙市开福区捞刀河大星村343号
邮　　编：410153
版　　次：2011 年 12 月第 1 版
印　　次：2025 年 3 月第 15 次印刷
开　　本：880mm×1230mm　1/32
印　　张：9.125
字　　数：410 千字
书　　号：ISBN 978-7-5357-7009-7
定　　价：20.00 元